平成28年 春　小豆島の医療を担う病院
公立小豆島中央病院 が誕生
― 土庄中央病院と内海病院を統合した新病院を建設中 ―

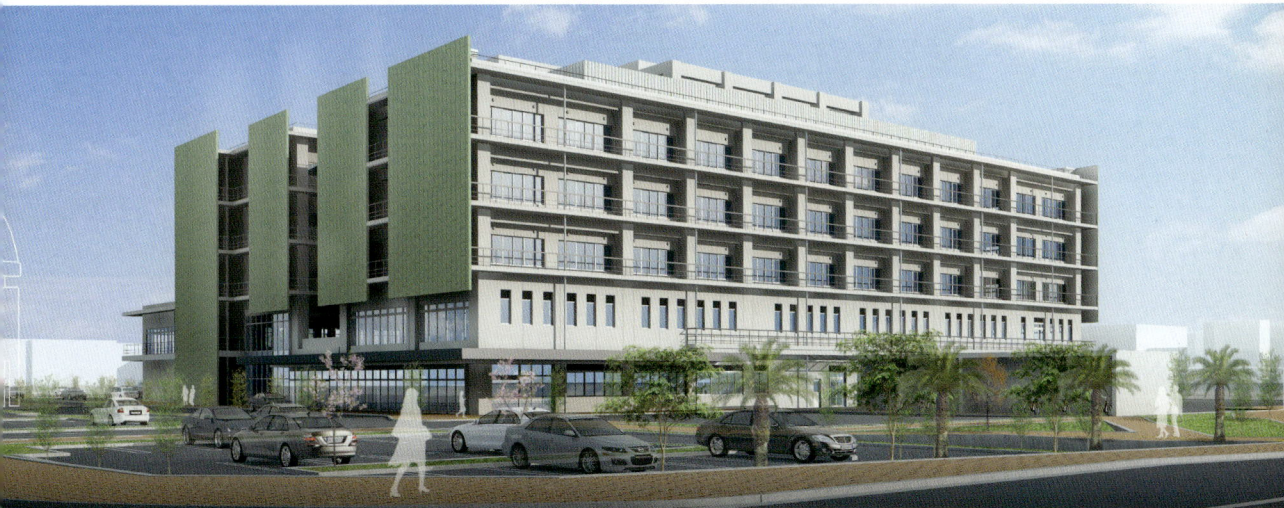

地域医療に情熱を捧げたい
ドクター大歓迎！！

土庄町立土庄中央病院と小豆島町立内海病院を統合した、
新しい公立病院が誕生します。
小豆島の住民の皆さまが生涯安心して暮らせる医療をめざしています。
自然豊かな小豆島で地域医療に情熱を捧げたい方、
離島ならではの人情や田舎の温かさが感じられる
小豆島で働いてみたい方を心からお待ちしております。

島暮らしに不安をお持ちの方

Good town, Good life!
ええ・かがわ
ええかがわ　検索

【ええかがわ】
移住体験プロジェクトで、
島暮らしを体験してみませんか？
豊かな自然と、ゆったりと流れる
島時間を体感できます。

医師急募！！　外科・整形 ほか

[常勤] 週5日（当直有）
[身分] 地方公務員（企業団職員）
[待遇] 応相談
[住宅] 完備

診療科　内科・小児科・外科・麻酔科・整形外科・脳神経外科・
皮膚科・泌尿器科・産婦人科・眼科・耳鼻咽喉科・リハ
ビリ科・放射線科
病床　234床（一般185・療養40・結核5・感染症4）

医療スタッフ同時募集！！
薬剤師／助産師／
言語聴覚士

＊開院までに勤務をご希望の方は、土庄中央病院又は内海病院をご紹介します

お問い合わせ・ご相談は　小豆島中央病院企業団事務局
〒761-4103 香川県小豆郡土庄町甲5165-201　土庄港ターミナルビル1階
TEL 0879-62-0322　FAX 0879-62-0323
E-mail s0001@shozu-iryou.jp　URL http://shozu-iryou.jp/

日本医事新報 ドクター求NAVI
求人広告公開中
↓香川県庁　　↓小豆島中央病院

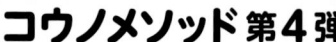 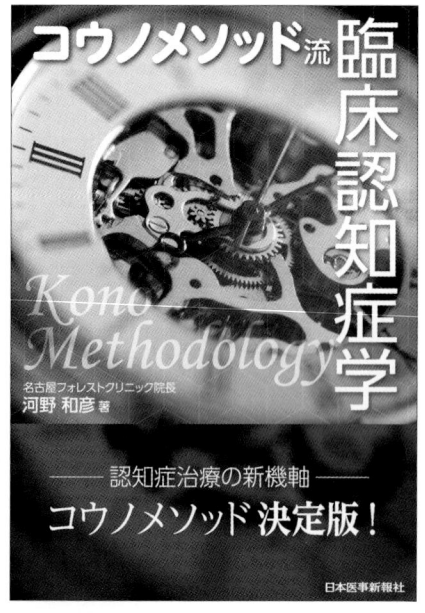 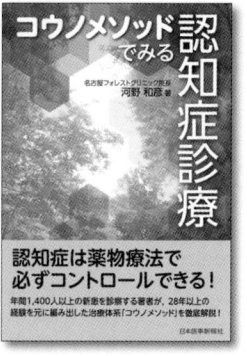 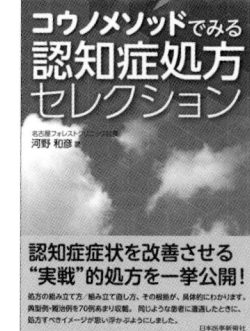 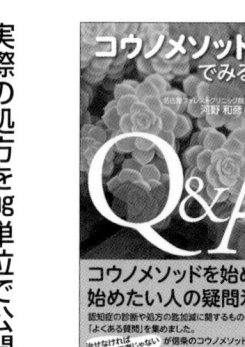 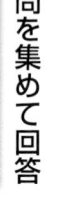

山本舜悟 先生の本

(神戸大学大学院医学研究科・医学部微生物感染症学講座感染治療学分野)

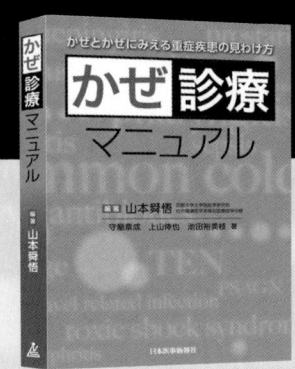

かぜとかぜにみえる重症疾患の見わけ方

かぜ診療マニュアル

好評発売中

A5判・264頁　2色刷(一部カラー)　定価(本体3,400円+税)
送料実費　ISBN978-4-7849-4400-2

> 「"かぜ"は、ほとんどの医療従事者が遭遇する症候群。
> 本書が、初学者からベテランまで多くの読者を得ることを期待している」
> ―― 青木 眞(感染症コンサルタント)

青木 眞 氏の書評より抜粋 (詳細は小社HP)

読み進むうちに付箋だらけとなった本書の一部を簡単に紹介する。

- **「時間がない人へのまとめ」**：初学者は救急や外来でこの部分のコピーを持ち歩き「地雷疾患」に備えるのも良いだろう。「1分間診察法」もきわめて有用。
- **「漢方薬で対処するなら」**：日常、経験するかぜ症状の記述が、心憎いばかりにぴったりで、漢方の魅力を感じる箇所である。
- **「Centorの基準」**：「感染症医というのは抗菌薬を使わなくてすむのなら使わないと考える人が多い集団です」というあたりが、著者の感染症のProとしての矜持を感じさせる。しかも「使わないと考える人が多い」と感染症医を自認しつつ、乱用する人がいることもやんわりと示唆するのは山本先生スタイルである。
- **「漢方薬にエビデンスはあるのか」**：漢方には「エビデンスでは語りがたい"魅力"」がある。その通り。
- **「筆者の誤診『よくならない咽頭炎』」**：単純ヘルペスの咽頭炎。その誤診は正直に告白し、その上で「咽頭炎に歯肉炎が続く」といった臨床経過を示し、「臨床の本質も細部に宿る」ことを学ばせて下さる。
- **「咽頭炎に対する裏技的ステロイド」**：筆者も大きな声では言えないが「腎機能障害や慢性心不全症例に対して時には適応あり」に一票を投じたい。60mg／日という毅然とした投与量も好ましい。

"かぜ"は、ほとんどの医療従事者が遭遇する症候群である。本書が、初学者からベテランまで多くの読者を得ることを期待している。

隔月刊誌　『臨床力』を磨く実践医学雑誌
[ジェイメドムック] jmedmook

偶数月25日発行　B5判　約190頁　フルカラー
定価(本体3,500円+税)　送料実費
〔前金制年間(6冊)直送料金〕(21,000円+税)　送料小社負担

第28号　あなたも名医！　B5判・296頁　カラー　ISBN 978-4-7849-6428-4

侮れない肺炎に立ち向かう31の方法

非専門医のための肺炎診療指南書

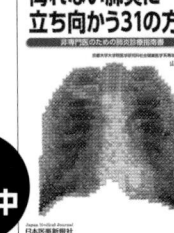

本書を読んで、「ええ？そうだったの？」と驚く「専門家」も少なくないはずだ。だから、「専門医」も読んでよいとぼくは思う。肺炎をかなり勉強している専門家であれば、本書の内容はさほど「新規」の知識を与えるものではなかろう。

(岩田健太郎ブログ「楽園はこちら側」より抜粋)

好評発売中

バックナンバーも好評発売中　　jmedmookバックナンバーはこちら→

日本医事新報社
〒101-8718　東京都千代田区神田駿河台2-9

ご注文は
TEL： 03-3292-1555
FAX： 03-3292-1560
URL： http://www.jmedj.co.jp/

書籍の詳しい情報は小社ホームページをご覧ください。
医事新報　検索

広告3

広告

今シーズンのインフルエンザの知識整理に役立ちます

インフルエンザ診療ガイド2015-16

- ●経鼻生ワクチンの効果や、最近の治療薬の臨床評価、鳥インフルエンザの動向など、直近のトピックを盛り込んでいます。
- ●今年で6年目の定番書籍。毎年注目のテーマを取り上げ、読者からの要望を考慮してQ&Aを入れ替えています。
- ●ガイドライン並みの執筆陣が解説します!

神奈川県警友会
けいゆう病院小児科/感染制御
慶應義塾大学医学部客員教授
菅谷憲夫 編著

B5判・248頁・2色刷
定価(本体3,400円+税)
送料実費
ISBN 978-4-7849-5476-6

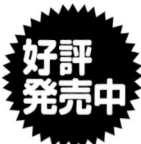
好評発売中

▶序文より抜粋

ノイラミニダーゼ阻害薬の重症化防止効果
2015年1月に、ミシガン大学のMonto教授らが、オセルタミビルの重症化防止効果をRCTで証明した。日本で実施されてきた早期の迅速診断、ノイラミニダーゼ阻害薬治療を明確に支持するものである (chap. 1A → p9)。

ワクチン効果
好意的に伝えていた経鼻インフルエンザ生ワクチン(FluMist®)が、2年連続無効という衝撃的な結果が報告された。日本での個人輸入によるFluMist®接種は一時的に中止すべきである (column → p157)。

ラニナミビルの"local drug"化への危惧
日本で最も多く使用されているラニナミビルが、海外での成人治験でプラセボとの有意差が証明できず、治験が中止になった。このままでは、ラニナミビルは、日本でのみ使用される"local drug"となる可能性もある (chap. 1A → p20)。

予防接種の現場で困らない まるわかりワクチンQ&A

予防接種の最新情報はこの1冊で

現場の疑問に **根拠をもって 回答!**

→ 現場のさまざまな疑問に答えるべく、総論+129のQuestionを収載。
→ 70名以上の第一線の専門家が発行直前まで熱意をもってアップデートしています。
→ 小児のワクチンはもちろん、成人のワクチン、トラベラーズワクチンについても詳説。

編著 **中野貴司**
川崎医科大学小児科 教授

好評発売中

A5判 424頁 2色刷 定価(本体4,600円+税)
送料実費 ISBN 978-4-7849-4471-2

日本医事新報社
〒101-8718 東京都千代田区神田駿河台2-9

ご注文は
TEL:03-3292-1555
FAX:03-3292-1560
URL:http://www.jmedj.co.jp/

書籍の詳しい情報は小社ホームページをご覧ください。

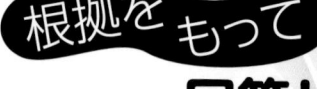
医事新報 検索

巻 頭 言

　原稿を読んでいて，思わず笑みがこぼれてしまう．編者の思惑通りの原稿を各著者が寄せてくれたからだ．

◎

　今，目の前の発熱した外来患者に，新薬の内服広域抗菌薬を処方しようとしている医師，研修医の皆さんに読んでもらいたい．そういう思いで本書の編集を担当させて頂いた．目の前の発熱患者は，不明熱の患者かもしれない．あるいは敗血症の患者かもしれない．不明熱の患者が感染性心内膜炎や結核であれば，処方した抗菌薬により証拠が隠滅されてしまい後医は途方にくれ，患者の診断は困難になるだろう．敗血症であったならば，クリニックで診療する医師は，高次医療機関への紹介を速やかに行うことが患者の予後を考えた適切な判断である．

　本書は，外来で，とりあえず，念のため，抗菌薬を処方している医師が，的確な根拠のもとに外来での感染症患者に抗菌薬を処方したり，時に処方を我慢するための指南書である．青木先生，相野田先生の原則で始まり，岩田先生のゲシュタルト，徳田先生のフィジカル，細川先生の感染症検査と，総論ではベテランエキスパートの玉稿が並ぶ．風邪診療のベストセラーでおなじみ，岸田先生，山本先生の競演も目玉の1つである．さらには耳鼻咽喉科領域の感染症は耳鼻咽喉科開業医として活躍，実践されている永田先生にお願いしたが，その内容は多くの開業医，外来医にとって言い訳のできない説得力のあるものとなっている．そのほかにも意欲ある有名，実力派執筆陣によるわかりやすく現場ですぐに役立つ項目ばかりである．また，抗菌薬と微生物の項目は医師と薬剤師，微生物検査技師との共同作業でお願いしたことも既存書にはない売りとなっている．

　本書には風邪，急性咽頭炎，急性中耳炎，急性副鼻腔炎，急性気管支炎，リンパ節炎のほとんどで，抗菌薬が不要であると書かれている．時に必要であってもペニシリンで治療すると書かれている．新しい内服抗菌薬の出番はあまりない．感染症専門医の外来とは新薬の抗菌薬を処方する機会より，抗菌薬が必要ないことを説明する機会が多いのである．

　本書が多くの感染症を専門としない医師と研修医，感染管理薬剤師，微生物検査技師など医療者のお役に立ち，抗菌薬が適切に処方されるきっかけになることを願う．

2015年11月18日　抗菌薬適正使用の日に

　　　　　　　JCHO東京高輪病院感染症内科部長/臨床研修センター長　　岡　秀昭

jmed 41

あなたも名医！
名医たちの感染症の診かた・考えかた
外来での抗菌薬処方はどうする？

第1章 感染症診療の基本をまず押さえよう！

頁	No.	タイトル	著者
1	01	外来における感染症診療の原則	相野田祐介, 青木 眞
6	02	外来感染症のゲシュタルト	岩田健太郎
11	03	外来で使う抗菌薬——抗菌薬総論	原 弘士
16	04	外来でできる微生物検査	細川直登
22	05	バイタルと身体所見	徳田安春
28	06	外来で使える点滴抗菌薬	馳 亮太
32	07	妊婦の感染症，妊娠中・授乳中の抗菌薬	池田裕美枝
39	08	渡航後の感染症	忽那賢志
45	09	高齢者の感染症	岸田直樹

第2章 発熱プラスαの診断学

頁	No.	タイトル	著者
52	10	頭痛	青島朋裕
59	11	鼻水	前野 努
63	12	咽頭痛	森 浩介
69	13	咳	渋江 寧
74	14	リンパ節腫脹	岡 秀昭
80	15	関節痛	香川大樹
87	16	腹痛	松尾裕央

| 93 | **17** 嘔吐・軟便（下痢） | 小野大輔 |
| 99 | **18** 発疹（紫斑，紅斑を中心に） | 根本隆章 |

第3章　外来で診る感染症の対処法

105	**19** 風邪	山本舜悟
111	**20** 急性中耳炎	永田理希
117	**21** 急性鼻副鼻腔炎	永田理希
120	**22** 急性咽頭炎	永田理希
126	**23** 肺炎／気管支炎	三村一行
132	**24** 膀胱炎／腎盂腎炎／急性前立腺炎	内田大介
140	**25** 虫垂炎／憩室炎	松尾裕央
145	**26** 皮膚・軟部組織感染症／動物咬傷	渋江　寧
151	**27** 尿道炎／腟炎／性感染症	菅長麗依
158	**28** 不明熱と敗血症	滝本浩平

第4章　外来での微生物別の対応法

164	**29** グラム陽性球菌──肺炎球菌／溶連菌／黄色ブドウ球菌	三村一行，佐々木雅一
170	**30** グラム陰性桿菌──大腸菌／インフルエンザ桿菌	羽山ブライアン
176	**31** マイコプラズマ，百日咳，クラミドフィラ	青島朋裕
183	**32** カンピロバクター／サルモネラ／病原性大腸菌	黒川正美，岡　秀昭
189	**33** インフルエンザ	西村　翔
196	**34** 結核，非結核性抗酸菌症	大場雄一郎

第5章　外来で使用できる抗菌薬の使い方

202	**35** ペニシリン，セファロスポリン（βラクタム）	佐藤高広
207	**36** マクロライド，リンコマイシン	福井悠人
212	**37** キノロン	加藤英明，原　弘士
218	**38** その他（ST合剤，テトラサイクリン，メトロニダゾール，アミノグリコシド）	前田　正

第6章　感染症予防のための一手

| 224 | **39** 成人のワクチンプラクティス | 大路　剛 |

| 230 | 索引 |

執筆者一覧（掲載順）

岡　秀昭	JCHO（独立行政法人地域医療機能推進機構）東京高輪病院感染症内科部長/臨床研修センター長
相野田祐介	公益財団法人東京都保健医療公社荏原病院感染症内科/東京女子医科大学感染症科非常勤講師/国立国際医療研究センター国際感染症センター客員研究員
青木　眞	感染症コンサルタント
岩田健太郎	神戸大学大学院医学研究科・医学部微生物感染症学講座感染治療学分野教授
原　弘士	横浜市立脳卒中・神経脊椎センター薬剤部
細川直登	亀田総合病院臨床検査科部長/感染症科部長/地域感染症疫学・予防センター長
徳田安春	JCHO本部顧問/筑波大学客員教授/総合診療医学教育研究所代表取締役
馳　亮太	成田赤十字病院感染症科部長
池田裕美枝	地方独立行政法人神戸市民病院機構神戸市立医療センター中央市民病院産婦人科副医長
忽那賢志	国立国際医療研究センター国際感染症センター/国際診療部
岸田直樹	一般社団法人Sapporo Medical Academy代表理事
青島朋裕	洛和会音羽病院感染症科・総合診療科
前野　努	地方独立行政法人広島市立病院機構広島市立舟入市民病院呼吸器内科
森　浩介	横浜南共済病院救急科医長/横浜市立大学医学部救急医学教室
渋江　寧	JCHO東京高輪病院感染症内科・総合内科チーフ
香川大樹	神鋼記念病院感染症科科長
松尾裕央	兵庫県立尼崎総合医療センター感染症内科/ER総合診療科医長
小野大輔	東邦大学医学部微生物・感染症学講座
根本隆章	JCHO東京城東病院総合内科チーフ
山本舜悟	神戸大学大学院医学研究科・医学部微生物感染症学講座感染治療学分野
永田理希	ながたクリニック院長/加賀市民病院（加賀市医療センター）感染制御室感染制御・抗菌薬適正指導顧問
三村一行	東邦大学医学部微生物・感染症学講座
内田大介	川崎市立多摩病院腎臓高血圧内科任期付助教
菅長麗依	亀田ファミリークリニック館山　家庭医診療科医長
滝本浩平	大阪大学医学部附属病院集中治療部助教
佐々木雅一	東邦大学医療センター大森病院臨床検査部
羽山ブライアン	がん研究会有明病院感染症科副医長
黒川正美	JCHO東京高輪病院統括診療部臨床検査科主任
西村　翔	神戸大学大学院医学研究科・医学部微生物感染症学講座感染治療学分野
大場雄一郎	大阪府立急性期・総合医療センター総合内科医長（部長代理）
佐藤高広	東邦大学医療センター大森病院総合診療・急病センター（感染症科）
福井悠人	東邦大学医療センター大森病院総合診療・急病センター（感染症科）
加藤英明	横浜市立大学附属市民総合医療センター感染制御部助手
前田　正	東邦大学医療センター大森病院総合診療・急病センター（感染症科）助教
大路　剛	神戸大学大学院医学研究科・医学部微生物感染症学講座感染治療学分野講師

あなたも名医！

jmed 41

名医たちの感染症の診かた・考えかた

外来での抗菌薬処方はどうする？

JCHO東京高輪病院感染症内科部長／臨床研修センター長
岡 秀昭［編］

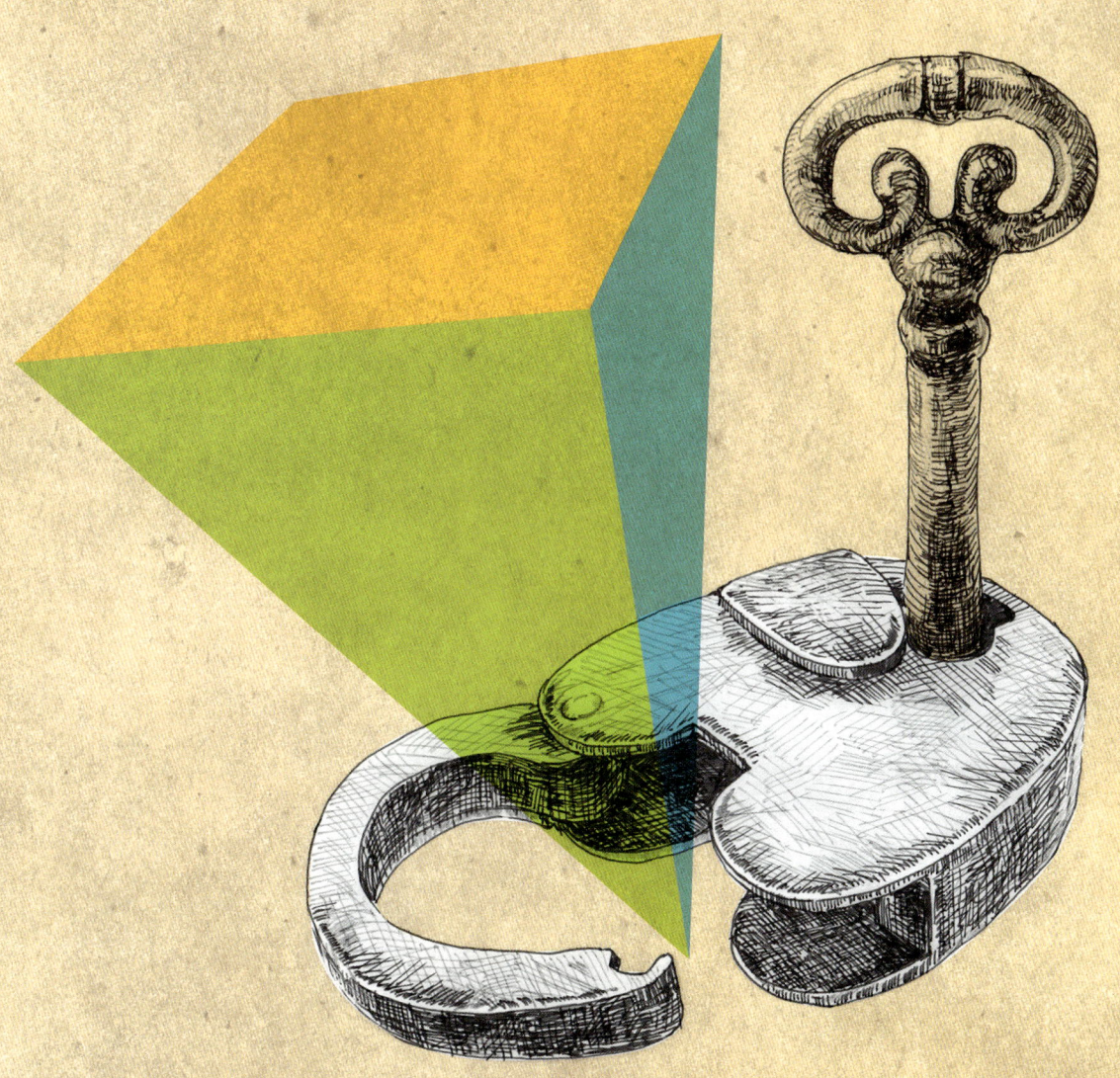

1章 感染症診療の基本をまず押さえよう！

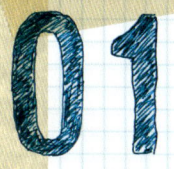

外来における感染症診療の原則

相野田祐介，青木　眞

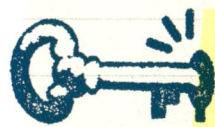

時間が限られている外来だからこそ
原則に則った感染症診療がマスト！

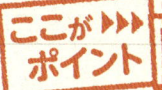

- ➡ 重症度と比例するパラメータが何であるかを知ろう。
- ➡「発熱＝感染症，発熱がない＝感染症ではない」という思い込みは捨てよう。
- ➡ 問診と身体所見から問題臓器の特定と原因微生物の推定をしよう。
- ➡ フォーカスがはっきりしない場合でも，「不明熱」として整理し，鑑別を始めよう。
- ➡ 適切な抗菌薬の選択・変更においては，バイオアベイラビリティ（生物学的利用能）を考慮しよう。
- ➡ 不必要な抗菌薬投与は行わない！

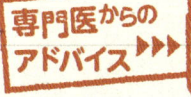

- ➡ 悩んだときこそ原則に立ち返ってみる。
- ➡ つまずいたときこそ原則に立ち返ってみる。

1　はじめに

☐ 感染症診療の原則の重要性は外来診療においても変わらない。時間が限られる外来というセッティングにおいて，むしろよりいっそう原則の重要性が増すと考える。

☐ 感染症診療の原則は次の4つである[1]。

> ① 正確な感染症の存在とその重症度の認知
> ② 問題の臓器・解剖と原因微生物の整理
> ③ ①と②に基づく適切な抗菌薬の選択・変更
> ④ 適切な抗菌薬の効果（＝感染症の趨勢）の判定

☐ 入院診療と異なり，実際に現場で1人の患者にあてることができる時間は限られている。だからこそ，この原則に従って診療を行わなければ，そもそも何を診療しようとしているのかを見失ってしまうことが多い。これは患者にとって不幸なことであり，医療者にとっても不幸かつ魅力のない診療となってしまう。

☐ 上記の4項目をうまく循環させて診療を行うことは，より適切な感染症診療に向かっていくことにつながり，意外にも忙しい外来診療の無駄を省くことも可能で，時間の節約にもつながる。また，この4項目を有機的に関連させ，効率よく適切な診療を行うためには，総合内科的な力が必要となる。

☐ 本項では，4つの感染症診療の原則と，外来診療におけるその重要性について述べる。

2　正確な感染症の存在とその重症度の認知

☐ しばしば，外来診療において感染症の存在を疑うきっかけとなるものは発熱である。ただし，発熱は感染症以外の原因でも起こる。最近変更した常用薬による薬剤熱や，腫瘍熱や膠原病による発熱も外来で診療することがある。

☐ 逆に，発熱を認めない感染症も存在する。敗血症をきたすような肺炎・腎盂腎炎でも，初回の検温で発熱を認めないケースがある。

☐ 最も危険なのは「発熱＝感染症，発熱がない＝感染症ではない」と思い込んでしまうことである。血液検査における末梢血白血球数やCRP値についても発熱と同様で，いずれも感度・特異度に限界がある。

☐ 外来では患者の意識レベルやバイタル変化，症状・所見が特に重要である。仮に検査を行った場合でも，原因のはっきりしない代謝性アシドーシスや血小板の増減など上

記以外の検査値の変化がより意味を持つことも多い。
- 重症度においても同様に、白血球数10,000/μLの肺炎よりも20,000/μLの肺炎のほうが重症であると誤解されやすい。しかし、重症になるほど白血球数が減少することもあり、その中間では正常な白血球数を示す場合がある。
- 重症肺炎で人工呼吸器管理を要するような患者の外来初診時に、白血球数が基準値範囲内であることは少なくない。たとえば肺炎では、意識レベルや酸素化などが重症度を考える上で重要で、重症度と比例するパラメータが何であるかを知る必要がある。

3 問題の臓器と原因微生物の整理

● 問題臓器をフォーカスする

- 各症状と疾患の頻度、想定される臓器ごとの所見のとり方が整理されていれば、時間が限られた外来においても効率よく診断を狭めていくことができる。
- 外来において、適切な問診と身体所見により70〜80％以上が診断できるとされている。ただし、気道症状や痛みと比較して、嘔吐・下痢などの消化器症状に関してはより注意が必要である。嘔吐の原因が心筋梗塞や腎盂腎炎だったり、下痢の原因が非定型肺炎だったりすることがあるため、消化器以外の疾患から考えていくことを勧める。
- 仮にフォーカスがはっきりしない場合においても、いわゆる「不明熱」として整理すれば、適切な鑑別疾患を挙げて診療を進めていくことになる。
- また、初期に症状を認めないことはしばしばあり、外来を受診するタイミングによっては症状がまだ局在化していない場合もあるので、所見がないからといって慌てる必要はない。バイタルや全身状態が落ち着いていれば、経過観察による後日のフォローアップが最も効果的な"検査"となりうることもある。
- カンピロバクター腸炎などでは消化器症状よりも発熱が先行することがあるため、不明熱の経過をみている途中で消化管症状が顕在化して診断がつく場合もある。

● 原因微生物の推定

- ある程度フォーカスしたあとには、原因微生物の推定を行う。微生物には臓器ごとに感染症を起こしやすい・起こしにくいものがあり、想定がないまま培養を提出すると、特に非無菌検体（喀痰、尿など）では検出された菌が起因菌となりうるかどうかがわからなくなる。
- 喀痰で検出された感染症を起こしていないメチシリン耐性黄色ブドウ球菌（methicillin-resistant *Staphylococcus aureus*；MRSA）菌血症や*Klebsiella* spp.が過剰に治療さ

- れる"冤罪"のケースは後を絶たない。
- 起因菌かどうかを整理するもう1つの方法としてグラム染色がある。培養結果のみでは，他の菌がほとんどいない中でその菌が生えているのか，あるいは他の菌を押しのけて圧倒的に多い状態なのかを判断することができない。
- グラム染色では，これらを容易かつ迅速に判断することができるため，外来においてより重要な役割を果たす。

4 感染症診療の原則①と②に基づく適切な抗菌薬の選択・変更

- 感染症診療の原則①と②が適切にアセスメントされていれば，あとは抗菌薬による治療が必要なもの，カバーできているものを選択するだけである。
- 外来でしばしば起こしやすいエラーとして多いのは以下の2つである。

> ・重症度とスペクトラムに関する誤解
> ・バイオアベイラビリティに関する理解・検討不足

- 一般的に，抗菌薬のスペクトラムの広さと治療成績は必ずしも比例しない。感染症によってはこの関係が反比例することもある。推奨される抗菌薬は微生物と臓器の関係で決まってくる。
- 壊死性筋膜炎や細菌性髄膜炎などにおける初期治療のような例外はあるが，市中肺炎では直近の入院歴など濃厚な医療曝露がなければ肺炎球菌の頻度が高い。重症であってもこれは変わらず，むしろ肺炎球菌の頻度がより高まる[2]。
- 重症度は診断までの時間や患者の基礎疾患などに依存するため，重症だからと言って必ずしも広域スペクトラム抗菌薬を使わなければならないということはない。
- 重症でも，ペニシリンに感受性のある肺炎球菌による肺炎と判明した場合には迷わずペニシリンを投与する。

● 内服か？ 点滴か？

- 外来における抗菌薬投与においては，入院患者と比べて内服薬が選択されることが多いが，バイオアベイラビリティを考慮する必要がある。
- 吸収されない抗菌薬は，クロストリジウム・ディフィシル感染症（*Clostridium difficile infection*；CDI）の治療におけるバンコマイシンなどの例外を除き，投与してもあまり意味がない。しばしば乱用される第2・3世代セフェム系の内服薬などはバイオアベイラビリティが低い薬剤が多いため，選択は慎重に行う[3]。

- 外来における外来静注抗菌薬療法（outpatient parenteral antimicrobial therapy；OPAT）も考えられるが，これは特定の状況下で効果を発揮するものであることに注意する。

> **よくあるエラー**　本来1日複数回点滴静注が必要な薬剤であるのに，何となく1回点滴という話を耳にすることがある。しかし，そうした薬剤は1回の点滴のみでは十分な効果が得られないことも知っておこう。

- 細菌感染症以外の疾患（ウイルス性疾患など）に対して抗菌薬は効果がないので処方しない。
- 抗菌薬は耐性菌やCDIのリスクを増大させることは知られているが，抗菌薬自体による副作用のために救急外来へ戻されてしまうケースも少なくない[4]。したがって，不必要な抗菌薬投与は行わないようにしよう。

5 適切な抗菌薬の効果（＝感染症の趨勢）の判定

- 熱，白血球，CRPは必ずしも感染症の趨勢を鋭敏に反映しない。膿瘍が残っているにもかかわらず改善するケースもあれば，改善している病態に関係なく遷延することもある。これらの値はいずれも「何かあるかもしれない」という以外の情報が乏しい。このため，感染症ごとに特異的な所見でフォローしていくことが重要となる。

> **たとえば…**
> **肺炎**：呼吸状態やその他のバイタルの改善を確認する
> 註：治療開始早期は画像（胸部X線写真）上では増悪しているように見えることがある。また，肺炎改善後でも約半数で1カ月後にも陰影が残るとされている[5]。
> **尿路感染症**：治療後の尿のグラム染色で菌の消失を確認する→閉塞・膿瘍などがなくても，治療開始後，数日発熱が続くこともある

- 治療経過途中の培養検査においては，耐性度の高い常在菌を拾ってしまい，かえって混乱することもある。感染症ごとに，効果判定に向いているパラメータ・不向きなパラメータには何があるかを整理して経過をみていく必要がある。

●文献
1) 青木　眞：レジデントのための感染症診療マニュアル．第3版，医学書院，2015．
2) Restrepo MI, et al：Chest 133（3）：610-617, 2008．
3) Grayson ML, et al：Kucers' The Use of Antibiotics. 6th ed. CRC Press, 2010．
4) Shehab N, et al：Clin Infect Dis 47（6）：735-743, 2008．
5) Bruns AH, et al：Clin Infect Dis 45（8）：983-991, 2007．

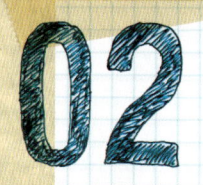

1章 感染症診療の基本をまず押さえよう！

02 外来感染症のゲシュタルト

岩田健太郎

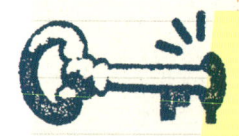

部分の積み重ねが全体ではない。
全体を全体のままに見ることも大事である。

ここがポイント
- ゲシュタルト診断で，まずは致死的な疾患を除外（rule out）。
- ゲシュタルト診断で，特定の疾患をrule in！
- ゲシュタルトが役に立たない，というゲシュタルトを持つことも大事。

専門医へ紹介すべき場合
- 外科医を呼ぶべき壊死性筋膜炎（フルニエ壊疽）を疑った場合。
- 耳鼻咽喉科医を呼ぶべき急性喉頭蓋炎を疑った場合。

1 「抗菌薬を出さない患者」のゲシュタルト

- 発熱患者にとりあえず抗菌薬，という診療パターンは多い。しかし，それが裏目に出ることも多いのもまた事実。
- 元気でスタスタ歩いてくる患者には，体温が高くても白血球が多くても，CRPが高くても「とりあえず抗菌薬」を出さないことが大事である。
- 全身状態がよければウイルス感染症のことも多い（＝抗菌薬はいらない）。また，成人Still病，川崎病，腫瘍性疾患など，非感染症の場合も多い。結核や心内膜炎などでは，軽々しく出した抗菌薬が診断を困難にする場合もある。
- 全身状態とCRPが乖離しているというのが一種のゲシュタルト。この場合は「とりあえず抗菌薬」にしないほうがよいケースがほとんどである。ただし，全体的に元気そうでも油断してはならない患者もいるので要注意（免疫抑制患者や高齢者など）。

2 比較的元気でも恐ろしい急性喉頭蓋炎

- 急性喉頭蓋炎は，気道感染症の中では呼吸状態が落ちついていることが多いのが特徴である。呼吸数や酸素飽和度に異常が出ないことも多い。
- 教科書には下記に示す3Dが急性喉頭蓋炎の特徴とあるが，特にsniffing（鼻でにおいを嗅ぐよう）な前傾姿勢はこの疾患を示唆する「ゲシュタルト」である。

> **急性喉頭蓋炎の特徴**
> - Dysphagia（嚥下障害）
> - Drooling（よだれ）
> - Distress（苦しんでいる）
>
> ＋ sniffing（前傾姿勢で顎を前に突き出し，鼻で嗅ぐよう）な姿勢

- バイタルサインと本人の苦しみに乖離があるときにはこの疾患を強く疑い，疑ったら即，耳鼻咽喉科にコンサルト！ 間違っても画像診断やその他のワークアップをのんびりやっていてはダメ。あっという間に気道閉塞してしまうので注意しよう（怖いですよ！）。
- 小児の場合は，キャンキャンと咳をしているクループと区別することも大切である。
- 小児ではヘモフィルスインフルエンザ菌ワクチンb型（*Haemophilus influenzae* type b；Hib）が普及して，急性喉頭蓋炎はどんどん稀な病気になることが期待できる。
- その一方で，先日も成人の喉頭蓋炎を経験したので，相対的には（免疫のない）成人例が増えていくのかもしれないと考えている。

3　ゲシュタルトが決め手！　壊死性筋膜炎

- 壊死性筋膜炎は致死率の高い恐ろしい感染症である．しかし，教科書に載っている壊死性筋膜炎の写真（真っ黒に壊死して腫れ上がった患部．水疱，紫斑など）をイメージしてはならない．あれは壊死性筋膜炎の成れの果てで，ああなる前に診断・治療するのが肝心なのである．
- 「筋膜炎」というくらいなので，最初は皮膚，皮下には所見がない．なのに患部を触るとやたらに痛がり，脂汗を流し，苦痛に顔は歪み，歯を食いしばる．さらに血圧は低め，脈は速い，呼吸数も速い．皮膚の視覚的な所見と本人の痛がりっぷり，苦しみっぷり，バイタルサインの異常が噛み合っていないのが特徴（ゲシュタルト）である．
- 蜂窩織炎など，他の軟部組織感染症とは全体的な見た目が全然違う．蜂窩織炎は局所が真っ赤で全身状態はわりとよく，壊死性筋膜炎と真逆である．
- このようなときにはすぐに広域スペクトラム抗菌薬を最大量投与しつつ，血液培養などの各種培養を採りつつ，該当する外科系医師にコンサルトすることが大事である（☞メモ1）．

メモ1
外科系医師といっても，施設によって一般外科医だったり皮膚科医だったり，整形外科医だったり，形成外科医だったりする．部位によっては耳鼻咽喉科や泌尿器科（陰嚢に生じるフルニエ壊疽の場合）だったりもする．
壊死性筋膜炎をみたらどの科を呼べばよいか，事前に確認しておくこと．「壊死性筋膜炎疑いです」と電話で言って，すぐに来てくれない科や先生は最初から呼ばない（ちゃんとした先生なら必ずすぐ駆けつけてくれるはず）．

- 切開したときに悪臭や膿が出て"こない"のが発症初期の壊死性筋膜炎の特徴である．さらさらとした漿液性の水が流れてくるのが普通で，筋膜が透明感を失っている．これをとってグラム染色をすると，溶連菌か混合感染が見つかることが多い．
- 「膿が出てこないので壊死性筋膜炎じゃないのでは」とおっしゃる外科系医師もときどきいるので，このような「誤ったゲシュタルト」を事前修正しておくことも大切である．
- 血液検査は行ってもよいが，非特異的で診断には寄与しない．
- 画像検査は通常は不要で，間違っても（急性期には）MRIなど撮ってはならない．急変時に対応できないですよ，筒の中では！

4 副鼻腔炎──ゲシュタルトでrule in, ただしrule outは難しい

- ゲシュタルト診断が多いのは急性副鼻腔炎。熱があって頭が痛い。でも髄膜炎ほど重症感はない。よく聞くと「頭の前のほうが痛い」「おじぎをすると痛みが増す」といった感じであれば，この診断でかなり行ける。
- 逆に，急性副鼻腔炎における頭痛の感度は50％しかない。つまり，頭痛がないことは副鼻腔炎を否定しない。もっとも，頭痛を伴わないような副鼻腔炎の多くは風邪同様の対症療法で治癒することが多いので，「どっちにしても変わらない」とも言えなくもない。
- 副鼻腔炎は「rhinosinusitis（鼻副鼻腔炎）」とも言うわけで，急性鼻炎の延長線上にある。言い換えるならば，風邪と副鼻腔炎は連続的な存在で，完全なる別物ではない。

5 細菌性急性咽頭炎

- 喉が痛くて，腫れている。そして咳があまり出ないのが特徴である。典型像として前頸部リンパ節腫脹，咽頭の発赤，腫脹，白苔も挙げられる。
- なんといっても年齢。新生児や高齢者には起きない。40歳を過ぎると，疑わしい。たしか，青木　眞先生が「高齢者で喉が痛い場合は抗菌薬はいらない病気が多い」とおっしゃっていたが，言い得て妙です。3歳から30歳くらいまでがよくあるパターン。
- 上記は要するに，「centor criteria」そのまんまなのですが，「centor criteria」は感度・特異度がイマイチという批判もあり，結局は溶連菌抗原迅速検出用キットや咽頭培養が必要になる。
- さて，以前は「細菌性急性咽頭炎はだいたいA群溶連菌，あとはウイルスか稀な病気」と教えていたが，米国の大学生の研究で，*Fusobacterium*（フソバクテリウム）が結構咽頭炎の原因らしい，という驚きのデータが発表されている[1]。そうすると，迅速溶連菌キットでは見つからない。日本の患者にも応用できる情報かはわからないが，今後の研究が必要な領域である。

6 ゲシュタルトを当てにしすぎないほうがよい場合

- なんでもかんでも「ゲシュタルト，ゲシュタルト」とやっていると，痛い目に遭うこ

ともあり，「人は見かけによらない」というのもまた（コインの裏側的）真実の一面なのである。

- 梅毒，結核，ヒト免疫不全ウイルス（human immunodeficiency virus；HIV）は基本的に「なんでもあり」だと思っておいたほうがよい。どんなプレゼンテーションでも，梅毒，結核，HIVを除外するのは困難である。
- 梅毒の皮疹はなんでもありだけど水疱はつくらない（先天性梅毒は除く）とか，いろいろクリニカルパールはあるが，基本的にこの3つは「なんでもあり」「除外できるまで，除外しない」とゲシュタルトを当てにしないようにしている。「結核性髄膜炎は高齢者とか免疫抑制者の特殊な病気」と思っていて見逃した痛い思い出がある。

こんなゲシュタルトも

日本のHIV感染者の大多数は男性間性交渉者（men having sex with men；MSM）である[2]。MSMには独特のゲシュタルトがある。誤解のないように申し上げるが，下記は差別発言ではなく，HIV感染を早期に発見するときにわりと役に立つパールとして記述する（あくまで一例であり，例外も多々ある）。

MSMを示唆する所見
- 顎にひげを生やしている
- 筋トレをがっつりやっている
- ピチピチの体型がくっきり出るTシャツを着ている
- 独特の身のこなし

このような方が急性咽頭炎や伝染性単核球症や帯状疱疹や肺炎や無菌性髄膜炎になると，まず急性HIV感染を強く疑う。

- HIV抗体検査（ELISA法）はウィンドウ期にあると偽陰性になるため，このようなときはリアルタイムPCR検査を同時に行うのが肝要である。
- いずれにしても，患者をよく観察するのはとても大事なことだと思う。

●文 献

1) Centor RM, et al：Ann Intern Med 162(4)：241-247, 2015.
2) 厚生労働省エイズ動向委員会：平成26（2014）年エイズ発生動向年報．（2015年10月閲覧）
http://api-net.jfap.or.jp/status/2014/14nenpo/14nenpo_menu.html
3) 岩田健太郎 監：診断のゲシュタルトとデギュスタシオン．金芳堂, 2013.
4) 岩田健太郎 監：診断のゲシュタルトとデギュスタシオン2．金芳堂, 2014.

1章 感染症診療の基本をまず押さえよう！

03 外来で使う抗菌薬──抗菌薬総論

原　弘士

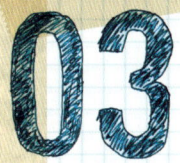 効果的に薬物療法を行うため，薬剤が投与後どのような過程を経るかを知る。

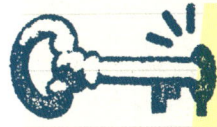
→ 薬物動態の基本的な考え方（ADME）として，投与された薬剤は以下のような過程を経る。また，有効性は血中濃度に相関するとされる。
Absorption（吸収）
Distribution（分布）
Metabolism（代謝）
Excretion（排泄）

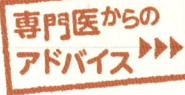
→ 患者の既往歴，薬剤歴，生活習慣に合わせた処方を行う。
→ PK/PDを考慮した処方を心がける。

1 Absorption（吸収）

- 内服抗菌薬は特に吸収過程が，薬物血中濃度に影響する．
- 腸管からの吸収率，腸管壁での代謝，肝での初回通過効果を経て，循環血漿中に入る割合をバイオアベイラビリティ（生物学的利用能）と言う．
- アモキシシリンや第1世代セフェム系，キノロン系，ST合剤などは一般的にバイオアベイラビリティが良好だが，第3世代セフェム系はバイオアベイラビリティが低いものが多い．ただしマクロライド系のように，バイオアベイラビリティは低いが病巣部で十分な濃度を維持できる特徴を持つ薬剤もある．
- 塩酸バンコマイシンやアミノグリコシドといった分子量の大きい薬剤は正常腸管からの吸収はほぼ0％のため，経口薬は腸管内感染症（*Clostridium difficile*感染症など）などに適応が限られており，全身投与を要する場合には静注薬を用いる必要がある．
- 激しい下痢，嘔吐，腸管に何らかの異常がある場合，併用薬剤（制酸薬や緩下薬などの金属イオンとのキレート形成，P糖蛋白質による排出）や食事の影響により，吸収率が下がることがある．

2 Distribution（分布）

- 体内に入った薬剤が移行する容積を分布容積と言う．
- 分布容積の大きな薬剤は，組織内に多く存在するため透析で除去されにくく，過剰投与に留意する必要がある．
- 抗菌薬の移行しにくい臓器として前立腺がある．βラクタム系は前立腺へ移行しにくく，前立腺炎（急性を除く）ではキノロン系やST合剤を選択する．
- 抗菌薬の多くは中枢神経系にわずかしか移行しない．
- 授乳婦への投与は薬剤の母乳移行に配慮が必要である．

3 Metabolism（代謝）

- 代謝は排泄とともに薬剤の消失に影響を与える．
- 肝では薬物代謝酵素チトクロームP450（CYP）を介したものが重要となる．CYPには分子多様性がみられ，分子種により遺伝的な多型を示し，活性に個人差がある．

- □→ マクロライド系，リファンピシン，アゾール系抗真菌薬は特定のCYPを誘導・阻害し，他の薬剤の代謝に影響を与える。特にワルファリンや抗痙攣薬を服用している患者では，CYPでの相互作用に留意が必要である。

4 Excretion（排泄）

- □→ 尿・胆汁からの排泄が主な経路となる。
- □→ ベンジルペニシリン注が使用できないわが国では，プロベネシドによる腎排泄の相互作用を利用し，血中ペニシリン濃度を維持して梅毒などの治療を行うことがある。
- □→ リファンピシンやセフジニルは，尿や便などに排泄され着色することがあるため，事前に説明しておく必要がある。
- □→ 抗菌薬の多く（βラクタム系，キノロン系など）は腎排泄であり，腎機能が低下している場合はクレアチニンクリアランスに応じて投与量の減量や投与間隔の延長を行う。ただし，初回投与量は正常腎機能と同量にする。
- □→ 肝不全（特にChild-Pugh分類BまたはCに相当する場合）では，肝代謝の薬剤（クリンダマイシン，テトラサイクリンなど）の減量を考慮する。

● → 半減期（t1/2）

- □→ 血中濃度が半分になるまでの時間を半減期と言う。
- □→ 理論上，半減期の5倍の時間で血中から完全に消失すると考える。
- □→ 一方，半減期の長い薬剤ほど定常状態に達するまで，より時間を要するため，場合によっては負荷投与を行い，早期に有効濃度を確保するよう努める。

5 患者の生活習慣に合わせた処方を

- □→ 内服抗菌薬は吸収や代謝が食事による影響を受け，胃内のpHや胃からの排出速度の変化が吸収率に影響を与える。テトラサイクリン系，マクロライド系，リファンピシンは空腹時のほうが吸収が良好になる。
- □→ 食事の影響に関しては文献1を参考にされたい。
- □→ メトロニダゾールや一部のセフェム系はアルコール摂取によりジスルフィラム様作用を起こすため，服用中および治療後3日間は禁酒をする必要がある。
- □→ 服用回数が多いとアドヒアランスが低くなることもあり，内服回数の少ない薬剤を選

択することも考慮する。

- また，1日1回で効果が期待できる薬剤は，医療従事者の目の前で内服してもらうといった方法も可能である。直接服薬確認療法（directly observed treatment short-course；DOTS）と呼ばれ，結核治療などに有効とされている。

6 PK/PDを考慮した処方を心がける

- PK/PD理論とは，薬物動態学（pharmacokinetics；PK）と薬力学（pharmacodynamics；PD）を組み合わせた効果予測の考え方であり，1990年代から抗菌化学療法に応用されている。
- 抗菌薬の作用は大きく時間依存と濃度依存に分けられ，治療効果と相関するパラメータとして以下の3つが使用される（図1も参照）[1, 2]。

  ① Time above MIC
  ② Cmax/MIC
  ③ AUC/MIC

- 濃度依存のパラメータと治療効果が相関する薬剤はpost antibiotic effect（PAE）を有し，薬物濃度がMICを下回っても効果が持続するものであり，キノロン系等が相当する。そのため，1回に十分な量を服用することが有効と考えられる。
- βラクタム系薬はPAEが短いか0であり，高いピーク値よりもMICを超える時間が重要なため，時間依存の抗菌薬となる。血中濃度を保つため1日3〜4回の分割投与が理想となる。

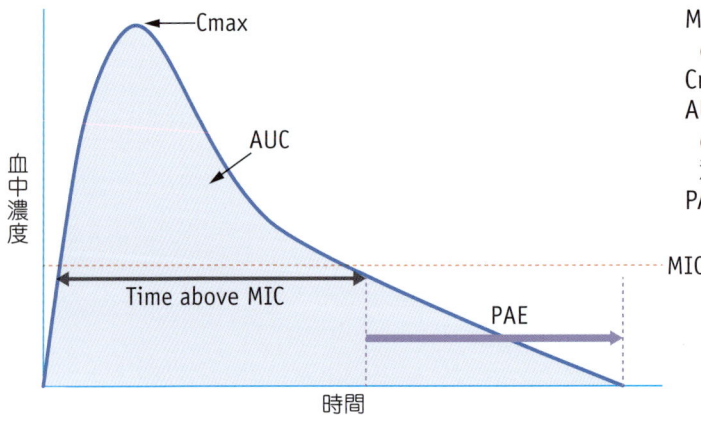

MIC：minimum inhibitory concentration（最少発育阻止濃度）
Cmax（最高血中濃度）
AUC：area under the blood concentration-time curve（血中濃度-時間曲線下面積）
PAE：post antibiotic effect

図1 ▶ 抗菌薬血中濃度とPK/PDの関係

表1 ▶ 主な抗菌薬のPK/PDパラメータ

PK/PDパラメータ	抗菌薬	有効な投与方法
time above MIC 薬剤曝露時間の延長	ペニシリン系 セフェム系 カルバペネム系 モノバクタム系 クリンダマイシン マクロライド系 リネゾリド	・投与回数を増やす（分割投与） ・点滴の場合，点滴速度を落とす 〈投与変更例〉 200mg×朝・夕 ↓ 100mg×6時間ごと
Cmax/MIC 高いピーク濃度	キノロン系 アミノグリコシド系	・1回投与量を増やす（1日量をまとめる） 〈投与変更例〉 100mg×朝・昼・夕 ↓ 300mg×朝
AUC/MIC 総投与量	キノロン系 グリコペプチド系 テトラサイクリン系 マクロライド系 メトロニダゾール ケトライド系	・1回投与量を増やす，または1日の総投与量を増やす

文献等により多少解釈が異なる点もある。　　　　　　　　　　　　　　　　　　　　　　（文献1，2を参考に作表）

□→ 主な抗菌薬のPK/PDパラメータを**表1**に示す。

□→ 添付文書に記載された用法・用量が，PK/PD理論では不適切となる薬剤も少なくない。クラビット®のようにPK/PDを考慮した用法・用量に変更になったものもあるが，古いβラクタム系薬などを処方する際には注意が必要となる（最近改訂された各種ガイドラインでは，PK/PDを考慮した処方例が示されるようになっている）。

□→ 注射用βラクタム系の多くは半減期が1時間程度であり，PK/PDを考慮した場合，外来での点滴療法には不向きである。しかし，セフトリアキソンは半減期が7～8時間と長く，選択肢となりうる。

● **文 献**
1) 日本語版サンフォード感染症治療ガイド2015. 第45版, Gilbert DN 他編, 菊池 賢 他監（日本語版）, ライフサイエンス出版, 2015.
2) Mandell GL, et al：Mandell, Douglas, and Bennett's Principles and Practice of Infectious Diseases. 7th ed. Churchill Livingstone, 2009, p252-262.
3) Johns Hopkins ABX Guides.（2015年10月閲覧）
　 http://www.unboundmedicine.com/products/johns_hopkins_abx_guide
　 （腎機能別投与量や相互作用の参考として挙げた）

04 外来でできる微生物検査

細川直登

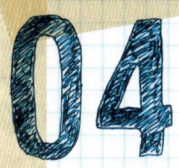
診察しないで検査をしても意味がない！
外来でも培養検査を出そう！

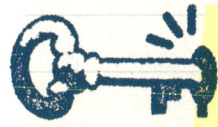

→ 検査には必ず偽陽性と偽陰性（≒検査の間違い）が存在する。

→ 疾患が存在する可能性が低いときに検査が陽性になった場合は多くは偽陽性（検査の間違い）。

→ 疾患が存在する可能性が高いときに検査が陰性になった場合は多くは偽陰性（検査の間違い）。

→ 迅速検査陽性＝診断決定，迅速検査陰性＝診断否定，ではない。診察で，その疾患らしいかを考え，検査結果を判断する。

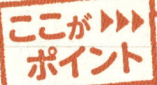

→ 検査結果の解釈が困難な場合。
- 迅速検査の結果だけでは判断が困難で患者の状態が改善しない場合は専門医に相談し，確定診断をつけることを優先とする。

→ 感染症と考えたが改善がみられない場合。
- 特に細菌感染症を疑った場合は抗菌薬投与前に培養検査を提出すべきである。初回の抗菌薬投与前に培養検査を取らずに改善が得られなかった場合は，紹介先でも確定診断がつかずに，適切な治療方針が立てられないことがある。

1　外来でできる微生物検査の種類

- 外来でできる微生物検査としては大きく分けて以下の2つが挙げられる。
  ① インフルエンザ等の迅速検査（表1）
  ② グラム染色・培養検査
- 迅速検査は多くはイムノクロマト法が利用されており，診察室で実施し検査結果を得ることができる。しかし，保険適用が認められている検査は少数にとどまる。
- グラム染色は流しと顕微鏡があれば実施可能である。
- 検体を採取して，塗抹，染色までに10分くらいの時間を要するが，細菌感染症において得られる情報の量と質は絶大なものがあるため，診療所施設内で実施されている医師も少なからずおられる。

表1　外来で実施できる迅速検査の感度と特異度

検査項目	感度（％）	特異度（％）
インフルエンザ抗原[1]	50～70	90～95
インフルエンザ抗原（AH1pdm）[2]	10～70	86～95
A群溶連菌抗原（GAS）[3～5]	65～90	95
肺炎球菌尿中抗原[6,7]	70～90	80～100
レジオネラ尿中抗原[8]	80	97～100
RSV抗原[9,10]	80～90	90～100
アデノウイルス抗原[11,12]	69～72.6	100
ノロウイルス抗原[13,14]	66.0～78.9	96.4～100

GAS：Group A Streptococcus（A群β溶血性連鎖球菌）
RSV：respiratory syncytial virus

2　迅速検査の注意点——感度と特異度とは（表2）

- イムノクロマト法を利用した迅速抗原検査では陽性，陰性のいずれかの結果が得られるが，陽性の場合に単純にその疾患があると解釈するのは危険である。
- なぜなら，検査には必ず偽陽性と偽陰性が存在するためである。この偽陽性と偽陰性がどの程度現れるかを評価する指標が，感度と特異度である。
- 感度とは「疾患がある人に検査を行った際に陽性となる確率」で，感度100％ならば疾患があるときには必ず陽性となり，検査の偽陰性による見逃しはなくなる。
- すなわち，感度の高い検査は見逃しが少なく，スクリーニング検査に向いている。
- 特異度とは「疾患がないときに検査が陰性になる確率」で，特異度100％ならば疾患

表2 ▶ 感度・特異度と陽性予測値・陰性予測値

	疾患あり	疾患なし	計
検査陽性	a	c	a＋c
検査陰性	b	d	b＋d
計	a＋b	c＋d	a＋b＋c＋d

感度（sensitivity）	a／（a＋b）➡疾患のある患者の中で検査が陽性である確率
特異度（specificity）	d／（c＋d）➡疾患のない患者の中で検査が陰性である確率
陽性予測値（positive predictive value）	a／（a＋c）➡検査結果陽性の人の中で疾患のある確率
陰性予測値（negative predictive value）	d／（b＋d）➡検査結果陰性の人の中で疾患のない確率

- がないときには必ず陰性になるので，偽陽性による誤った診断がなくなる。
- すなわち，確定診断をつけるのに向いている。
- しかし実際の検査では，感度100％，特異度100％ということはなく，必ず偽陽性と偽陰性が含まれる。
- 感度の低い検査でスクリーニングを行うと偽陰性による見逃しが多くなる。たとえばインフルエンザの迅速検査は感度があまり高くないため，検査が陰性であったとしてもインフルエンザではないと言い切ることが難しいという特徴がある。
- 逆に特異度は高いので，一般的に陽性であればインフルエンザであろうと診断をしてもよい確率は高いと言える。
- 迅速検査は一般的に「感度はあまり高くないが，特異度は比較的高い」という特徴を持った検査が多く，スクリーニングには向いていない。しかし，外来で一番最初に行う作業はスクリーニング検査なので，慎重にその解釈を行う必要がある。

3 迅速検査の注意点──検査前確率と検査後確率

- 感度と特異度は検査の性能をみる指標だが，実際には検査が陽性で疾患がある割合（陽性予測値）と検査が陰性で疾患がない割合（陰性予測値）が知りたいわけである。しかしこれらは検査前確率に影響される。
- たとえば冬のインフルエンザ流行時期に，熱を出して外来に来る人の90％がインフルエンザであるような状況で検査を行った場合，検査前確率は90％である（表3）。
- 検査の感度は65％，特異度95％として1,000人に検査を行ってみたとしよう。すると検査が陽性になった人でインフルエンザである確率は99.2％であるので，インフルエンザと考えてよいということになる。しかし，陰性になったときにインフルエンザではない確率は23.2％となり，否定することは難しい。

☐→ 逆に夏のインフルエンザ非流行時期に同じことをしてみよう．仮に検査前確率を1％とすると検査が陽性でもインフルエンザである確率は11.6％しかない（**表4**）．検査陰性のときにインフルエンザではない確率は95％である．

☐→ このように，<u>検査を行って疾患があるかないかの判断をする際には，検査の前に患者がどの程度その疾患を持っているのかを予想してから検査を行う必要がある．その予想をするために行うのが病歴の聴取や診察なのである</u>．

☐→ 大まかに考えると検査前確率が高いときに検査が陽性であれば，その疾患である可能性は高いとしてよいが，もし検査陰性でもすぐには否定せずに，よく考える必要がある．また，検査前確率が低いときに陰性であればその疾患である確率は低いと考えてよいが，もし陽性であればすぐにその疾患とせずに，よく考える必要がある．

☐→ つまり，診察してその疾患がどのくらいあるかを予測しその予測を補強するのが検査なのである．

表3 ▶ インフルエンザ検査の陽性予測値と陰性予測値——検査前確率90％のとき

	インフルエンザあり	インフルエンザなし	計	
検査陽性	585	5	590人	陽性予測値99.2％
検査陰性	315	95	410人	陰性予測値23.2％
計	900人	100人	1,000人	

表4 ▶ インフルエンザ検査の陽性予測値と陰性予測値——検査前確率1％のとき

	インフルエンザあり	インフルエンザなし	計	
検査陽性	6.5	49.5	56人	陽性予測値11.6％
検査陰性	3.5	940.5	944人	陰性予測値95％
計	10人	990人	1,000人	

4 グラム染色の注意点

☐→ グラム染色（**図1**）は有用な検査だが，グラム染色の解釈にはトレーニングが必要であり，トレーニングを積んでから応用する必要がある．

☐→ トレーニングは，解釈ができる人に直接ついて学ぶ方法がベストであり，研修医の時期に研修病院でトレーニングを積むことが望まれる．

☐→ 自信がない場合はグラム染色であまり菌名を特定することにこだわらず，白血球が多い検体かどうかをみて，検体の評価をすることにポイントを置くとよい（**表5，6**）．

☐→ 白血球が少なく扁平上皮細胞が多い検体は，汚染菌が多く培養結果も汚染菌が反映されているので起因菌ではない可能性が高いと考える必要がある．

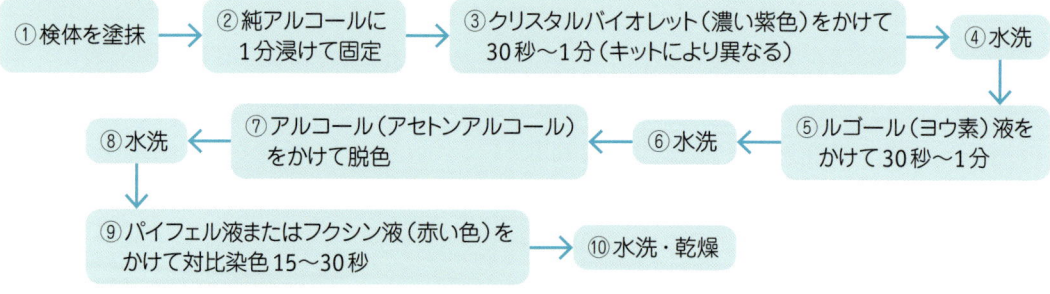

図1 ▶ グラム染色の方法

表5 ▶ Gecklerの分類（喀痰の品質評価）

Geckler 5	25＜白血球	扁平上皮＜10	良質痰
Geckler 4	25＜白血球	10≦扁平上皮≦25	ほぼ良質痰
Geckler 3	25＜白血球	25＜扁平上皮	痰と唾液
Geckler 2	10≦白血球≦25	25＜扁平上皮	唾液
Geckler 1	白血球＜10	25＜扁平上皮	唾液
Geckler 6	白血球＜25	扁平上皮＜25	稀釈

Gecklerの分類では白血球が多く，扁平上皮が少ない4～5が質の良い喀痰（培養に適する）と判断される．顕微鏡100倍レンズの1視野当たりで計算する．

表6 ▶ グラム染色による主な菌の分類

	球菌	桿菌
グラム陽性	chain＝連鎖球菌 cluster＝ブドウ球菌	
グラム陰性		太くて大きい＝腸内細菌群 細くて小さい＝緑膿菌 丸くてうんと小さい＝インフルエンザ桿菌

5 培養検査を提出する必要性

- 細菌感染症に対して抗菌薬を投与する場合，微生物を同定する検査を提出せずに治療を開始してしまうと治療経過が思わしくないときに起因菌を後から同定することは困難になる．
- したがって，抗菌薬投与前にはできるだけ微生物を同定するための塗抹・培養検査を提出しておくことが重要である．
- 外来で抗菌薬投与を開始して経過が思わしくない場合に専門医に紹介する際も，微生物検査を提出していないと起因菌がわからず，紹介された専門医にも診断をつけることができなくなる可能性がある．

□→ 外来で培養検査を提出しても，経過が良い場合は結果が返ってくる頃には治療が完了していることもあり，一見無駄のように感じるかもしれないが，治療がうまくいかなかったときのことを考えて，可能な限り抗菌薬投与前に塗抹・培養検査を提出しておくことが望まれる。

□→ 細菌感染症診療の流れを図2に示す。

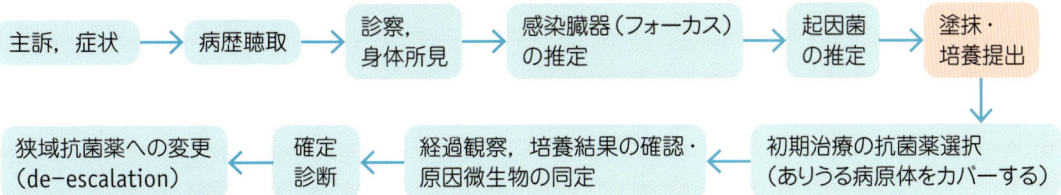

図2 ▶ 細菌感染症診療の流れ

●文献

1) CDC：Rapid Diagnostic Testing for Influenza：Information for Health Care Professionals.（2015年10月閲覧）
   http://www.cdc.gov/flu/professionals/diagnosis/rapidclin.htm
2) Thorner AR, et al：Epidemiology of pandemic H1N1 influenza（'swine influenza'）, UpToDate®, 2015.（2015年10月閲覧）
   http://www.uptodate.com/online/content/topic.do?topicKey=pulm_inf/18836#31
3) Gerber MA, et al：JAMA 277（11）：899-903, 1997.
4) Gieseker KE, et al：Pediatr Infect Dis J 21（10）：922-927, 2002.
5) Gieseker KE, et al：Pediatrics 111（6 Pt 1）：e666-670, 2003.
6) Smith MD, et al：J Clin Microbiol 41（7）：2810-2813, 2003.
7) Rosón B, et al：Clin Infect Dis 38（2）：222-226, 2004.
8) Domínguez J, et al：Eur J Clin Microbiol Infect Dis 18（12）：896-898, 1999.
9) Barr FE, et al：Respiratory syncytial virus infection: Clinical features and diagnosis. UpToDate®, 2015.（2015年10月閲覧）
   http://www.uptodate.com/contents/respiratory-syncytial-virus-infection-clinical-features-and-diagnosis
10) American Academy of Pediatrics. Respiratory syncytial virus. In：Red Book：2009 Report of the Committee on Infectious Diseases, 28th ed. Pickering LK, et al, ed. American Academy of Pediatrics, Elk Grove Village, 2009, p560-569.
11) Tsutsumi H, et al：J Clin Microbiol 37（6）：2007-2009, 1999.
12) Wiley L, et al：Ophthalmology 95（4）：431-433, 1988.
13) Khamrin P, et al：J Virol Methods 147（2）：360-363, 2008.
14) 山崎謙治, 他：臨床病理 57（10）：961-964, 2009.

1章 感染症診療の基本をまず押さえよう！

05 バイタルと身体所見

徳田安春

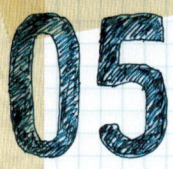
バイタルの急な異常では，発熱がなくても常に敗血症を考える。

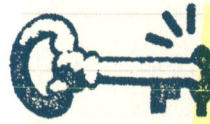
ここがポイント
- ➡「発熱なし＝感染症なし」ではない！ 発熱がなくても急変では常に敗血症を考える。
- ➡呼吸数を普段から測定しておくこと。敗血症の迅速診断ができるようになろう。
- ➡全身の外観を普段から評価しておくこと。重症感を直観的に診断できるようになろう。

専門医へ紹介すべき場合
- ➡バイタルが不安定
- ➡意識障害
- ➡全身の外観が不良
- ➡電撃性紫斑
- ➡外科的感染症を疑うとき

1 敗血症を考えるのはどのようなとき？

● 状態・病態の急変

- 表1に示す項目が2つ以上あれば敗血症を考える。発熱はなくても敗血症の場合があるので「急変＝バイタルの急な異常」では常に敗血症の可能性を考える。
- 血圧の低下については，普段の血圧との比較が重要となる。
- 意識障害は，脳循環障害または中枢神経感染症（髄膜炎や脳炎など）を考える。

表1 ▶ 敗血症を疑うバイタル異常

- 血圧低下
- 心拍数＞90回/分
- 呼吸回数＞20回/分
- 体温＞38.3℃または＜36℃
- 意識障害

● 頻呼吸

- 敗血症では，炎症性サイトカインが上昇し，呼吸・循環中枢を刺激する。つまり，呼吸回数の増加のメカニズムは，乳酸アシドーシスを代償する機序もあるが，炎症性サイトカインが直接に呼吸中枢を刺激するという機序もある。

● 低体温

- 低体温の原因で最も頻度が多いのは敗血症である。低体温（＜36℃）または異常高体温（＞40.5℃）の場合には，直腸体温（中枢体温）を測定する。
- 異常体温の状況では，腋窩や鼓膜体温はあてにならない。

● バイタルの逆転

- 発熱患者でバイタルの逆転があり，気分不良などの症状があれば，敗血症性ショックを考える。
- バイタルの逆転とは，「収縮期血圧＜心拍数」のこと。バイタル表における血圧と心拍数の目盛りは同じスケールで記載するようにしておくと「バイタルの逆転」が理解しやすい。

> **デルタ心拍数20ルール**
>
> 心拍数と体温について，ベースラインからの変化量の「商（quotient）」を算出する。
>
> 心拍数上昇／体温上昇＝デルタ心拍数（delta heart rate）
>
> - デルタ心拍数が20回／分を超える ➡ 細菌感染症
> - デルタ心拍数が10〜20回／分 ➡ ウイルス感染症
> - デルタ心拍数10回／分未満 ➡ 比較的徐脈
>
> 【例】ベースライン（心拍数60回／分・体温36.0℃）の患者における変化
> - 心拍数75回／分・体温37.0℃ ➡ まずウイルス感染症を考える
> - 心拍数85回／分・体温37.0℃ ➡ 細菌感染症を考える
>
> ただし，これはあくまでも目安であり，最終的には総合的に診断する。

● 比較的徐脈

- 39℃以上の高熱にもかかわらず，心拍数110回／分未満の場合を比較的徐脈（相対的徐脈）と言う。
- 細胞内寄生性病原体による感染症や薬剤熱，非感染性炎症性疾患などを考える。

● 悪寒戦慄

- 悪寒戦慄とは，悪寒の程度が最も強い状態を言う。歯をガチガチさせ，手足はブルブル震え，ストレッチャーがガタガタ鳴るほどのもの。これがみられれば，直ちに敗血症を考えるべきである[1]。
- 国際医療（global medicine）のシーンではマラリアも考える。

2 静脈圧の評価

- 敗血症性ショックは分布性ショックの一種であり，低静脈圧型ショックである。
- ショック患者で静脈圧上昇があれば，心原性または閉塞性ショックを考慮する。
- 静脈圧の評価には，内頸または外頸静脈のほか，手背静脈も利用するとよい（図1A，B）[2]。

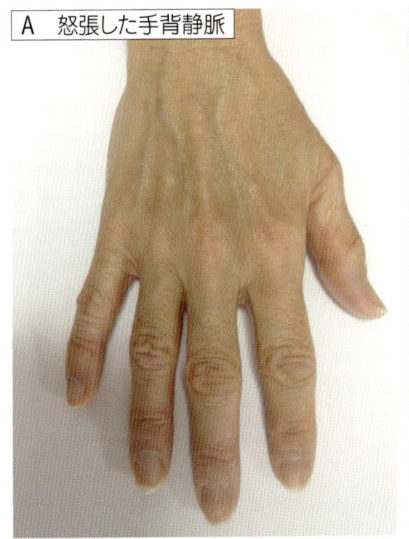
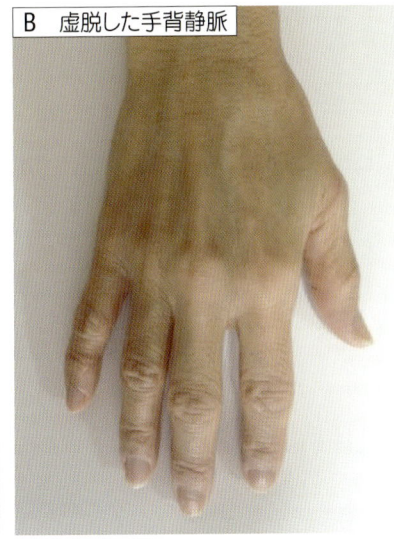

A 怒張した手背静脈　　B 虚脱した手背静脈

図1 ▶ 手背静脈による静脈圧の評価
心臓（右心房）の高さから0〜10cmの範囲で患者の手背静脈を上下させ，怒張した手背静脈（A）が虚脱するポイント（B）の高さを測定し，これを低静脈圧（中心静脈圧値）とする。

3 フィジカルでの注目点

● 全身の外観

- 見た目の重症感は重要である。カルテにも必ず，外観またはgeneral（general appearance）を記載するようにする。普段から記載する習慣をつければ，重症感の判断スキルが向上する。

● 敗血症を示唆するフィジカル

- 急性発症の浮腫は，血管透過性亢進を示唆する。
- また，急性発症で全身性の触知可能な紫斑（palpable purpura）を電撃性紫斑病（purpura fulminans）と呼び，肺炎球菌や髄膜炎菌，または*Capnocytophaga canimorsus*感染症などの重症敗血症を示唆する。

● 高齢者では背中と臀部の診察

- 施設などで寝たきりの患者が発熱で紹介されたときには，必ず背中と臀部を診察する。
- 診察時に褥瘡感染が見つかることがある。

- → 熱源部位としてCT検査では見つかりにくいので，診察が必須である。

● → 糖尿病では足の診察

- → 糖尿病患者では必ず「足」を診察する。動脈硬化症や皮膚・爪病変などがあり，感染しやすい部位である。
- → 末梢神経障害があるために，蜂窩織炎でも症状がないことがある。蜂窩織炎と思ってもバイタル異常や水疱病変などがあれば，壊死性軟部組織感染症（壊死性筋膜炎など）も考慮する。壊死性軟部組織感染症は外科的感染症であり，デブリードマンなどのタイミングが遅れると致命的となることがある。
- → 代表的な外科的感染症として膿瘍などが挙げられる。

4 原因不明の発熱

● → 全身の穴のチェック

- → 「穴」の近くに感染部位が見つかることがあるので，表2の「穴」をチェックする。口腔内の診察に加え，耳鏡による診察，直腸診をお勧めする[3]。

表2 ▶ 「穴」に近い感染部位

口	歯周囲膿瘍，扁桃炎，咽頭炎，扁桃周囲膿瘍，咽後膿瘍，口腔底蜂窩織炎（ルードウィッヒ・アンギーナ）
耳	外耳炎，中耳炎
肛門	肛門周囲膿瘍，前立腺炎，骨盤腹膜炎

● →「末梢サイン」を探す

- → 末梢サイン（peripheral sign）とは「心内膜炎末梢サイン」のことであり，主な症状・病変は以下の通りである。
  - 点状出血（petechiae）
  - 線状出血
  - Osler結節（有痛性の結節）
  - Janeway斑（無痛性で平坦な紅斑）
  - Roth斑　など

- → 心内膜炎患者は通常，バイタル異常がないことが多く，一般外来に「元気そうに」受診してくることが多いので要注意。

- 点状出血は眼瞼結膜や舌下面によくみられる。
- Roth斑探しでは，眼科医に送る前に眼底鏡で見つけると尊敬される。

5 まとめ

- 感染症診療のための診察アルゴリズムを図2に示す。

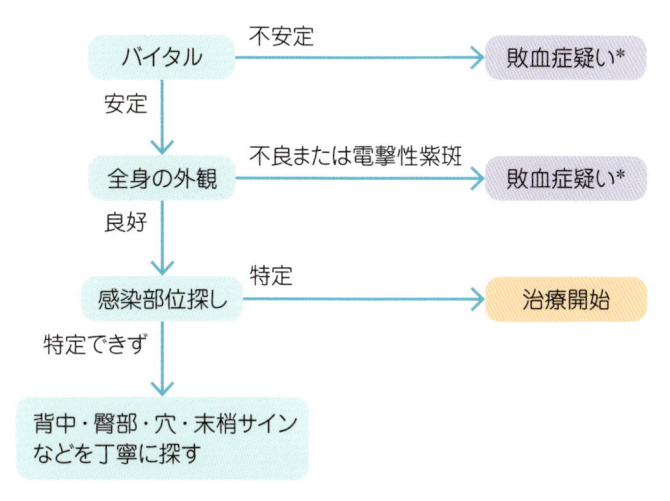

```
バイタル ──不安定──→ 敗血症疑い*
  │安定
  ▼
全身の外観 ──不良または電撃性紫斑──→ 敗血症疑い*
  │良好
  ▼
感染部位探し ──特定──→ 治療開始
  │特定できず
  ▼
背中・臀部・穴・末梢サイン
などを丁寧に探す
```

図2 ▶ 感染症の診察アルゴリズム
＊：敗血症疑いでは，蘇生しながら感染部位も探し，各種培養を提出して速やかに抗菌薬を投与する。外科的感染症であれば，迅速に外科紹介

●文 献
1) Tokuda Y, et al：Am J Med 118(12)：1417, 2005.
2) 徳田安春：Dr.徳田のバイタルサイン講座. 日本医事新報社, 2013.
3) 徳田安春：Dr.徳田のフィジカル診断講座. 日本医事新報社, 2014.

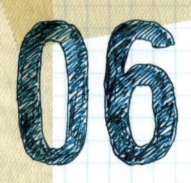

06 外来で使える点滴抗菌薬

馳 亮太

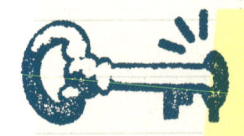

「なんとなく効きが良さそう」という理由で点滴抗菌薬を使う気持ちを改めよう。

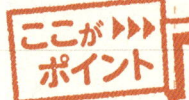

ここがポイント
- 外来で点滴抗菌薬を使用すべき場面は非常に限られている。
- 点滴抗菌薬を使用する前には必ず培養検査を提出する。
- セフトリアキソン以外のβラクタム系点滴抗菌薬は半減期が短いため，1日1回投与では有効に作用しない。

専門医へ紹介すべき場合
- 培養検査で起因菌がわからず発熱が持続する場合。
- 全身状態が悪化して入院での治療・経過観察が必要な場合。

1 外来における点滴抗菌薬の使いどころ

☐→ 外来で点滴抗菌薬の使用を考えるのは以下のような場面である。

- 想定される起因菌に対する有効な経口抗菌薬がない
- 経口摂取／服薬アドヒアランスが不良で経口抗菌薬を使用できない
- 菌血症を疑っているが，事情があって入院できない
- 点滴抗菌薬での治療が必要な感染症（骨髄炎，菌血症，感染性心内膜炎など）に対して，退院後の外来静注抗菌薬療法（OPAT）を行う

☐→ なんとなく効きが良さそうなので点滴抗菌薬を使ってしまう医師の態度は，なんとなく効きが良さそうなので必要のない点滴を希望する患者の態度と本質的に変わらない。

☐→ 培養検査を提出しなければ，永遠のエンピリカル治療になってしまうので，点滴抗菌薬を使う場合には，血液培養を含めた各種培養検査を必ず提出しよう。

2 外来で使える点滴抗菌薬

☐→ 半減期の短い点滴抗菌薬のほとんどは，1日1回だけ投与しても有効な治療は行えず，適切な方法で内服する経口抗菌薬の効果に劣る。

☐→ 現在国内で利用できるセフトリアキソン以外のβラクタム系点滴抗菌薬の半減期は短く，1日1回投与には適していない。

☐→ したがって，以下のような外来治療は行うべきではない。
- メロペネム1日1回連日外来点滴
- タゾバクタム・ピペラシリン1日1回連日外来点滴
- アンピシリン・スルバクタム1日1回連日外来点滴
- セフォチアム1日1回連日外来点滴

☐→ インフュージョンポンプを用いた持続静注投与法を利用することで，半減期の短い抗菌薬も外来治療に使うことができるが日本国内では広まっていない。

☐→ アミノグリコシド系抗菌薬（ゲンタマイシン，トブラマイシン，アミカシン，ストレプトマイシンなど）は濃度依存性の特徴を持つため1日1回投与が可能であるが，結核，非結核性抗酸菌，耐性傾向の強いグラム陰性桿菌に対する治療のような特殊な場面を除いて，外来で使用されることは稀である。

☐→ テイコプラニンやダプトマイシンも1日1回投与が可能であるが，メチシリン耐性黄色ブドウ球菌（MRSA）を代表とする耐性グラム陽性球菌用の抗菌薬であり，一般外

来で使用する点滴抗菌薬ではない。
- 日常外来診療では，セフトリアキソンの使い方のみを理解しておけば十分である。

3 安易な外来セフトリアキソン治療を避ける

- 外来で行う1日1回投与のセフトリアキソン治療は便利であるが，広域スペクトラム抗菌薬であることを認識して，本当に必要な場面に絞って使用すべきである。
- セフトリアキソンの濫用は*Clostridium difficile*関連腸炎や耐性菌の誘導に関連しているとの報告があり，安易な使用は控えたい。
- 経口抗菌薬で代用できる場合にはセフトリアキソンを使用すべきでない。外来日だけ間欠的にセフトリアキソンを投与するのは不適切な外来治療である。
- 外来セフトリアキソン治療が有用な場面の具体例を**表1**に示す。
- 外来でセフトリアキソンを使った初期治療を行う場合には，提出した培養検査の結果を確認して，できるだけ早期に経口抗菌薬への変更を検討する。

表1 ▶ 外来でセフトリアキソン治療が有用な場面

- 入院適応ぎりぎりの市中肺炎患者
  ➡ 痰培養検査結果が判明するまでの初期治療として
- 菌血症の合併を疑う腎盂腎炎患者
  ➡ 血液/尿培養検査結果が判明するまでの初期治療として
- キノロン系抗菌薬およびST合剤耐性の腸内細菌の関与が疑われる腎盂腎炎患者
  ➡ 尿培養検査結果が判明するまでの初期治療として
- 服薬アドヒアランスが不良な蜂窩織炎患者 ➡ 外来で行う内服治療の代わりとして
- 菌血症を合併した感染症（腎盂腎炎，肺炎など）治療中の入院患者でバイオアベイラビリティの良い経口抗菌薬の選択肢がない
  ➡ 早期退院後に行う後半の外来治療として

4 外来静注抗菌薬療法（OPAT）

- OPATとは外来で行う静注抗菌薬による治療を指す。OPATとは単に外来で点滴抗菌薬を投与することを意味するのではなく，以下の包括的な診療行為を指す。

  - 対象患者の選定
  - 治療開始のための患者教育
  - 治療中のモニタリング
  - 治療後の経過観察

- 外来で点滴抗菌薬を使用する際には，患者の状態を連日観察して，治療対象の感染症

が良くなっているかどうか，経口抗菌薬への変更が可能かどうか，入院が必要でないかどうかを常に検討・判断し続けることが大切である。

5 まとめ

図1に外来における抗菌薬治療のフローチャートを示す。

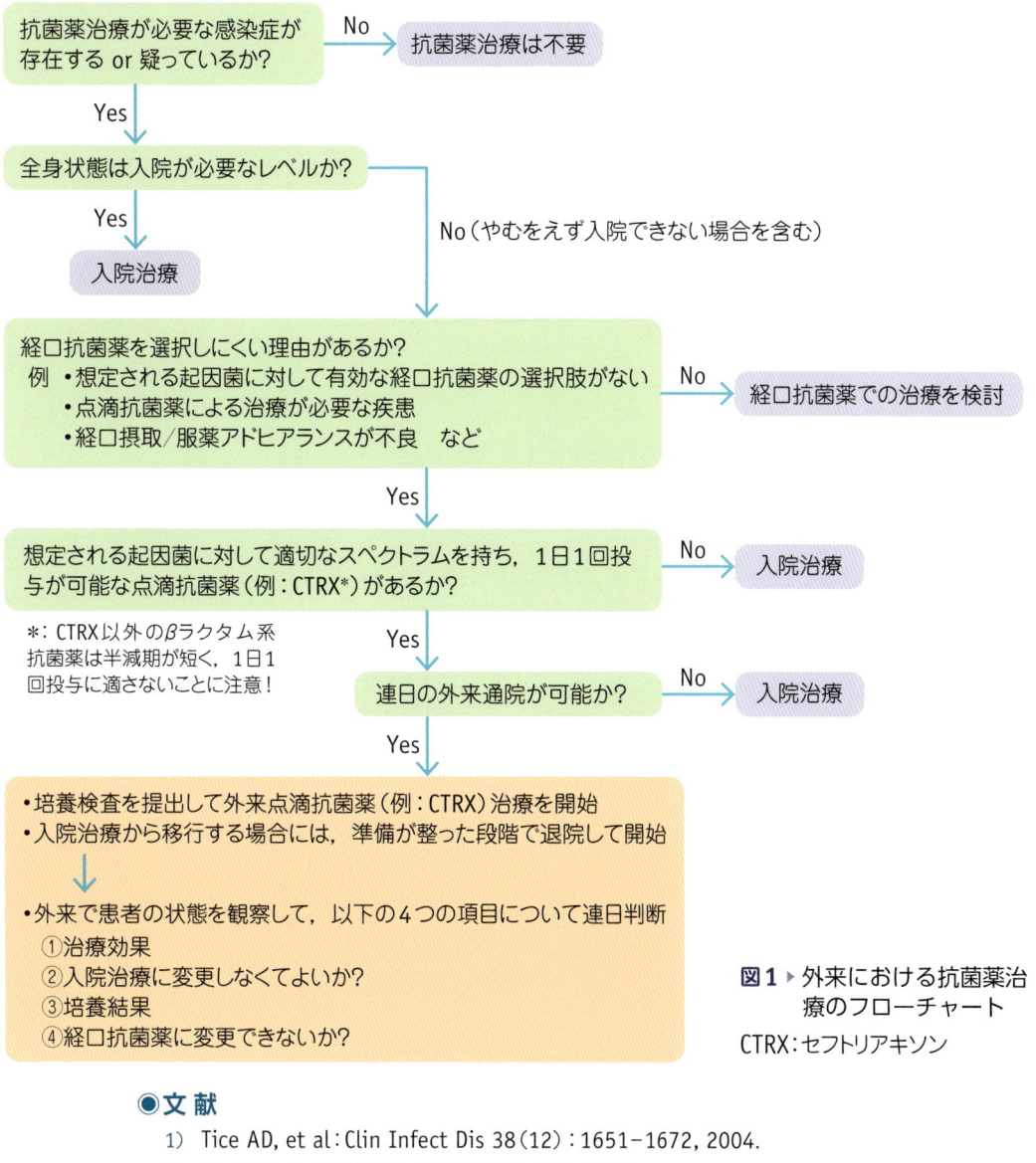

```
抗菌薬治療が必要な感染症が     No
存在する or 疑っているか？  ──────→  抗菌薬治療は不要
         │Yes
         ↓
全身状態は入院が必要なレベルか？
  │Yes              │No（やむをえず入院できない場合を含む）
  ↓                 ↓
入院治療
                 経口抗菌薬を選択しにくい理由があるか？
                   例 ・想定される起因菌に対して有効な経口抗菌薬の選択肢がない   No
                      ・点滴抗菌薬による治療が必要な疾患                      ──→ 経口抗菌薬での治療を検討
                      ・経口摂取/服薬アドヒアランスが不良　など
                             │Yes
                             ↓
                 想定される起因菌に対して適切なスペクトラムを持ち，1日1回投  No
                 与が可能な点滴抗菌薬（例：CTRX*）があるか？           ──→ 入院治療
  *：CTRX以外のβラクタム系
    抗菌薬は半減期が短く，1日1    │Yes
    回投与に適さないことに注意！   ↓
                             連日の外来通院が可能か？  No
                                             ──→ 入院治療
                             │Yes
                             ↓
```

- 培養検査を提出して外来点滴抗菌薬（例：CTRX）治療を開始
- 入院治療から移行する場合には，準備が整った段階で退院して開始

↓

- 外来で患者の状態を観察して，以下の4つの項目について連日判断
  ① 治療効果
  ② 入院治療に変更しなくてよいか？
  ③ 培養結果
  ④ 経口抗菌薬に変更できないか？

図1 ▶ 外来における抗菌薬治療のフローチャート
CTRX：セフトリアキソン

● 文 献

1) Tice AD, et al : Clin Infect Dis 38(12) : 1651-1672, 2004.
2) 馳 亮太, 他：感染症誌 88(3) : 269-274, 2014.
3) Hase R, et al : Infect Dis(Lond) 47(9) : 668-671, 2015.

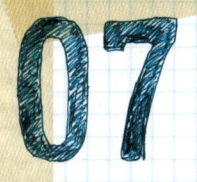

07 妊婦の感染症，妊娠中・授乳中の抗菌薬

池田裕美枝

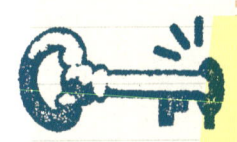

> 「妊娠と薬」と「授乳と薬」を一緒にしない！

ここがポイント
- インフルエンザ流行シーズン中は，全妊婦にインフルエンザワクチンを接種する。
- 妊婦の「風邪」では頸部リンパ節の触診を忘れない。
- 妊娠中も必要なら胸部X線は撮影する。
- 不要な投薬はしない。妊娠中は絶対しない。
- 授乳中の投薬は，授乳を中止させない方針で。ほとんどの薬が大丈夫。

専門医へ紹介すべき場合
- 妊婦に抗菌薬を処方した場合は，全例かかりつけ産婦人科にコンサルト。
- 乳腺炎を診断したら助産師にコンサルト。

1 妊娠中の感染症

- 妊娠中だからといって，特に感染症にかかりやすいわけでも重症化しやすいわけでもない。
- ただし，妊婦の重症感染症は流早産のリスクを高める。抗菌薬を処方したら，かかりつけ産婦人科にもコンサルトして切迫流早産に関する診察をしてもらおう。

妊婦の発熱

- 稀に問題になる感染症があるため，妊娠中の発熱では，催奇形性のある感染症，新生児感染が重篤になる感染症，妊娠中に重篤化しやすい感染症に留意する（**表1**）[1]。
- 筆者は妊婦の発熱を診察する際，いつもより念入りに頸部リンパ節を触れるようにしている。後頸部リンパ節が腫大していたり，頸部リンパ節腫大が著明であったりすると，風疹ウイルスやサイトメガロウイルス，トキソプラズマのような催奇形性がある感染症が鑑別に挙がるからである。

産婦人科との連携

- 表1に示す疾患の原因微生物が鑑別に挙がる際には，かかりつけ産婦人科に報告する。胎児の評価はもちろん，母体の妊娠経過に感染症が影響していないかの確認が必要であり，また，妊婦健診の場で他の妊婦に感染が広がらないように配慮してもらったほうがよい場合があるため，かかりつけ産婦人科医との連携は必須である。

インフルエンザワクチンの接種

- 妊娠中のインフルエンザ罹患は重症化のリスクになるため，インフルエンザ流行シーズンには希望するすべての妊婦にワクチンを接種することが日本のガイドライン[2]で

表1 ▶ 妊婦で注意を要する感染症

催奇形性のある感染症	TORCH症候群（トキソプラズマ，梅毒，水痘・帯状疱疹ウイルス，風疹，サイトメガロウイルス，単純ヘルペスウイルス），パルボB19ウイルス，HIV*
妊娠中に感染しやすい感染症	リステリア，マラリア，HIV-1
妊娠中に重篤化しやすい感染症	インフルエンザ，E型肝炎，単純ヘルペスウイルス，マラリア，麻疹，水痘・帯状疱疹ウイルス，コクシジオイデス症
新生児に罹患すると危ない感染症	百日咳，結核，水痘・帯状疱疹ウイルス，エンテロウイルス11型，B群コクサッキーウイルス2型・5型，単純ヘルペスウイルス1型・2型

TORCH症候群：Toxoplasmosis（トキソプラズマ症），Other（その他：水痘・帯状疱疹ウイルス，梅毒など），Rubella（風疹），Cytomegalovirus（サイトメガロウイルス），Herpes simplex virus（単純ヘルペスウイルス）
＊：HIVに催奇形性はないが，新生児感染のリスクあり

- また，妊娠第3三半期のインフルエンザワクチン接種により，新生児は生後6カ月までのインフルエンザ罹患リスクが減少する[2]。
- 妊婦のインフルエンザ感染を診断したら，リレンザ®もしくはタミフル®の早期服用（発症後48時間以内）が勧められている。
- また，罹患者と濃厚接触した場合，直ちにリレンザ®もしくはタミフル®の予防内服をすることが勧められている[2]。

● 鑑別診断のポイント

- 健常妊婦でもバイタルサインは血圧低下，脈拍上昇，体温上昇と変化する（呼吸数は変わらない）。つまり，バイタルサインは重症であるようにみえるため，病歴やその他の身体診察が大切である。
- 一方で，敗血症の初期や結核などはとても診断しづらくなっていることを自覚しよう。
- 診断のために胸部X線検査が必要であれば，「胎児にはほぼ影響ありません」と患者に伝え，撮影して構わない。最も奇形が心配される妊娠4～10週でも，一般的な胎児奇形や胎児毒性の臨界値は100～200mGyである。一方，胸部X線で胎児が浴びる放射線は0.01mGy以下である[3]。

2 妊娠中の抗菌薬使用

● 投薬前の留意点

- 妊婦に抗菌薬を投与するときは以下の3つを自問自答する。

> ● どうしてもその薬を投与しなければならないか？
> ● その薬を投与しなければどうなるか？
> ● 似た作用でより安全な薬があるか？

- 投薬は最小限にして，不要な薬は処方しない。妊婦は訴訟のリスクが高いことはご存知の通りである。
- 一方で，必要な抗菌薬を処方せずに病状が悪化すると，流早産のリスクが高まる。
- 原則通り，どの感染症に対してどの起因菌を想定して，どの抗菌薬をどの量でどの期間処方するか，わかりやすくカルテに記載しておけば，万一訴訟となった際に自分の身を救ってくれる。

薬剤の選択

- 妊婦への抗菌薬の選択については，ペニシリン系，セフェム系は安全に使用できると覚えよう。エリスロマイシン，アジスロマイシンも安全だが，その他は文献4～6などを参照して逐一調べることを勧める。
- ニューキノロン系やST合剤については，催奇形性のリスクのため処方の際には月経歴を確認するなど，妊娠の可能性を否定するようにしよう。
- ただし，『産婦人科診療ガイドライン－産科編2014』によると，妊娠初期にこれらの薬を服用しても催奇形性や胎児毒性のリスクが臨床的に有意に上昇することはない[2]とされており，あとで妊娠がわかった場合でも中絶を勧める根拠にはならない。
- 一般的に，古い薬のほうが妊婦に対するデータが多く，より安全と考えられる。例外として，アジスロマイシンのほうがクラリスロマイシンより安全と考えられている。

患者への説明

- 患者に説明するときのポイントは以下の3つである[7]。

> ① 何もしていなくても奇形率は2～3%
> ② all or noneの法則
> ③ 治療しないことのリスクを明示する

① 奇形率

- 治療を要する大奇形の自然発生率は2～3%，治療を要さない小奇形は14%の新生児にあると言われる。患者も医師もこの事実を認識していることが大切である。

② all or noneの法則

- 妊娠3週6日（妊娠27日）*1までの間に受精卵に障害があった場合，完全に修復し障害の影響がゼロになって育つか，流産するかのどちらかであり，これをall or noneの法則と言う。

＊1：妊娠週数は最終月経初日を妊娠1日目として数える。妊娠3週6日は受精（性交渉日）から1週6日（13日）。

- 内服や検査の後で本人が正常妊娠に気づいた場合には，性交渉の日を思い出してもらう。内服や検査をしたのがその日から13日以内であれば，検査による影響で奇形になることは絶対ないと説明できる[3]。

③ 治療しないリスク

- 胎児への影響を恐れて処方した薬を飲まない妊婦がたくさんいるため，治療を勧める

- → 際には「治療しないことのリスク」も明示する。
- → 重症感染症は流早産のリスクになるため治療しないことは母体ばかりでなく，胎児にもリスクが及ぶことも伝える必要がある。
- → 無症候性細菌尿は一般的に治療不要とされているが，妊婦では腎盂腎炎や流早産のリスクを高めることが知られているので，もし見つけたら治療する。
- → 欧米諸国では妊婦に対する無症候性細菌尿のスクリーニング検査がなされているが，日本ではなされていないことが多い。

3 授乳中の薬

● → 授乳はできるだけ続けさせる方針で！

- → 授乳婦には授乳を続けさせなければならない。母児ともに授乳によるメリットはたくさんある（表2）。
- → 安易に「お薬を飲んでいる間授乳はやめて下さい」などと言うと，乳腺炎のリスクとなるだけでなく，これがきっかけでその後もずっと母乳が出なくなってしまうことがある（維持期の乳房は，母乳が乳管内に蓄積されたままになると乳汁産生をやめてしまう[8]）。
- → 授乳婦に薬を投与するときも，妊婦のときと同様，以下の3つを自問自答する。

- どうしてもその薬を投与しなければならないか？
- その薬を投与しなければどうなるか？
- 似た作用でより安全な薬があるか？

表2 ▶ 母乳栄養のメリット

児に対するメリット
・感染症罹患リスク減少（胃腸炎，呼吸器感染，中耳炎，尿路感染など） ・アトピー性疾患のリスク減少 ・白血病，リンパ腫その他の小児癌リスク減少 ・Crohn病，潰瘍性大腸炎のリスク減少 ・小児期，思春期における知能テスト向上
母体に対するメリット
・閉経前乳癌リスク減少 ・卵巣癌リスク減少 ・2型糖尿病リスク減少 ・心血管系リスク減少

児への影響

- ただし，新生児は胎児と同じではない。胎盤から胎児に投与された薬は子宮の中でどのように循環し濃縮するか推測が難しいが，新生児には肝臓も腎臓もあり，尿や便として不要なものを体外に排出することができる。
- 一般的にRID（relative infant dose）[*2]が10%以下ならば，授乳をやめなくても新生児にあまり害はないと考えられている。ところが，薬剤の添付文書には，母乳に薬剤が排出されているとわかっただけで「授乳を避けさせること」「授乳を中止させること」と記載されてしまっている。大抵の抗菌薬は大丈夫なので，添付文書は鵜呑みにしない。

＊2：RID (relative infant dose)：薬物を与えた母体の母乳を飲んだ児の血中濃度／児に薬物を直接与えたときの血中濃度。

メモ

授乳と投薬に関する情報提供サイト

妊娠と薬情報センター「ママのためのお薬情報：授乳とお薬」（国立成育医療研究センター）

http://www.ncchd.go.jp/kusuri/lactation/index.html

「安全に使用できると思われる薬」の一覧表があり，成分名，商品名，薬効分類などがソートできて使いやすい。

LactMed（英語サイト）

http://toxnet.nlm.nih.gov/newtoxnet/lactmed.htm

薬剤名を入力すると，その薬と授乳に関する詳しい最新データが手軽に検索できる。

患者への説明

- 上記をふまえて授乳婦に薬を投与したなら，必ず「お薬を飲んでいる間も授乳は続けて下さい。赤ちゃんへの心配はいりません。処方せん薬局で何を言われても，授乳はしっかり続けて下さい」と念入りに説明しよう。そうしないと，薬を飲んでくれなかったり，授乳を中断してしまい乳腺炎などのトラブルになったりすることがある。

乳腺炎

- 授乳婦の乳腺炎は，乳房の痛みと部分的な発赤，発熱で診断する。見た目で診断できるので，乳房診察に慣れていない医師でも診断は容易である。
- 治療は乳房マッサージと，授乳もしくは搾乳でうっ滞を解消すること。非ステロイド性抗炎症薬（NSAIDs）などの解熱鎮痛薬を処方する。
- 抗菌薬が必要かどうかの判断は難しいが（不要なことも多い），処方するなら第一選

択は経口第1世代セフェム系薬，第二選択はクリンダマイシン（経口）とする。
- くれぐれも授乳を止めることのないように説明し，早めに助産師による乳房マッサージが受けられるように取り計らう。

4 まとめ

- 妊婦への投薬は最小限にした上で，治療しないことのリスクを説明する。授乳婦に対しては安心して服薬でき，授乳を続けられるよう念入りに説明する。図1に妊婦・授乳婦における感染症診療フローチャートを示す。

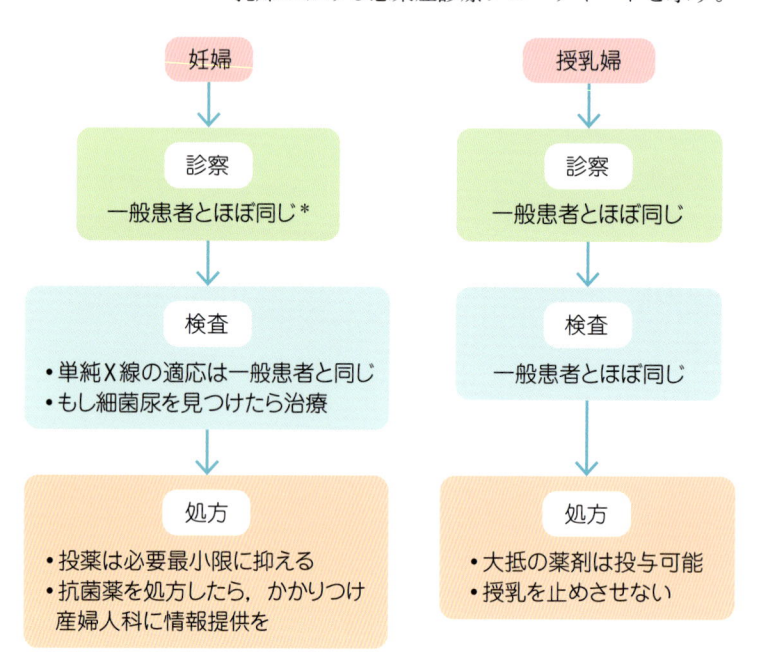

妊婦
- 診察：一般患者とほぼ同じ*
- 検査：
  - 単純X線の適応は一般患者と同じ
  - もし細菌尿を見つけたら治療
- 処方：
  - 投薬は必要最小限に抑える
  - 抗菌薬を処方したら，かかりつけ産婦人科に情報提供を

授乳婦
- 診察：一般患者とほぼ同じ
- 検査：一般患者とほぼ同じ
- 処方：
  - 大抵の薬剤は投与可能
  - 授乳を止めさせない

図1 ▶ 妊婦・授乳婦における感染症診療フローチャート
*：表1に示す感染症に留意

●文献

1) Kourtis AP, et al：N Engl J Med 370（23）：2211-2218, 2014.
2) 産婦人科診療ガイドライン─産科編2014．公益社団法人日本産婦人科学会・公益社団法人日本産婦人科医会 編・監, 2014.（2015年10月閲覧）
   http://www.jsog.or.jp/activity/pdf/gl_sanka_2014.pdf
3) Rosene-Montella K, et al：Medical Care of the Pregnant Patient. 2nd ed. ACP Press, 2008.
4) 伊藤真也, 他編：薬物治療コンサルテーション 妊娠と授乳. 南山堂, 2010.
5) 林 昌洋, 他編：実践 妊娠と薬 第2版─10,000例の相談事例とその情報. じほう, 2010.
6) おくすり110番．ファーマフレンド（2015年10月閲覧）
   http://www.jah.ne.jp/~kako/
7) 池田裕美枝：jmedmook 28：234-243, 2013.
8) 杉谷真季：お母さんを診よう. 南山堂, 2015, p241-247.

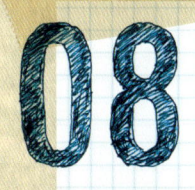

1章 感染症診療の基本をまず押さえよう！

08 渡航後の感染症

忽那賢志

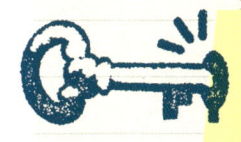

「渡航後の発熱」と認識することが重要！

ここがポイント

➡ 渡航地はどこなのか？
　➡ 東南アジア，南アジア，サハラ以南アフリカ，ラテンアメリカなど地域によって原因疾患の頻度は大きく異なる
➡ 潜伏期はどのくらいか？
　➡ 渡航地で感染したとして，推定される潜伏期を計算することで鑑別診断を狭めることができる
➡ どのような曝露歴があるのか？
　➡ 現地での生活における曝露歴を聴取することで診断に迫ることができる

専門医へ紹介すべき場合

➡ 重症マラリアの可能性があるとき。
➡ 海外渡航歴のある患者で診断がつかない場合。
➡ ウイルス性出血熱の可能性が否定できない場合。

1 渡航歴のある発熱患者のアプローチ法

☐→ 渡航歴のある発熱患者が来院したら，図1の流れでアプローチしよう。

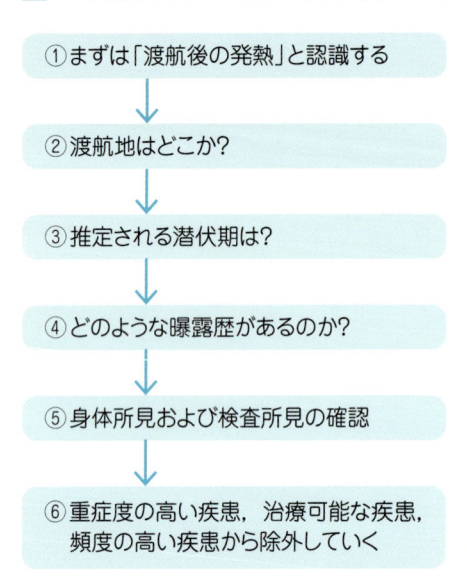

①まずは「渡航後の発熱」と認識する
↓
②渡航地はどこか？
↓
③推定される潜伏期は？
↓
④どのような曝露歴があるのか？
↓
⑤身体所見および検査所見の確認
↓
⑥重症度の高い疾患，治療可能な疾患，頻度の高い疾患から除外していく

図1 ▶ 渡航歴のある発熱患者のアプローチ法

2 まずは「渡航後の発熱」と認識する

☐→ 患者が自分から「渡航歴がある」と申告するとは限らない！
☐→ 渡航後の発熱と認識できなければ，そもそもマラリア，デング熱，腸チフスといった疾患が想起できない。
☐→ 発熱，皮疹，下痢は渡航後に病院を受診する主訴として頻度が高い。これらの症状があれば渡航歴を聴取する習慣をつける。
☐→ 輸入感染症の多くはフォーカスのはっきりしない発熱を呈することが多い。フォーカスのはっきりしない発熱をみたら輸入感染症を想起する。

3 渡航地はどこか？

☐→ どこに渡航していたかによって，疾患の頻度は大きく異なる（図2）。
☐→ たとえば，南アフリカから帰国した患者の発熱はマラリアが原因であることが非常に多い一方，東南アジアではマラリアよりもデング熱の頻度が高い。

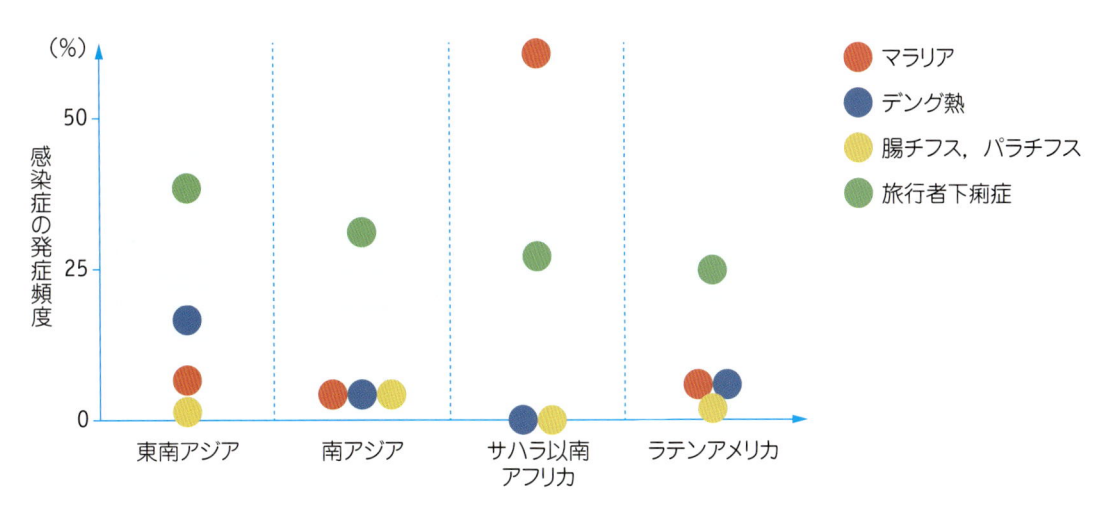

図2 ▶ 海外渡航後に病院を受診した患者の渡航地と感染症の頻度の関係　　（文献1をもとに作成）

□→ 非専門医はこのような地域別の感染症の頻度を知っておく必要はなく，「どこのウェブサイトを調べればこれらの情報を知ることができるのか」を知っておくことが重要である。

- 厚生労働省検疫所：FORTH（http://www.forth.go.jp/）
- CDC：Travelers' Health（http://wwwnc.cdc.gov/travel/）
- CDC：Yellow Book（http://wwwnc.cdc.gov/travel/page/yellowbook-home）
- NHS（Scotland）：Fit for Travel（http://www.fitfortravel.nhs.uk/home.aspx）

4 推定される潜伏期は？

□→ 現地（リスク地域）に入った日と出た日を確認し，発症した日から換算して，海外で感染したとすると潜伏期が何日になるのかを計算する。

□→ たとえば，8月1日から9日までインドネシアに渡航し，10日に発症したとすれば，潜伏期としては1〜10日ということになる（図3）。これは現地で感染したという仮定を前提としており，渡航前あるいは帰国後に感染した感染症や，非感染性疾患については考慮していない。

□→ 潜伏期を推定することによって鑑別疾患を絞り込むことができる。

□→ 表1[2)]は主な輸入感染症を潜伏期ごとにまとめたものであるが，図3を例に考えると，マラリアや腸チフスなどの潜伏期11日以上の感染症の可能性はかなり低くなる。潜伏期が10日以内の感染症から絞り込んでいけばよいということになる。

インドネシアで感染したとすれば…
潜伏期：1〜10日

インドネシア旅行

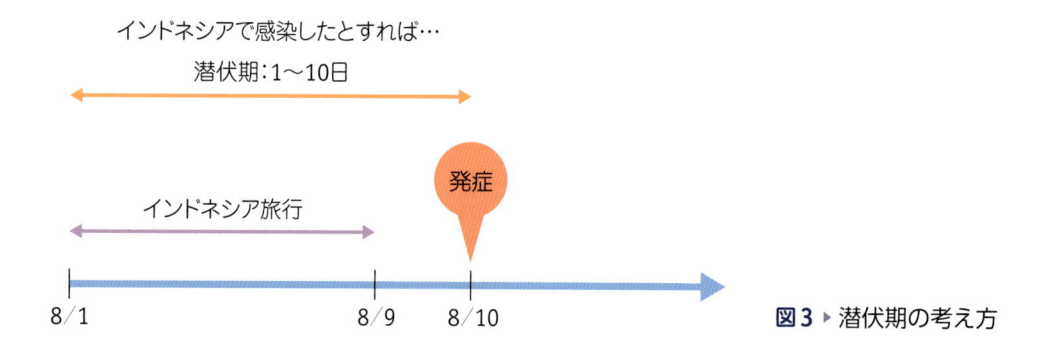

発症

8/1　　　　　　8/9　8/10

図3 ▶ 潜伏期の考え方

表1 ▶ 主な輸入感染症の潜伏期

短い（＜10日）	比較的長い（11〜21日）	長い（＞30日）
デング熱／チクングニア熱 ウイルス性出血熱 旅行者下痢症 黄熱 リケッチア症 インフルエンザ レプトスピラ症	マラリア（特に*Plasmodium falciparum*） レプトスピラ症 腸チフス 麻疹 アフリカ睡眠病 ブルセラ症 トキソプラズマ症 Q熱	マラリア（特に非熱帯熱マラリア） 結核 ウイルス性肝炎（A, B, C, E） Melioidosis（類鼻疽） 急性HIV感染症 住血吸虫症 フィラリア症 アメーバ性肝膿瘍 リーシュマニア症

（文献2より改変）

5　どのような曝露歴があるのか？

- 感染症は，人と感染症が出会うことによって生じるが，特に海外旅行では日常生活と比較して曝露の機会が増える。
- 表2の曝露源を意識しながら問診を行う。

6　身体所見および検査所見の確認

- ここまでの「渡航地」「潜伏期」「曝露歴」の3つの項目から，既に鑑別診断はかなり絞り込まれているはずである。
- 発熱を呈する輸入感染症の多くは非特異的な身体所見・検査所見であることが多く，診断の手がかりが得られることはあまり多くない。身体所見および検査所見に関しては「所見があれば儲けもの」くらいのつもりで考えていればよい（決して手を抜いてよいという意味ではない）。

表2 ▶ 曝露源と感染症

蚊	マラリア，デング熱，チクングニア熱，ジカ熱，黄熱，日本脳炎，ウエストナイル熱，フィラリア症
ダニ	ボレリア症，リケッチア症，クリミア・コンゴ出血熱，Q熱，野兎病，ダニ媒介性脳炎，エーリキア症，バベシア症
ハエ	アフリカ睡眠病，オンコセルカ症，リーシュマニア症，バルトネラ症（猫ひっかき病），ハエ蛆症
シラミ	ペスト，スナノミ症，シラミ媒介性回帰熱
サシガメ	シャーガス病
淡水	レプトスピラ症，住血吸虫症，アカントアメーバ角膜炎，ネグレリア症
土壌	鉤虫症，皮膚幼虫移行症，内臓幼虫移行症，レプトスピラ症
性交渉	HIV，HBV，HCV，梅毒，クラミジア，淋病，ヘルペス，HPV
sick contact	肺炎，結核，EBV感染症，髄膜炎，リウマチ熱，ラッサ熱
哺乳類	狂犬病（イヌ，ネコ，サルなど），鼠咬熱（ネズミ），野兎病（ウサギ），Q熱（ネコ，ウシ，ヒツジなど）

HBV：hepatitis B virus（B型肝炎ウイルス）
HCV：hepatitis C Virus（C型肝炎ウイルス）
HPV：human papillomavirus（ヒトパピローマウイルス）
EBV：Epstein-Barr virus（エプスタイン・バールウイルス）

（文献2をもとに作成）

- しかし，表3のような所見があった場合には診断に有用である。

7 重症度の高い疾患，治療可能な疾患，頻度の高い疾患から除外していく

- 渡航後の発熱のアプローチに限ったことではないが，重症度の高い疾患，治療可能な疾患，頻度の高い疾患から除外していくことが重要である。
- この3つのいずれにも当てはまるマラリアは，最初に除外すべき疾患ということになる。
- 渡航地と潜伏期からマラリアの可能性が少しでもある場合には，まずはマラリアを除外することが何よりも優先すべき事項である。
- 診療経験がなく診断や治療に自信が持てない場合は，患者の利益を優先し速やかに専門機関への紹介を考慮すべきである。
- また，ウイルス性出血熱の可能性がある場合には直ちに保健所に連絡し，第一種感染症指定医療機関への搬送を行う。

表3 ▶ 輸入感染症でみられる身体所見・血液検査所見

身体所見			
眼球結膜充血	レプトスピラ症		
黄疸	マラリア，ウイルス性肝炎，レプトスピラ症，ウイルス性出血熱など		
皮疹	丘疹		アルボウイルス感染症（デング熱，チクングニア熱），風疹，麻疹，パルボウイルス，薬剤性過敏症，梅毒，ハンセン病，真菌感染症（ヒストプラズマ症，ペニシリウム症，伝染性単核球症（EBV，CMV，HIV seroconversion），リケッチア症，ウイルス性出血熱（エボラなど）
	水疱		HSV，水痘，帯状疱疹，サル痘
	紅皮症		デング熱，川崎病，TSS，猩紅熱，日焼け，*Vibrio vulnificus* 感染症
	紫斑		デング出血熱，淋菌感染症，水痘，髄膜炎菌性感染症，ペスト，リケッチア症，敗血症，ウイルス性出血熱（ラッサ熱，エボラ，クリミア・コンゴ出血熱，リフトバレー熱）
	潰瘍（Chancre）		*Trypanosoma rhodesiense*，*Yersinia pestis*（ペスト）
		痂皮	アフリカ紅斑熱，炭疽
		性器潰瘍	梅毒，HSV
		皮膚潰瘍	炭疽，ジフテリア，真菌感染症，ブルーリ潰瘍
肝脾腫	デング熱，ウイルス性肝炎，伝染性単核球症（EBV，CMV，HIV），ブルセラ症，腸チフス，レプトスピラ症，Q熱，回帰熱，リケッチア症，アメーバ肝膿瘍，マラリア，アフリカ睡眠病，内臓リーシュマニア症，肝蛭症，片山熱など		
血液検査所見			
白血球減少	腸チフス，リケッチア症，デング熱		
異型リンパ球	伝染性単核球症（EBV，CMV，HIV），デング熱，ウイルス性肝炎		
血小板減少	マラリア，デング熱，リケッチア症，ウイルス性出血熱，腸チフス		
好酸球増加	寄生虫症，薬剤性過敏症		
肝酵素上昇	マラリア，デング熱，リケッチア症，レプトスピラ症，伝染性単核球症		

CMV：cytomegalovirus（サイトメガロウイルス）
HSV：herpes simplex virus（単純ヘルペス）
TSS：toxic shock syndrome（毒素性ショック症候群）

（文献2をもとに作成）

8 まとめ

□→ 渡航歴のある発熱患者をみたら，図1のようにアプローチをして，表3に示した所見をもとに診断をつけよう。

●文献
1) Freedman DO, et al：N Engl J Med 354(2)：119-130, 2006.
2) Spira AM：Lancet 361(9367)：1459-1469, 2003.

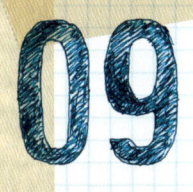

1章 感染症診療の基本をまず押さえよう！

09 高齢者の感染症

岸田直樹

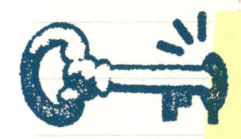

「非典型ほど典型的」との心構えで
目の前の患者を診よう！

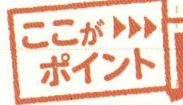

ここがポイント

→ 患者からだけではなく，家族（一番一緒にいる人）からも病歴を聞こう！　家族の訴える"何か変"はほとんどの場合で正しい。

→ 高齢者において，予測なしで行うルーチンの身体所見と，疑いの目で見る身体所見では感度は雲泥の差！

1 高齢者の感染症は難しい？

- 「高齢者の感染症は難しい…」とよく言われる。確かに難しい要素はあるし，簡単だと思って診療している医者よりは，難しいと思って苦悩している医者のほうがはるかに見逃しは少ない。しかし，「難しい」が，いつの間にか「とりあえず広域スペクトラム抗菌薬投与［外来では特にレボフロキサシン（クラビット®）の乱用］もやむなし」とはなっていないであろうか？　それは間違いだ。

- また，「難しい（よくわからない）から診断に至る検査（培養検査など）をやってもしょうがない」ということにもならない。むしろ「難しい」からこそ，適切に診断をつける過程を怠ってはならない。

- 大切なことは，高齢者ならではの特徴を理解した上で，「難しいからこそすべきことがそこにはある」ということを忘れないことである。そして，既に始まっている未曾有の超高齢社会において高齢者が，この治療可能な感染症という疾患の診断・治療の遅れにより身体機能の悪化が進行してしまわないようにしたい。

- 本項では，高齢者の感染症の特徴をふまえたアプローチに関してそのコツを考えてみたい。

2 atypical is typical

- 高齢者の感染症診療においての重要な心構えに「非典型ほど典型的：atypical is typical」と思えるかどうか，がある。その理由は，高齢者は「症状に乏しい」から，であることは間違いない。

- 自分が教科書で勉強してきた典型的な症状を訴えないのであるから，common disease（よくある疾患）であったとしても，非典型的プレゼンテーションの宝庫となるという意味で難しいということになる。

- 感染症に関する高齢者の特徴を具体的に挙げると次のようになろう。

> - 発熱なし
> - 感染臓器の症状なし（咳なし，腹痛なし，その他の痛みなし）
> - 有意な白血球上昇なし，CRP上昇なし
> - 急に「調子がなんとなく悪い」と訴える程度

3　病歴聴取のポイント

- 大切なのは，実は多くの場合「症状に乏しい」のであって，「症状がない」のではないということである。症状がないと思ってしまう原因として，程度は強くなくても症状を呈している患者に対して病歴聴取が不十分であることが挙げられる。
- そこを聞き出す鍵はやはり家族である。家族でなくても，患者と一番接している方（ヘルパーなど）を探して情報収集をすることが大切である。
- 聞き方としては，「いつもと比べて何か様子が違う，と気がついたことはないですか？」と，普段との違いを聞くようにするとよい。
- 症状が乏しいため，病歴聴取の感度を上げる必要があり，このような聞き方は有用である。
- また，実際の現場では，見た目の印象に関して，医師と患者・家族とで解釈の乖離が起こることが多く，付き添いの家族とのコミュニケーションがすれ違う原因となる。
- 確かに，医師から見て重篤感がないようでも，家族が心配で心配で仕方がないという雰囲気は，医師として対応に苦労しストレスとなることが多い。しかし，そこが高齢者診療のピットフォールになりやすいことも間違いない。
- 高齢者の診察では，「家族の訴える"何か変"はほとんどの場合で正しい（＝何か原因がある）」という姿勢が重要である。このような気持ちがあれば，患者や家族の不定愁訴的な訴えに耳を傾ける余裕も出てくると思われる。

4　身体診察は疑いの目を持って行う！

- 発熱以外に特に症状がはっきりしない高齢者では，「疑いの目を持って診察すること」が重要となる。肺炎かもしれないと思って全身全霊を込めて行う下肺背側の聴診と，ルーチンの聴診では，crackleを聴き取る感度は倍以上違う。
- また，特に高齢者において，訴えが乏しくても敗血症をきたしうる感染症を知っておくことは重要である（表1）。もし，病歴聴取で発熱以外に特に症状がはっきりしないと思った場合には，むしろこのカテゴリーに"前進した"と考えてよい。
- つまり，「もしかしたらこの疾患かもしれない」と考えつつ診察をすればよいのである。この方針は高齢者診療ではさらにゆるぎないものとなる。

表1 ▶ 敗血症をきたしうる感染症

1. 急性腎盂腎炎
2. 急性前立腺炎
3. 肺炎（背側の誤嚥性肺炎，結核）
4. 肝膿瘍
5. 化膿性胆管炎
6. 感染性心内膜炎とその周辺
    - ペースメーカー（リード）感染
    - 人工血管感染
    - 感染性大動脈瘤　など
7. カテーテル関連血流感染症
8. 蜂窩織炎
9. 褥瘡感染
10. 人工関節感染
11. 帯状疱疹
12. インフルエンザ

5 はっきりしない所見でも鑑別できるコツ

●感冒・インフルエンザ

- 発熱といえば感冒（ウイルス性上気道感染症）がどうしても鑑別に挙がるが，高齢者の感冒は多くはない。実際，健常若年成人の10分の1程度の頻度と言われる。
- 特に明確に咽頭痛を訴えるようなものは少ないので，安易に感冒と診断することは避けたい（咽喉頭のカンジダやヘルペスを確認しよう）。
- ウイルス感染症では，インフルエンザの場合は初期は高熱のみとなることがあり，流行情報に注意したい。

●帯状疱疹

- 初期においては皮疹がはっきりしないことが多い。
- 痛みはあるが皮疹ははっきりせず，熱が前面に出ることもある。
- また，背部痛が強いと一瞬，動脈解離かも？　と思うときがある。

●高齢者で熱源がはっきりしにくい細菌感染症

- 高齢者の診療は症状や所見が出にくいため難しいイメージがあるが，いくつかコツを駆使することで，感染巣を示唆する所見がとれるようになる。
- 発熱以外に症状がないと思うかどうかは，実はあなた次第なのである。

①急性腎盂腎炎
- 高齢者の腎盂腎炎では，背部痛の病歴は"痛み"よりも"おもだるさ"を聞くほうが感度が高い。「痛いですか？」と聞くと「痛くない」と言われることがある。
- 肋骨脊柱角 (costovertebral angle；CVA) 叩打痛は，左右"差"を聞くほうが感度は高い。

> ①左右を叩いたあとに「右と左で差はないですか？」と聞く
> ②CVA叩打痛が本当に腎由来の痛みかどうか，腎の双手診での確認をする

- 「発熱＋腰背部痛」では腎盂腎炎以外にも，高齢者では①骨髄炎，②腸腰筋膿瘍，③硬膜外膿瘍などのピットフォールがあるので血液培養を採取したい。
- また，高齢者の腎盂腎炎の多くはゴミ箱診断（発熱＋細菌尿のみでの診断）となることが多いので，双手診による確認は重要となる。
- 最初から背中がすごく痛いのはむしろ変かもしれない。尿管結石による複雑性尿路感染症や，腎膿瘍の有無などをエコーなどで早期からチェックすべきである。

②急性前立腺炎
- 病歴で排尿障害がはっきりしなくてもよいと心得ること。
- 発熱のみの男性では，積極的に直腸診を行う。ただし，優しく行うこと。

③肝膿瘍，化膿性胆管炎
- Charcotの3徴（発熱，黄疸，右季肋部痛）はそろわないことが多い（そろうのは約50％）。特に初期の黄疸・右季肋部痛ははっきりしないことが多い。
- 日本人の黄疸はわかりにくいと心得ること。
- 季肋部叩打痛は左右差を聞くと感度が高まる。

④感染性心内膜炎とその周辺
- 感染性心内膜炎の頻度は高くないが，その類縁疾患としてペースメーカー（リード）感染や人工血管感染（感染性大動脈瘤）なども含めると，高齢者ではそれなりの頻度で出会う。
- 熱源がはっきりしない場合や，血管内に人工物がある場合は，積極的に血液培養を採取する。
- peripheral signはないことが多い（いずれも感度10％程度・特異度90％程度）[1]。
- 心雑音は聞こえにくいことが多い（感度50％程度。雑音の変化がとれる感度7〜16％）。疑いつつ聞くことが大切である。

⑤細菌感染症
- 蜂窩織炎は高齢者では多い。なぜなら，足がむくんでいる人が多いからである。理由

は下記のように様々ある。
- 膝が悪くて肥満が強い
- Caチャネルブロッカー内服による浮腫
- 乳房・婦人科術後のリンパ浮腫
- グラフト血管を採取している

□→ 褥瘡は，患者の全身を積極的に診察する癖がないと背部のものに気づきにくい。

□→ また，高齢者では咳のない肺炎もよく出会うので，熱源がわからない場合には胸部X線を積極的に確認しよう。

□→ 倦怠感を主訴とする憩室炎，頻呼吸を主訴とする消化管穿孔といった"腹部症状に欠如した"重篤な腹腔内感染症を忘れないようにしたい。

6 高齢者に起こる変化とは？

□→ 加齢に伴いどのような変化が起こり，感染を起こしやすくするのであろうか？ 一般的に以下の4つが挙げられる。これらにより，通常起こらない感染症が容易に起こるようになる。

① 皮膚，肺，腸管によるバリア機能の変化
② 細胞性，液性免疫の変化（反応性低下，サイトカイン産生低下）
③ Toll様受容体低下によるワクチンへの抗体産生能低下
④ 免疫グロブリン産生能低下

7 高齢者の感染症における最大の特徴——人工物感染症

□→ 筆者が考える高齢者の感染症の最大の特徴は「人工物感染」である。高齢者にはその機能回復を目的として様々な人工物が入れられてきた（人工関節，ペースメーカー，人工弁，人工血管など）。そしてその恩恵を受けてきたことは間違いない。しかし，それらを長期に入れることで何らかの菌血症をきっかけに感染を起こしてしまう。

□→ 人工物の感染症であり，その多くは菌量が少なくても感染症は成立するため局所所見が乏しく，また菌は人工物にバイオフィルムを形成するという性質があり，難治性となる。

□→ たとえばペースメーカー（リード）感染では，経食道エコーでも感染がはっきりしないことは多い。抜去できないと言われることが多いが，抜かない場合の明確な治療期

間などなく，経験的には4週間点滴後，内服抗菌薬にして半年～1年くらい継続して，思い切って抜去してみるしかないことも多い．抜去して短期間で発症（つまり再燃）したら，permanent（永久）に抗菌薬を投与するしかないこともある．

- また，人工物であるがゆえに通常みかけない非結核性抗酸菌症（nontuberculous mycobacteriosis；NTM）などに感染することがあり，抗酸菌（迅速発育型抗酸菌：*M. fortuitum*，*M. chelonae*，*M. abscessus* など）のオーダーも忘れないようにしたい[2,3]．
- 確かに人工物の感染では抜去が理想だが，それにより長期臥床となるため，機能低下や費用対効果に関しては慎重な判断が求められる[4,5]．

8 高齢者のHIV

- 高齢者とは一見無縁のようにみえるヒト免疫不全ウイルス（HIV）感染症も，今後増加が予測される．
- HIVといえば20～30代のイメージが強いであろう（HIVに関する文献をみても，older adultsは50歳以上とされる）．しかし，抗レトロウイルス療法（antiretroviral therapy；ART）によって長生きするようになり高齢患者も増えているので，新規に感染する患者もまた高齢化している〔米国では新規の後天性免疫不全症候群（acquired immunodeficiency syndrome；AIDS）の15％が50歳以上とされる〕．
- また，高齢者においては以下に挙げる理由からもHIVを疑う必要がある[6]．
  - 性感染症予防の重要性が議論された時代を経験していない．
  - HIVの人は性行為が好きな場合が多い．
  - 男性の場合，年齢問わず勃起不全改善薬（バイアグラ®など）を飲めば性行為ができる．

●文献
1) Murdoch DR, et al：Arch Intern Med 169(5)：463-473, 2009.
2) Tam WO, et al：Int J Tuberc Lung Dis 11(1)：118, 2007.
3) Siu CW, et al：Int J Cardiol 114(2)：E40-41, 2007.
4) High KP, et al：Clin Infect Dis 40(1)：114-122, 2005.
5) Betsch BY, et al：Clin Infect Dis 46(8)：1221-1226, 2008.
6) Stall R, et al：Arch Intern Med 154(1)：57-63, 1994.

10 頭痛

青島朋裕

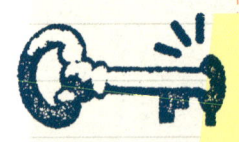

> 🔑 発熱＋頭痛のみのとき，要注意！

ここがポイント
- ➡ 感染症×非感染症と中枢性×非中枢性の2×2で鑑別を考える。
- ➡ 外来のセッティングで抗菌薬の適応となるような疾患は急性副鼻腔炎の一部くらいしかない！
- ➡「発熱＋頭痛のみ」のときは注意する。

専門医へ紹介すべき場合
- ➡ 髄膜炎を考えた場合，髄膜炎の否定は髄液検査でしかできない。腰椎穿刺の閾値を低く持ち，疑わしければ専門医へ紹介する。
- ➡「突然発症」「人生最悪」「増悪傾向」の頭痛は危険！

1　発熱と頭痛がみられたら？

- 頭痛は一般外来でよく遭遇する主訴だが，頻度が高いのは片頭痛や緊張性頭痛などの一次性頭痛であろう。それらの多くは，同様の症状を繰り返しているなどの既往があり，鑑別は比較的容易と言える。いつもより頭痛の程度が強くても，「性質が同じ」であれば，一次性頭痛の可能性は高い。
- 本項では主に，感染症を想起することになるであろう発熱を伴う頭痛の鑑別について述べたい。
- 発熱＋頭痛の原因が感染症なのか？　非感染症なのか？　中枢神経系なのか？　それ以外なのか？　の2×2表（表1）で考えるとよい。
- 実際の診療現場では，まず緊急性を要する頭痛かどうかの判断を行い（red flag sign），そうでない場合には各種鑑別疾患を考えていくことになる。以下，表1をもとに各カテゴリーについて解説する。

表1 ▶ 発熱＋頭痛の鑑別表

	感染症	非感染症
中枢神経系	無菌性髄膜炎 細菌性髄膜炎 脳膿瘍 海綿静脈洞血栓症	脳腫瘍 SAH，硬膜下／外血腫
非中枢神経系	急性上気道炎 副鼻腔炎 中耳炎 う歯 眼窩蜂窩織炎 帯状疱疹 インフルエンザ 伝染性単核球症などウイルス感染症の初期 カンピロバクターによる急性胃腸炎などの初期	側頭動脈炎 crowned dens症候群 cough headache

SAH：subarachnoid hemorrhage（くも膜下出血）
赤字：専門医への紹介を要するもの

2　感染症×非中枢神経系

- クリニックで遭遇する発熱＋頭痛では，このカテゴリーが最も頻度が高いと思われる。
- 多くは発熱に伴う頭痛であり，気道症状がはっきりとあれば，いわゆる「風邪」とし

て対症療法で十分である。しかし，「発熱と頭痛のみ」のときは，後述の髄膜炎との鑑別が重要になる。

- インフルエンザや伝染性単核球症，あるいはカンピロバクターによる急性胃腸炎などの初期において，それぞれ上気道症状やリンパ節腫脹，下痢などがはっきりしない時期，「発熱＋頭痛のみ（±筋肉痛）」となる場合がある。全身状態が良好であれば，あえて経過観察をすることで後に特徴的な症状・所見がみられるであろう。時間を味方につけることが重要である。

- もちろん，患者にはきちんと説明しよう。「今は症状がはっきりしませんが，何らかの感染症の初期症状かもしれません。ひとまず解熱鎮痛薬で様子をみて，別の症状が出てきたらすぐに来院して下さい」と伝える。

- このカテゴリーで，比較的commonかつ抗菌薬の適応となりうるものに急性副鼻腔炎がある。

急性副鼻腔炎

- 典型的な急性副鼻腔炎の症状と，診断に有用とされる所見は以下の通りである。

> **典型的な急性副鼻腔炎の症状**
> - 感冒症状のあと鼻閉が続く
> - 膿性鼻汁が出てくる
> - 咳が出る
> - 頭が重たく痛い
> - 下を向くと特に痛みが強くなる
> - 微熱が続く
>
> **診断に有用とされる所見**
> - 上顎歯痛
> - 膿性鼻汁
> - 慢性鼻分泌物
> - 透光性の異常[*1]
> - 鼻うっ血除去薬への反応不良
>
> 有用所見のいずれもみられない場合は除外してOK。
> 4つ以上陽性であれば陽性尤度比6.4とされる[1]。

＊1：透光性の異常
上顎洞上にライトを当て，その光を手で隠し，硬口蓋から光が漏れるかを確認する方法。実際の診察室ではやりにくいかもしれない。

- □→ Water法による単純X線撮影は，診断の一助にはなるものの（感度70％前後・特異度80〜90％），上顎洞しか評価できない。加えて後述の細菌性かどうかの鑑別には使用できないため，臨床症状から診断するほうが実際的と思われる[2]。
- □→ 副鼻腔炎のほとんどはウイルス性で抗菌薬を必要としない。経験的に抗菌薬を投与することが無効であるとの報告もある[3]。
- □→ 一方，下記のような場合は細菌性の可能性が高いとされ，抗菌薬の適応となる[4]。

> **細菌性副鼻腔炎を疑うとき**
> - 10日以上，副鼻腔炎の症状が持続する場合
> - 高熱がある，3〜4日以上膿性鼻汁や顔面痛を認める場合
> - 上気道症状が先行し，それがいったん改善したあとに副鼻腔炎の症状が再燃した場合

- □→ 急性副鼻腔炎の起因菌はほとんどが肺炎球菌や*Haemophilus influenzae*であり，したがって抗菌薬はアモキシシリンが第一選択となる。巷でよく処方されるマクロライド系薬は，肺炎球菌に対し耐性化が進んでいるため推奨できない。

> **細菌性副鼻腔炎への処方例**
> - アモキシシリン（サワシリン®）250mg 6カプセル 分3　10〜14日間

- □→ 稀ではあるが，副鼻腔炎の合併症として，頭蓋内まで及ぶ膿瘍や，篩骨洞周辺の海綿静脈洞が感染し血栓をつくる海綿静脈洞血栓症，眼窩内に感染が及んだ眼窩蜂窩織炎などが挙げられる。症状が重篤で意識障害や複視，眼球突出を伴う場合は速やかに専門医に搬送しよう。

3　感染症×中枢神経系

- □→ 頭痛・発熱・項部硬直・意識障害がそろった典型的な例では，細菌性髄膜炎の診断は容易にできるため，緊急で専門医へ搬送しよう。
- □→ 既に意識障害がある場合，搬送に1時間以上かかる場合は，血液培養を2セット採取し，ステロイド＋抗菌薬を投与しておいたほうがよい。

> **細菌性髄膜炎を疑い，緊急搬送まで時間がかかるときの処方例**
> - デキサメタゾン10mg静注＋セフトリアキソン2g静注
> - 患者が50歳以上または免疫不全がある場合：上記に加え，アンピシリン2g静注

- むしろ日常診療で悩ましいのは，髄膜炎が「ない」ことを証明することである．言い換えれば，どの患者に腰椎穿刺をすべき（あるいは後送病院へ紹介すべき）か？（しなくてもよいか？）の判断である．
- 「発熱＋頭痛のみ」のとき，腰椎穿刺の閾値は下がる．「今までに感じたことのない頭痛」のときには特に下がるため，髄膜炎の否定には腰椎穿刺を行うほかない．
- しかし，頭痛患者全員に腰椎穿刺をしていたら外来はとても回らない．そこで，便利な身体所見としてjolt accentuation of headache[*2]がある．感度が高いため，髄膜炎を除外するのに有効である[5]．

＊2：jolt accentuation of headache
患者に頭を横に数回振ってもらう（「1秒間に2，3回の速さでイヤイヤをして下さい」と言う）．
➡頭痛が増強する場合に陽性とする（感度97％・特異度60％）．

- 無菌性髄膜炎の原因は，ウイルスや自己免疫性疾患，薬剤など様々だが，日本においては常に結核性髄膜炎を鑑別に挙げる必要がある．したがって無菌性髄膜炎を疑った場合には，むやみに抗菌薬を処方するのではなく（キノロン系薬はもってのほか！），ためらわず髄液検査を行うか，専門医へ紹介しよう．

4 非感染症×非中枢神経系

側頭動脈炎

- 頭痛のred flag signの1つに「高齢で初発の頭痛」がある．これに発熱を伴うとき，側頭動脈炎を疑う．亜急性〜慢性の経過で体重減少や全身の痛み，倦怠感などの症状を伴っていることが多い．
- 顎跛行はこちらから尋ねない限り，通常の問診ではまず聞き取れない．「パンなどを噛んでいると疲れてしまいますか？」と確認し，側頭動脈の硬結・圧痛・蛇行・拍動消失などに注意して診察しよう．
- <u>失明の危険性があるため，専門医に紹介する</u>．視力症状がある場合には早急に搬送する必要がある．

crowned dens症候群

- 環軸椎歯突起周囲に起こる偽痛風をこう呼ぶ．頸部痛と発熱をきたすが，時に頭痛・発熱を主訴に来院する．「全身が痛い」と訴える患者もおり，時にリウマチ性多発筋痛症や髄膜炎などに間違えられるが，よくよく診察すると，疼痛が明らかに頸部の動きと関係している．

- □→ 頸椎CTで環軸椎歯突起周囲の"crown＝王冠"のように歯突起を覆う石灰化を確認して診断する。
- □→ 治療は非ステロイド性抗炎症薬（NSAIDs）であるが，腎機能障害などで使用しにくいときにはステロイド内服なども検討する。

5 非感染症×中枢神経系

- □→ 絶対に見逃してはならない疾患ばかりであるが，これらは一過性に発熱したり，CRPが上昇したりするので，そこに飛びつくと時に感染症と間違えるので注意しよう。
- □→ やはり危険な頭痛であるか否かを知るための鍵となる3つの質問を必ず尋ねる。

> 「バットで殴られたような痛みですか？」（突然発症か）
> 「これまでに経験したことのない最悪の頭痛ですか？」（人生最悪か）
> 「だんだんひどくなっていますか？」（増悪傾向か）

- □→ 頭痛のred flag signを**表2**にまとめた[6]。

表2 ▶ 頭痛のred flag sign

Systemic symptoms	発熱，悪寒，盗汗，体重減少
Systemic disease	HIV，悪性腫瘍，免疫不全
Neurologic symptoms	神経学的症状（構音障害，片麻痺，異常反射，瞳孔不動）
Onset sudden	突然発症，雷鳴頭痛
Onset age	50歳以上の初めての頭痛
Pattern change	いつもと異なる性状，時間進行性に悪化する頭痛

「SNOOP」とは英語で「探る」という意味を持つ。

（文献6より引用）

6 まとめ

- □→ 頭痛の診療フローチャートを**図1**に示す。

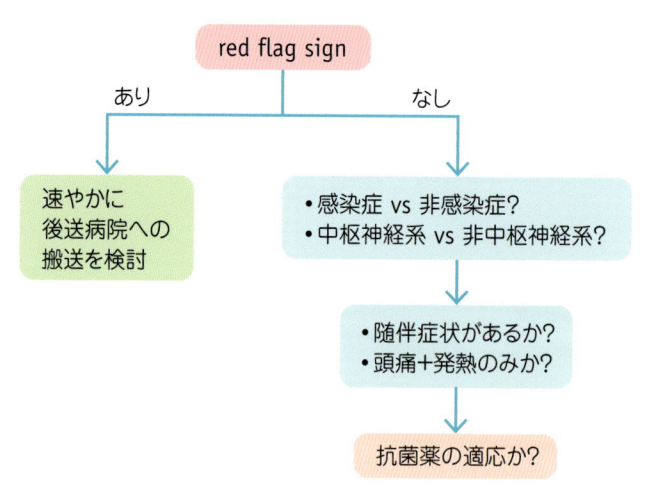

```
         red flag sign
      あり ↙   ↘ なし
┌──────────┐   ┌──────────────────────┐
│ 速やかに   │   │・感染症 vs 非感染症？   │
│ 後送病院への│   │・中枢神経系 vs 非中枢神経系？│
│ 搬送を検討 │   └──────────────────────┘
└──────────┘              ↓
                ┌──────────────────────┐
                │・随伴症状があるか？     │
                │・頭痛＋発熱のみか？     │
                └──────────────────────┘
                          ↓
                ┌──────────────────┐
                │ 抗菌薬の適応か？    │
                └──────────────────┘
```

図1 ▶ 頭痛の診療フローチャート

●文 献

1) デヴィッド・L・サイメル, 他編：JAMA版 論理的診察の技術. 竹本 毅 訳. 日経BP社, 2010, p597-607.
2) 上田剛士：ジェネラリストのための内科診断リファレンス. 酒見英太 監, 医学書院, 2014, p685-687.
3) Garbutt JM, et al：JAMA 307(7)：685-692, 2012.
4) Chow AW, et al：Clin Infect Dis 54(8)：e72-112, 2012.
5) Uchihara T, et al：Headache 31(3)：167-171, 1991.
6) Dodick DW：Adv Stud Med 3(6C)：S550-555, 2003.

2章 発熱プラスαの診断学

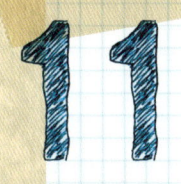

11 鼻水

前野 努

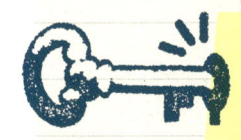

> 鼻水があればほとんど抗菌薬は不要。

ここがポイント
- ➡ 急性か？ 慢性か？ を見きわめる。
- ➡ 急性の場合，細菌性副鼻腔炎かどうか？
- ➡ 抗菌薬の適応について考える。

専門医へ紹介すべき場合
- ➡ 副鼻腔炎で頭蓋内や眼窩への進展が疑われる場合〔視覚異常（複視，目が見えない），眼窩周囲の浮腫，精神変容〕[1]。
- ➡ 副鼻腔炎が慢性経過の場合。

1　発熱と鼻水がみられたら？

□→ 発熱＋鼻水がみられたら，図1に示した順にアプローチする。

①病歴から推測（特に，急性か？慢性か？）
↓
②鼻水以外の症状はあるか？
　細菌性副鼻腔炎または慢性副鼻腔炎かどうか？
↓
③抗菌薬は必要か？

図1 ▶ 発熱＋鼻水がみられた場合のアプローチ法

2　病歴から推測

□→ 急性か慢性かを鑑別する。

● 急性

□→ 急性とは4週間以内の発症を指す。
□→ 急性に発熱＋鼻水がみられた場合，鑑別はアレルギーや花粉症，風邪・副鼻腔炎が主になる。

● 慢性

□→ 慢性とは，慢性副鼻腔炎の基準に準じると発症12週以上を指す。
□→ 慢性に発熱＋鼻水がみられた場合，慢性副鼻腔炎，アレルギーが鑑別となる。
□→ 慢性副鼻腔炎は細菌性と真菌性に分けられる。
□→ 慢性細菌性副鼻腔炎では，病変の範囲を明らかにし，背景となる解剖学的欠損や閉塞の原因（ポリープなど）の診断をつけるためのCT検査や，内視鏡検査を施行して，組織や培養標本を採取する必要もあるため，耳鼻咽喉科専門医に紹介する。
□→ また，慢性真菌性副鼻腔炎では手術が必要で，場合によっては抗真菌薬の全身投与を必要とするため，やはり耳鼻科専門医にコンサルトする。

3 細菌性副鼻腔炎かどうか？

- 咽頭痛，微熱，咳を伴っている場合が多い（☞ **3章19**）[2]。風邪の場合は2〜3日で症状が消失する[3]。
- 急性副鼻腔炎は細菌性とウイルス性に分けられるが，その鑑別は非常に困難である。
- 膿性鼻汁は必ずしも細菌性を意味しない[3]。
- 副鼻腔炎のほとんどはウイルス性であり，自然軽快する。

4 抗菌薬は必要か？

- ウイルス性副鼻腔炎の場合7〜10日で一度軽快するが，その後再度増悪した場合または症状が強い場合には細菌性が疑われる。
- 細菌性と診断してから抗菌薬投与を開始する。狭域スペクトラムで開始し，培養結果をふまえてescalation〔広域スペクトラム（の薬剤）への変更〕しても通常は許される疾患であると筆者は考える。細菌性と診断する手がかりを以下に挙げる。

> ①症状の二峰性の悪化
> ②罹患期間にかかわらず重症度が高い（39℃以上の発熱±膿性鼻汁あるいは顔面痛）
> ③改善なく10日以上持続する など

- また，一般内科医のレベルでは評価が難しいが，診断の手がかりとなる項目も散見される。その1つであるBergルールを**表1**，**2**に示す。
- 抗菌薬の選択など，治療に関しては**3章21**に詳細を譲る。

表1 ▶ Bergルール

片側優位の膿性鼻汁	1点
片側優位の局所的な痛み	1点
両側の膿性鼻汁	1点
鼻腔内に膿が貯留	1点

（文献2より引用）

表2 ▶ Bergルールの点数別感度・特異度・尤度比

点数	感度（％）	特異度（％）	陽性尤度比	陰性尤度比
1点	99	49	1.94	0.02
2点	96	77	4.17	0.05
3点	81	89	7.36	0.21
4点	24	97	8.00	0.78

副鼻腔穿刺で診断された細菌性副鼻腔炎が基準。

（文献2より引用）

5 専門医への紹介

- □→ 副鼻腔炎で頭蓋内や眼窩への進展が疑われる場合は，耳鼻咽喉科専門医への紹介を考える。
- □→ 副鼻腔炎で視覚異常（複視，目が見えない）や眼窩周囲の浮腫がみられたら，眼窩蜂窩織炎や眼窩膿瘍，鼻骨骨髄炎が考えられる。
- □→ 副鼻腔炎で精神変容がみられたら，髄膜炎，頭蓋内膿瘍が考えられる。

●文 献

1) Hwang PH, et al：Acute sinusitis and rhinosinusitis in adults：Treatment. UpToDate®, 2014.（2015年10月閲覧）
http://www.uptodate.com/contents/acute-sinusitis-and-rhinosinusitis-in-adults-treatment
2) Berg O, et al：Acta Otolaryngol 105（3-4）：343-349, 1998.
3) 青木 眞：レジデントのための感染症診療マニュアル. 第3版, 医学書院, 2015.
4) 上田剛士：ジェネラリストのための内科診断リファレンス. 酒見英太 監, 医学書院, 2014, p685-688.

2章 発熱プラスαの診断学

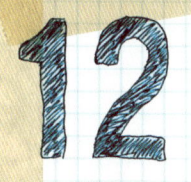

12 咽頭痛

森 浩介

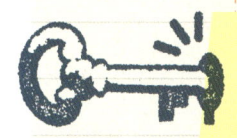

> modified centor scoreとA群溶血性連鎖球菌迅速抗原検査なくして抗菌薬出すべからず。

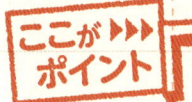

ここがポイント
- ➡ 咽頭痛のred flag signを見抜く。
  - ➡ killer sore throat（致死的咽頭痛疾患）を除外する
- ➡ modified centor scoreを活用する。
- ➡ やみくもに抗菌薬を処方しない。

専門医へ紹介すべき場合
- ➡ killer sore throatを診断した場合，もしくはその疑いがある場合。

1 発熱＋咽頭痛患者へのアプローチ法

☐→ 発熱＋咽頭痛患者が来院したら，**図1**の流れでアプローチしよう。

```
バイタルサインのチェック
        ↓
   red flag sign ──あり──→ killer sore throatの検索
        ↓なし
 modified centor score ──1(2)点以下──→ ┐
        ↓3(2)点以上                      │
 A群溶血性連鎖球菌迅速抗原検査 ──陰性──→ │ 対症療法
        ↓陽性                             │    ＋
     抗菌薬治療                           │ 伝染性単核球症，HIV，淋菌などを考慮
                                          ┘
```

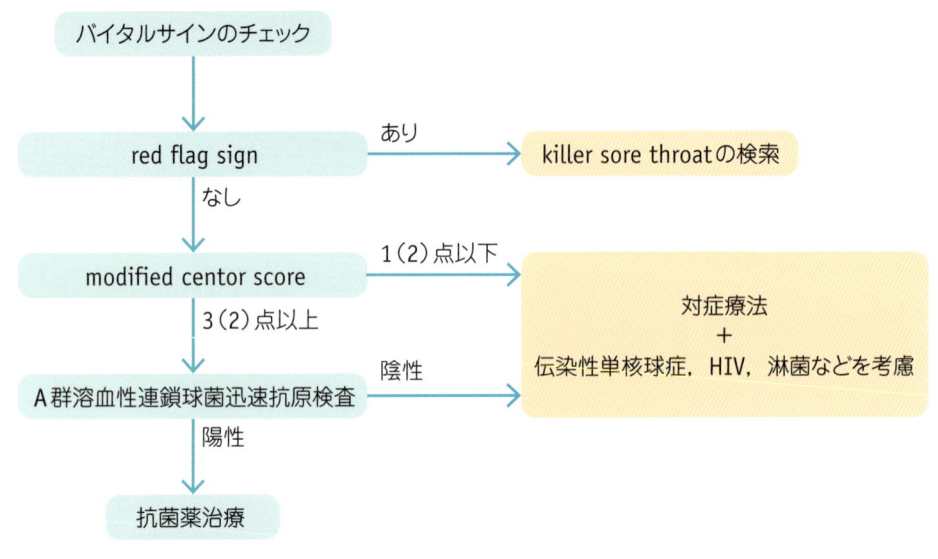

図1 ▶ 発熱＋咽頭痛患者へのアプローチ法

2 killer sore throat

☐→ 致死的になりうるkiller sore throat（致死的咽頭痛疾患）を**表1**に示す。

☐→ 咽頭痛のred flag signを**表2**に示す。

☐→ バイタルサインに注意が必要であり，たとえSpO_2が保たれていても頻呼吸を見逃さないことが重要となる。

表1 ▶ killer sore throat（致死的咽頭痛疾患）

- 急性喉頭蓋炎
- 扁桃周囲膿瘍
- Ludwig's angina（口腔底蜂窩織炎），口腔底膿瘍
- 咽後膿瘍
- その他深頸部膿瘍
- Lemierre症候群
- ジフテリア
- 無顆粒球症
- 急性冠症候群
- 急性大動脈解離，胸部大動脈瘤

表2 ▶ 咽頭痛のred flag sign

- 上気道狭窄音（いびき，stridor）
- tripod position，前傾姿勢，仰臥位になれない
- くぐもった声（muffled voice），hot potato voice
- 激痛，唾も飲み込めないほどの痛み
- 流涎
- 開口障害
- 喉の痛みに比して咽頭所見が軽度

☐→ 第一印象で姿勢と声に着目することが重要である。特に下記3点は，気道閉塞や呼吸不全の一歩手前の所見である。

> ● 前傾姿勢で手を前についている（tripod position）
> ● 口にタオルを当てて飲み込めない唾をぬぐっている
> ● くぐもった声

☐→ 仰臥位にすると気道閉塞を引き起こす可能性があるので，重篤だからといって，安易に仰臥位にすることは禁物である。

☐→ 上気道狭窄・閉塞の徴候stridorを，末梢気道狭窄・閉塞の徴候wheezeと区別することが大事である。鑑別のポイントを表3に示す。

☐→「"のど"が見えにくいな」と思ったら，開口障害の可能性がある。時に口腔底が腫脹し，舌が上方に偏位しているために咽頭が見えにくいということもあるため，口腔底も忘れずに診るようにしよう。

☐→ 唾も飲み込めないくらい喉が痛く，開口障害，口蓋垂の偏位，扁桃周囲の口蓋弓の膨隆がみられるときは扁桃周囲膿瘍を疑う。波動の触知や造影CT検査で診断する。

☐→ red flag signがあれば，咽頭にたとえ発赤があっても安心してはならない。咽頭の発赤だけではred flag signを説明するには不十分である。たとえば，唾も飲み込めないくらい喉が痛いのに，咽頭所見が乏しく，前頸部（甲状軟骨と舌骨の間）に圧痛があるときは急性喉頭蓋炎を疑う。頸部単純X線側面像や喉頭ファイバースコープで診断する。

☐→ 診断がはっきりしない場合，関連痛・放散痛の可能性を考慮する必要がある。時に心筋梗塞や大動脈疾患などにおいても，主訴が咽頭痛・頸部痛となることがある。

表3 ▶ stridorとwheezeの鑑別

	stridor	wheeze
いつ聞こえるか	吸気	主に呼気，時に吸気にも
音の高さ	高調	高調
音の強さ	時に聴診器なしでも聴取	
最強点	頸部	前胸部～側胸部

wheezeはstridorを含む総称で使うこともあるが，ここでは末梢気道閉塞を指すこととする。

3 A群β溶連菌以外の咽頭炎は？

- killer sore throatを除外することができたら，残る問題は主にA群溶血性連鎖球菌（A群溶連菌）かどうかである．ただし，時に伝染性単核球症，HIV，淋菌なども問題になることがあり注意が必要である[1, 2]．
- A群以外の溶連菌，特にC群やG群も咽頭炎を起こすことはあるが，A群と比較してリウマチ熱のリスクは低いと言われている[1]．
- A群以外の溶連菌や*Fusobacterium necrophorum*といったその他の細菌性咽頭炎に対するマネジメントについては，一定の見解は得られていない．

4 A群溶連菌性咽頭炎の診断—clinical prediction ruleと迅速抗原検査の活用

- A群溶連菌を疑った場合，迅速抗原検査を行うか否かの判断にはclinical prediction ruleの活用が有用である．その代表としてmodified centor score（McIsaac score）を表4に示す[2]．
  - 3点以上：迅速抗原検査
  - 2点：迅速抗原検査を考慮
  - 1点以下：迅速抗原検査は不要，ただし下記ハイリスク患者では迅速抗原検査を考慮
    感染者との接触歴があった場合
    リウマチ熱の既往やリウマチ性心疾患の既往がある場合
- 迅速抗原検査の感度は70～90％，特異度は95％とされている[1~3]．

表4 ▶ modified centor score (McIsaac score)

項目	スコア
高熱（＞38.0℃）	1点
扁桃滲出液・白苔	1点
有痛性前頸部リンパ節腫脹	1点
咳なし	1点
年齢（3～14歳）	1点
年齢（15～44歳）	0点
年齢（45歳以上）	−1点

スコア	検査後確率（95％信頼区間）
0点	8％（8～9％）
1点	14％（13～14％）
2点	23％（23～23％）
3点	37％（37～37％）
4点	55％（55～56％）

−1点は0点として，5点は4点として扱う

（文献2より引用）

- 咽頭培養は通常不要だが，小児は成人よりもA群溶連菌感染の頻度が高く，リウマチ熱合併の頻度も高いとされているため，迅速抗原検査陰性の場合は咽頭培養を行い外来フォローすることを考慮すべきである[3,4]。
- modified centor scoreには含まれていないが，急激な発症，軟口蓋の点状出血，随伴症状（頭痛，嘔気・嘔吐，腹痛，皮疹）も，よりA群溶連菌感染を疑う所見とされている[3]。

5 抗菌薬は必要か？

- 咽頭炎の50〜80％はウイルス性と言われており，溶連菌は5〜15％程度とされている。したがって，不必要な抗菌薬治療は厳に慎む必要がある[1]。
- 溶連菌治療の第一選択薬であるアミノベンジルペニシリン系抗菌薬（アモキシシリンなど）を誤って伝染性単核球症患者に投与すると，約95％の症例で皮疹が出現すると言われており，特に注意が必要である。時に重篤化することもある。また，セフェム系抗菌薬でも40〜60％で皮疹が出現すると言われている[5]。
- 溶連菌感染は自然治癒する感染であり，抗菌薬がなくても数日〜1週間で軽快する。抗菌薬は，発熱や咽頭痛の有症状期間をわずか約16時間短縮する効果しかないと言われている。

溶連菌迅速抗原検査と抗菌薬
陰性：抗菌薬は**不要**
陽性：抗菌薬は**必要**

- 抗菌薬の選択[6]など，治療に関しては3章22に詳細を譲る。

● 抗菌薬使用の目的

- 最大の目的は，リウマチ熱を防ぐこと，化膿性合併症（扁桃周囲膿瘍や急性中耳炎）を防ぐことにある。これらに対するリスク比を表5に示す[7]。なお，糸球体腎炎や急性副鼻腔炎の予防効果は証明されていない。
- リウマチ熱の頻度減少に伴い，NNTB（number needed to treat and benefit）は少なくとも4,000程度とされ，中耳炎に対するNNTBは約200と言われている。
- 抗菌薬投与開始後24時間で80％の患者で咽頭培養が陰性化すると言われている[4]。

表5 ▶ 咽頭炎合併症に対する抗菌薬の有用性

疾患	リスク比（95％信頼区間）
リウマチ熱	0.27（0.012〜0.60）
糸球体腎炎	0.22（0.02〜2.08）
扁桃周囲膿瘍	0.15（0.05〜0.47）
急性中耳炎	0.30（0.15〜0.58）
急性副鼻腔炎	0.48（0.08〜2.76）

6 まとめ

☐ 咽頭痛患者をみたら，まずkiller sore throatの除外，次にmodified centor scoreと溶連菌迅速抗原検査を行うことが重要である。

☐ 不適切な抗菌薬投与をせず，抗菌薬が必要な症例を適切に拾い上げることが求められる。図1のアプローチを参考に診療を進めよう。

●文 献

1) Chou AW, et al：Evaluation of Acute Pharyngitis in adults. UpToDate®, 2014.（2015年10月閲覧）
　http://www.uptodate.com/contents/evaluation-of-acute-pharyngitis-in-adults
2) Wessels MR：N Engl J Med 364(7)：648-655, 2011.
3) Shulman ST, et al：Clin Infect Dis 55(10)：1279-1282, 2012.
4) Peluchi C, et al：Clin Microbiol Infect 18(Suppl 1)：1-28, 2012.
5) Katherine L, et al：N Engl J Med 362(21)：1993-2000, 2010.
6) 岡　秀昭：感染症プラチナマニュアル．メディカル・サイエンス・インターナショナル，2015, p114.
7) Spinks A, et al：Cochrane Database Syst Rev 11：CD000023, 2013.

13 咳

渋江 寧

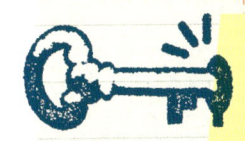

> 抗菌薬は"咳止め"ではない！

ここがポイント

→ 咳の持続期間により，以下の3つに分けて鑑別する．
　① 急性（3週間未満）
　② 遷延性（3〜8週間）
　③ 慢性（8週間以上）
→ 長引く咳に対しての安易な抗菌薬使用は控える．

専門医へ紹介すべき場合

→ 咳嗽＋全身性炎症反応症候群（systemic inflammatory response syndrome；SIRS）が疑われるバイタルサイン（体温，心拍数，呼吸数の異常）を伴っているとき．
→ 症状に乏しいが，胸部X線検査で異常陰影をみたとき．

1 咳を診るにあたって

- まずは見た目，続いてバイタルサインを把握し，早急に対応しなければならない病態なのかを判断する。特にバイタルサインにおいて下記の場合は，いずれの疾患であっても緊急性が高いため，早急な対応を要する。
  - 意識障害を伴うもの
  - 血圧が低下するようなもの
  - 頻呼吸を伴うもの
  - 低酸素血症を伴うもの
- 咳とともにみられる症状では，血痰・喀血，胸痛，呼吸困難などの存在に特に留意する。
- 咳をみたら，その持続期間を確認する。

> **持続期間による咳嗽の定義**
> 3週間未満 ➡ 急性咳嗽
> 3〜8週間 ➡ 遷延性咳嗽
> 8週間以上 ➡ 慢性咳嗽

- 急性から慢性へ移行していくにつれ，原因は感染症から非感染症の割合が多くなる。

● 急性咳嗽

- 急性咳嗽で頻度が高いものとして，かぜ症候群，気管支炎，肺炎，インフルエンザ，慢性閉塞性肺疾患（chronic obstructive pulmonary disease；COPD）の急性増悪が挙げられる。
- 見逃してはならないものとして，重症肺炎，重症喘息，アナフィラキシー，気胸，気道異物，肺塞栓症，うっ血性心不全（急性冠症候群などを含む）などがあるが，これらもこの範疇に入ることが多い。

● 遷延性咳嗽

- 遷延性咳嗽で頻度が高いものは感染後咳嗽であり，特にマイコプラズマ，クラミドフィラ，百日咳などを想定する。
- 見逃してはならないものとして，肺の感染症であった場合には結核などを考慮し，肺炎の病態であれば肺化膿症，膿胸などの合併も考慮する。

● **慢性咳嗽**

- 慢性咳嗽で頻度が高いものとして，後鼻漏，咳喘息，気管支喘息，アトピー性咳嗽，胃食道逆流症，アンジオテンシン変換酵素（ACE）阻害薬による咳嗽が挙げられる。
- 見逃してはならないものとして，慢性心不全，肺癌などの腫瘍，結核が挙げられる。
- 慢性咳嗽になると特に非感染症の割合が多くなり，持続する咳嗽に対して特に根拠もなく抗菌薬投与を行うことのメリットは少ない。
- 特に結核に対しては，キノロン系薬の安易な投与により，診断の遅れ，抗結核薬としてのキノロンの耐性化などが問題となるため，控えるべきである。

2 気管支炎と肺炎の鑑別

- 急性咳嗽の原因として両者はともにcommonな病態であるが，一般的に急性気管支炎はウイルス性が多いため抗菌薬は不要なものが多く，肺炎では細菌性が多いため抗菌薬を必要とするものが多い。
- 実際に，胸部X線写真で肺炎像があれば肺炎，なければ気管支炎とするのが手っ取り早いという意見もある。筆者も同様の考えではあるが，そもそも咳をする人に全例胸部X線写真を撮るというプラクティスはさすがに現実的ではない。米国内科学会の指針では胸部X線写真が不要な状況を示している（表1）[2]。
- 肺炎予測スコアとして，Diehrのルール（表2）[3]，Heckerlingのルール（表3）[4]がある。それぞれ，咳嗽のある患者，発熱・咳嗽のある患者を対象とした研究に基づいており，参考にはなるが，すべてをこれに当てはめて判断することも現実的ではない。

表1 ▶ 胸部X線撮影を要する場合

① バイタルサインの異常あり
- 脈拍数≧100回/分
- 呼吸数≧24回/分
- 体温≧38℃

② 胸部聴診所見の異常あり

基礎疾患のない非高齢者では，①②が当てはまらなければ通常胸部X線は不要である。

（文献2より改変）

表2 ▶ Diehrの肺炎予測ルール

症状，所見	点数	合計点数	肺炎の可能性
鼻汁	−2点	−3点	0%
咽頭痛	−1点	−2点	0.7%
寝汗	1点	−1点	1.6%
筋肉痛	1点	0点	2.2%
喀痰（1日中）	1点	1点	8.8%
呼吸数＞25回/分	2点	2点	10.3%
体温≧37.8℃	2点	3点	25.0%
		4点以上	29.4%

（文献3より改変）

表3 ▸ Heckerlingの肺炎予測ルール

症状，所見	点数
体温≧37.8℃	1点
脈拍数≧100回/分	1点
ラ音	1点
喘息なし	1点
限局性の呼吸音減弱	1点

合計点数	肺炎の尤度比
0点	0.12
1点	0.2
2点	0.7
3点	1.6
4点	7.2
5点	17.0

（文献4より改変）

- ただ，画像に頼りすぎるのも考えもので，初期にはしばしば胸部X線写真ではっきりとした異常が認められない場合もある。その際は悪寒戦慄や胸膜痛，頻呼吸，低酸素血症，聴診上のラ音，egophony（ヤギ音）などを頼りに肺炎として対応することもある。
- 肺気腫がある人，好中球減少症などの免疫不全状態ではそもそも肺炎像が出づらく，特に初期の胸部X線写真ではほとんど認識できない場合も経験する。

3 咳の原因としてよくある病態

- かぜ症候群（☞3章19），気管支炎・肺炎（☞3章23），結核（☞4章34）などに関しては別項に記載があり，それぞれ参照されたい。

● 感染後咳嗽

- 感染後咳嗽は，主にウイルス性感染後に起こる乾性咳嗽であり，胸部X線写真でも異常を認めず，8週以内には自然寛解する。

● 百日咳

- 百日咳は，小児の疾患という一面以外に，成人の続く咳の原因という側面を持つ。
- 小児にみられるような咳発作後の嘔吐などの症状は欠くことが多い。
- 診断は咳症状の持続期間によりその方法が異なる。
  - 3週以内：喀痰，鼻咽頭スワブ［ダクロン（dacron）スワブが適切］の培養，PCR
  - 4週以降：血清抗体価を確認
- 血清抗体価測定法は様々あるが，百日咳毒素（pertussis toxin；PT）に対するIgG，IgAが比較的特異とされる。しかし，最近の百日咳のワクチン接種歴に影響を受けた

場合，単一血清の抗体価では必ずしも診断に結びつかないなどの問題は残る[4]。
- 百日咳の疑いが強ければマクロライド系抗菌薬での加療を考慮するが，症状発現から早期のカタル期における治療以外は症状軽減に有用ではない。

● 咳喘息

- 咳喘息は，喘鳴を伴わない喘息であり，呼吸機能障害は伴わないが気道過敏性が亢進している状態である。
- 気管支喘息へ移行する例も30〜40％程度あるため，吸入ステロイドによる治療を考慮すべきである。

● アトピー性咳嗽

- アトピー性咳嗽は，喉の違和感，瘙痒感を伴う乾性咳嗽となることが多く，冷気，暖気，会話，受動喫煙，香水などが咳嗽の誘因となりうる。
- 抗ヒスタミン薬やステロイド吸入が有効であることが多い。

● 胃食道逆流症

- 胃食道逆流症は，胃酸により食道下端の咳受容体が刺激されるなどの機序が考えられており，必ずしも内視鏡での食道の炎症像を伴わない。
- 胸焼けやげっぷなどを伴っていることがあり，プロトンポンプ阻害薬を2〜4週程度使用して反応をみることも有効とされる。

● ACE阻害薬による咳嗽

- ACE阻害薬による咳嗽は，サブスタンスPの分解酵素阻害により気道局所のサブスタンスP濃度が上昇して咳受容体を刺激することで起こるとされている。
- ACE阻害薬の投与から数週間後に起きることが多く，投与中止から咳の消失までに要する時間は数日から数カ月と幅がある。

● 文 献
1) Gonzales R, et al：Ann Intern Med 134(6)：521-529, 2001.
2) Diehr P, et al：J Chronic Dis 37(3)：215-225, 1984.
3) Heckerling PS, et al：Ann Intern Med 113(9)：664-670, 1990.
4) Guiso N, et al：Eur J Clin Microbiol Infect Dis 30(3)：307-312, 2011.
5) 森 志乃, 他：外来を愉しむ 攻める問診. 山中克郎 他編, 文光堂, 2012, p100-115.

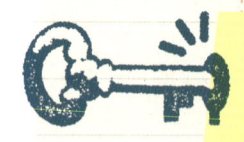

14 リンパ節腫脹

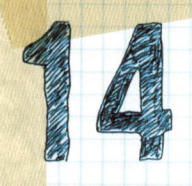

岡　秀昭

> リンパ節腫脹のほとんどで抗菌薬は必要としない。

ここがポイント

→ リンパ節腫脹は，①本当のリンパ節腫脹か？ ②急性か？ 慢性か？ ③局所性か？ 全身性か？ の順にアプローチする。

→ やみくもにセフカペン（フロモックス®）➡レボフロキサシン（クラビット®）➡ガレノキサシン（ジェニナック®）などのローテーションをしない！

専門医へ紹介すべき場合

→ リンパ節生検の適応を考えたとき。
- 3～4週間の経過観察でも縮小しない場合
- 急速に増大する場合
- 寝汗や体重減少などから結核や悪性リンパ腫を強く疑う場合
- 慢性リンパ腫大の場合

→ 急性でも全身状態，バイタルサインが悪いとき。

1　発熱とリンパ節腫脹がみられたら？

☐→ 発熱＋リンパ節腫脹があれば，図1の流れでアプローチしよう。

①リンパ節腫脹は本当のリンパ節腫脹か？
↓
②病歴から推測（特に，急性か？慢性か？）
↓
③局所性か？全身性か？
↓
この時点で以下の4つのカテゴリーに分ける
　A. 急性全身性リンパ節腫脹
　B. 慢性全身性リンパ節腫脹
　C. 急性局所性リンパ節腫脹
　D. 慢性局所性リンパ節腫脹

さらに，鑑別診断を絞り込み，必要な検査を加えて，以下を検討する
↓
④抗菌薬は必要か？
↓
⑤生検は必要か？

図1 ▶ 発熱＋リンパ節腫脹がみられた場合のアプローチ法

2　リンパ節腫脹は本当のリンパ節腫脹か？

☐→ 唾液腺や甲状腺腫瘍や囊胞をリンパ節と間違えることがある。
☐→ ついで下顎や鼠径部では生理的に触れることがあるため，鼠径部は2cm，その他の部位は1cm以上で腫脹と判断する。
☐→ 例外として，鎖骨上部と肘関節滑車上リンパ節腫脹は常に異常と判断する。

3　病歴から推測する

☐→ 特に「急性の経過か？　慢性の経過か？」は重要である。

- □→ 急性経過の多くはウイルス感染症であり，悪性腫瘍は1％未満なので，多くは生検せずに経過観察し対症療法で自然消退を確認する。
- □→ 一方で自然軽快しない場合や，慢性経過の場合は悪性腫瘍，リンパ腫，抗酸菌症の可能性が高くなり生検が考慮される。
- □→ さらに以下の項目はそれぞれ，リンパ節腫脹がみられる疾患の「疑いポイント」になるのでチェックしよう！ 特に服薬歴は重要で，<u>薬剤性リンパ節腫脹を疑うポイント</u>になる。

> - **高齢者である**➡悪性腫瘍の頻度が上がる。
> - **咳，鼻水，咽頭痛あり**➡上気道感染症を疑う。
> - **喫煙者，悪性腫瘍の既往あり**➡悪性腫瘍を疑う。
> - **服薬歴あり**➡薬剤性リンパ節腫脹を疑う（原因薬剤としてフェニトイン，カルバマゼピン，アロプリノール，カプトプリル，ヒドララジン，アテノロール，金製剤や，ペニシリン，セフェム系抗菌薬，サルファ剤などが有名）。
> - **性交渉歴あり**➡梅毒，HIV感染症，B型肝炎，単純ヘルペスウイルス感染症を疑う。
> - **渡航歴や野外曝露歴あり**➡ツツガムシ病，ブルセラ症，ヒストプラズマ症，コクシジオイデス症，リーシュマニア症，トリパノソーマ症を疑う。
> - **寝汗，体重減少（B症状）あり**➡結核，悪性リンパ腫を疑う。
> - **動物との接触歴あり**➡猫ひっかき病，野兎病，ブルセラ症を疑う。
> - **不十分な加熱の肉食あり**➡トキソプラズマ症を疑う。

4 局所性か？ 全身性か？──身体所見を確認する

- □→ 頸部，腋窩，肘部，鼠径部，脾腫の有無を確認する。
- □→ 腫脹したリンパ節の大きさ，硬さ，圧痛の有無，可動性を確認する。
- □→ 1領域のみの腫脹では局所リンパ節腫脹，2領域以上の腫脹では全身リンパ節腫脹と考える。
- □→ リンパ節腫脹と判断したら，大きさ，硬さ，可動性，圧痛の有無を評価する。
- □→ 圧痛があれば炎症性であることがほとんどであるが，悪性腫瘍でも急速に増大したものや内部出血を伴う場合には圧痛を有することがある。硬く，癒着する場合にも腫瘍性を疑う。
- □→ ここまでで，図1にも示したように，A．急性全身性リンパ節腫脹，B．慢性全身性リンパ節腫脹，C．急性局所性リンパ節腫脹，D．慢性局所性リンパ節腫脹に分類することができる。

- **全身性リンパ節腫脹**
  全身性リンパ節腫脹と判断すれば，鑑別は表1のようになる。感染症に加え，自己免疫疾患，アレルギー，血液疾患や悪性腫瘍のような全身性疾患であることが多い。
  A. 急性全身性リンパ節腫脹
     - 急性全身性リンパ節腫脹であれば，伝染性単核球症などウイルス性感染症が多く，異型リンパ球増加や肝障害，咽頭痛などから疑う。
     - 急性HIV感染症も類似した症状を起こす。疑えば抗体検査を行うが，早期の場合には陽性にならないことが多いので，HIV-PCR検査を行う必要がある。
  B. 慢性全身性リンパ節腫脹
     - 渡航歴などあれば，ヒストプラズマ症などレアな鑑別もあるが，感染症では梅毒あるいは結核が重要な鑑別疾患である。
     - その他の鑑別として，悪性リンパ腫，成人T細胞白血病，慢性リンパ性白血病のような造血器腫瘍や，サルコイドーシスのような自己免疫疾患，薬剤性が挙げられる。
- **局所性リンパ節腫脹**
  局所性リンパ節腫脹では，リンパの流れを意識して，その末梢領域に炎症，腫瘍など原因がないか慎重に身体診察を行う。
  C. 急性局所性リンパ節腫脹
     - 感染症を考える。
  D. 慢性局所性リンパ節腫脹
     - 結核や悪性腫瘍，リンパ腫を考える。

表1 ▶ 全身性リンパ節腫脹の鑑別診断

感染症	伝染性単核球症（EBウイルス，サイトメガロウイルス），風疹，麻疹，HIV感染症，結核，梅毒，ツツガムシ病，トキソプラズマ症（渡航歴や動物曝露歴があればブルセラ症，リステリア症，ヒストプラズマ症，リーシュマニア症）
自己免疫疾患	全身性エリテマトーデス，成人Still病
悪性腫瘍	悪性リンパ腫，白血病，転移性腫瘍
その他	薬剤性リンパ節症，壊死性リンパ節炎（菊池病），サルコイドーシス，甲状腺機能亢進症，副腎不全，慢性疲労症候群，アミロイドーシス

□→ 身体診察時の着目点についても以下にまとめた。

- 鎖骨上部では胃癌などを疑いリンパ節生検や悪性腫瘍の検索を行う
- 頭頸部ではう歯や咽頭を含めて口腔内や耳介，結膜充血がないか調べる
- 肘部では指先や皮膚に所見がないか調べる
- 腋窩では手指や乳房に所見がないか調べる
- 鼠径部では下肢，外陰部，肛門，生殖器に所見がないか調べる
- 脾腫が併存すれば伝染性単核球症，悪性リンパ腫，リンパ性白血病を疑う

5　抗菌薬は必要か？

- □→ 慢性リンパ節腫脹には抗菌薬やステロイドは投与せず，診断を優先する。
- □→ 全身性リンパ節腫脹では，梅毒，ツツガムシ病のようなリケッチア症，結核などを除けば抗菌薬は不要。安易な抗菌薬投与はせずに，**表1**をしっかり鑑別する！
- □→ 急性局所性リンパ節腫脹では，リンパ節腫脹部位の末梢に細菌による炎症の根拠があれば，抗菌薬を投与する。

【例】
A群溶連菌の咽頭炎による前頸部リンパ節炎には…
　➡アモキシシリン（サワシリン®カプセル250mg）：1回2カプセル，1日3回
猫ひっかき病による腋窩リンパ節腫脹には…
　➡アジスロマイシン（ジスロマック®錠250mg）：1回2錠，1日1回
下肢蜂窩織炎によるリンパ管炎を伴う鼠径部リンパ節炎には…
　➡セファレキシン（ケフレックス®カプセル250mg）：1回2カプセル，1日3回

- □→ 局所性リンパ節腫脹のほとんどが自然軽快する予後良好なものが多い。したがって抗菌薬は処方せず，対症療法で経過観察する。
- □→ くれぐれも，一律にフロモックス®➡クラビット®➡ジェニナック®などのローテーションを行ったりしないように！
- □→ 安易な抗菌薬投与により，たとえば伝染性単核球症へのアモキシシリン投与での発疹のように副作用で病態が複雑化したりすることがある。また，結核ではニューキノロン系抗菌薬投与により診断が遅れてしまうリスクが生じる。もちろん過剰な抗菌薬投与は耐性菌増加を助長すること，さらに余計なコストがかかることも無視できない。

6　生検は必要か？

- □→ 慢性経過であったり，鎖骨上部に腫脹がみられたり，年齢，大きさ，可動性，既往歴などから悪性腫瘍を強く疑う場合には速やかに生検を考慮し，専門医療機関へ紹介する。
- □→ 速やかな生検の適応がない場合には，リンパ節腫脹は自然軽快することが多いため，通常は3～4週間の経過観察を行うことで，無用な生検の施行を避けることができる。
- □→ 消退傾向にない場合や増大する場合には再度生検を考慮し，専門医療機関に紹介するほうが効率的である。

7 まとめ

□→ リンパ節腫脹の診断のためのフローチャートを**図2**に示す。

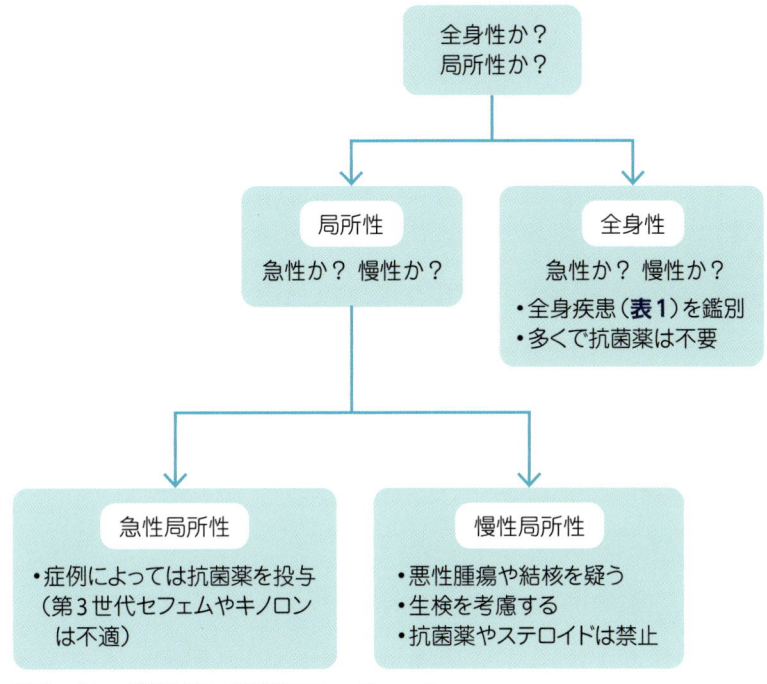

```
           全身性か？
           局所性か？
          ／        ＼
       局所性         全身性
    急性か？慢性か？  急性か？慢性か？
                    ・全身疾患（表1）を鑑別
                    ・多くで抗菌薬は不要
      ／    ＼
  急性局所性    慢性局所性
・症例によっては  ・悪性腫瘍や結核を疑う
 抗菌薬を投与   ・生検を考慮する
 （第3世代セフェム ・抗菌薬やステロイドは禁止
  やキノロン
  は不適）
```

図2 ▶ リンパ節腫脹の診断フローチャート

●文 献

1) 星　哲哉：一般外来での感染症診療のアプローチ．文光堂，2012．
2) 松村理司 監，酒見英太 編：診察エッセンシャルズ 新訂版．日経メディカル開発，2009．
3) Fletcher RH：Evaluation of peripheral lymphadenopathy in adults. UpToDate®, 2015.
（2015年10月閲覧）
http://www.uptodate.com/contents/evaluation-of-peripheral-lymphadenopathy-in-adults

15 関節痛

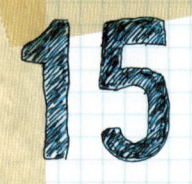

香川大樹

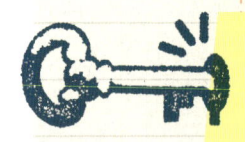

> 関節痛か，関節炎かの鑑別が大切！

ここがポイント
- 関節痛は，①関節炎があるか？ ②急性か？ 慢性か？ ③単関節痛か？ 多関節痛か？ の順にアプローチする。
- 関節穿刺をする前に，抗菌薬治療を開始しない！
- 関節炎の初期治療に内服抗菌薬が有効となることはほとんどない。むしろ有害である。

専門医へ紹介すべき場合
- 「関節炎」と判断したとき。
  - 急性関節炎の場合には，夜間・休日でも速やかに専門医に電話する
  - 慢性関節炎の場合には，早めに専門医に紹介する
- 全身状態が悪いとき，バイタルサインが不安定なとき。
  - 夜間・休日でも速やかに専門医に電話する

1 発熱と関節痛がみられたら？

☐→ 発熱＋関節痛があれば，図1の流れでアプローチしよう。

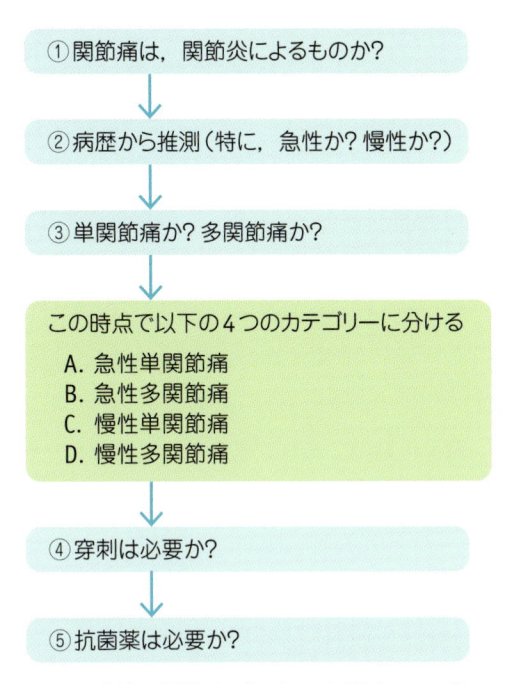

① 関節痛は，関節炎によるものか？
↓
② 病歴から推測（特に，急性か？慢性か？）
↓
③ 単関節痛か？多関節痛か？
↓
この時点で以下の4つのカテゴリーに分ける
　A. 急性単関節痛
　B. 急性多関節痛
　C. 慢性単関節痛
　D. 慢性多関節痛
↓
④ 穿刺は必要か？
↓
⑤ 抗菌薬は必要か？

図1 ▶ 発熱＋関節痛がみられた場合のアプローチ法

2 関節痛は，関節炎によるものか？

☐→ 関節は，関節包・滑膜・滑液（関節液）・軟骨・軟骨下骨で構成されている（図2）。

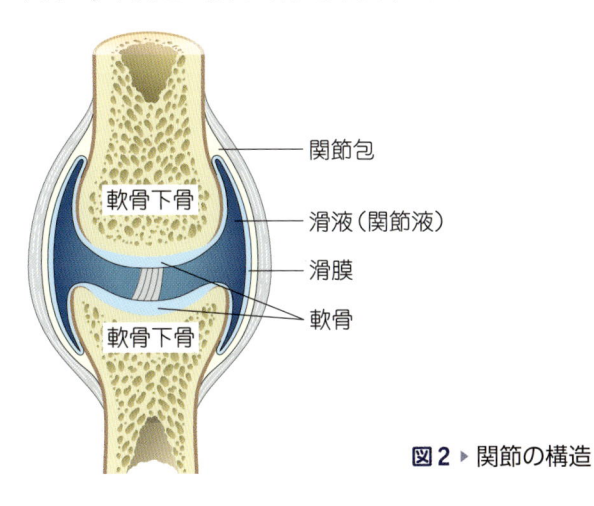

関節包
軟骨下骨
滑液（関節液）
滑膜
軟骨
軟骨下骨

図2 ▶ 関節の構造

- □→ したがって，関節炎とは関節内で炎症が起きている状態，すなわち「関節包・滑膜・滑液・軟骨・軟骨下骨で炎症が起きている状態」ということになる．
- □→ 一方，関節痛の定義は「関節に痛みを感じる状態」である．しかし，腹痛の原因が常に腹腔内臓器にあるとは限らない（例：急性冠症候群や糖尿病性ケトアシドーシス）ように，関節痛の原因も常に関節内にあるとは限らない．
- □→ たとえば，関節内ではなく，皮膚・皮下組織・筋肉・腱・腱付着部・腱鞘・滑液包・靱帯・骨のような関節周囲の筋骨格系臓器に異常がある場合にも，関節痛をきたすことがある〔例：テニス肘（上腕骨外側上顆炎），蜂窩織炎〕．
- □→ それどころか，筋骨格系臓器に異常がない場合にも関節痛をきたすことがある（例：急性冠症候群や急性膵炎による左肩関節痛）．

●→ 身体所見

① 関節内に異常がある場合
- □→ 「関節に痛みがあり，関節可動域であればどの方向に動かしても痛みが誘発される」という特徴があり，「関節全体（特に関節裂隙）の腫脹と圧痛」という身体所見を認める．

② 関節周囲の筋骨格系臓器に異常がある場合
- □→ 「関節の近くや関節から離れた部位に痛みがあり，関節可動域のうち特定の方向に動かしたときだけ痛みが誘発される」という特徴があり，「関節の一部または関節からやや離れた部位の圧痛や腫脹」という身体所見を認める．

③ 筋骨格系の臓器に異常がない場合
- □→ 当然のことながら，上記①②のような特徴や身体所見を認めない．

●→ 関節痛の原因

- □→ 関節痛の原因として絶対に見逃してはならないものは細菌性（化膿性）関節炎である．細菌性（化膿性）関節炎は，治療が遅れると数日間で関節破壊をきたし，関節の機能障害（強直）につながってしまう．
- □→ したがって，関節痛を訴える患者には，真っ先に関節全体（特に関節裂隙）の視診と触診を行う．
- □→ 「腫脹や圧痛がない（＝関節内に異常がない）」とわかれば一安心．その場合は，関節周囲のどの臓器に異常があるのかを意識しながら，病歴聴取と身体診察を進めていく．
- □→ ただし，関節炎がなくても，左肩関節痛では急性冠症候群や急性膵炎，右肩関節痛では急性胆嚢炎も見逃してはならない．

3 病歴から推測する

- [ ] たとえば，胸痛の診断において「いつから？（急性の経過か？ 慢性の経過か？）」という質問が最も有用なように，関節痛の診断でも「いつから？」という質問が非常に有用である．
- [ ] 発熱を伴う「急性」関節痛の原因の多くは，細菌・ウイルスによる関節炎や結晶性関節炎である．
- [ ] 一方，発熱を伴う「慢性」関節痛の原因の多くは，結核・真菌などによる関節炎やリウマチ膠原病による関節炎である．
- [ ] さらに，表1に示す項目はそれぞれ関節痛と発熱がみられる疾患の「疑いポイント」になるのでチェックしよう．
- [ ] 「リウマチの人」や「痛風の人」が，細菌性（化膿性）関節炎を発症することはめずらしくない．それどころか，「もともと障害のある関節に感染が起きやすい」という傾向がある．
- [ ] したがって，「リウマチの人の関節が腫れたからリウマチ」「痛風の既往のある人の関節が腫れたから痛風」と，既往歴や基礎疾患で関節炎の原因を決めつけないようにしよう．

表1 ▶ 関節痛と発熱がみられる疾患の疑いポイント

疑いポイント	疾患
外傷歴がある	外傷性関節炎，細菌性（化膿性）関節炎
性交渉歴がある	淋菌性関節炎，HBV・HIVによる関節炎
夏に野外活動歴がある	ライム病
2〜3週間前から発熱・咽頭痛がある	リウマチ熱
こわばりがある	関節リウマチ
運動で痛みが軽快する	関節リウマチ，強直性脊椎炎
移動性関節炎[*1]である	結晶性関節炎，リウマチ熱，パルボウイルスB19・HBVによる関節炎，淋菌性関節炎
付加的関節炎[*2]である	関節リウマチ，強直性脊椎炎，反応性関節炎，乾癬性関節炎，炎症性腸疾患に伴う関節炎，SLE

SLE：systemic lupus erythematosus（全身性エリテマトーデス）
*1：1箇所の関節炎が数日続いてそれが消える頃に今度は別の関節に炎症が起こる関節炎
*2：一部の関節の病変が治らず，他の関節の病変が加わってくる関節炎

4 単関節痛か？ 多関節痛か？──身体所見を確認する

- ☐ 大関節（肩，肘，股，膝，足），小関節（手，指，足趾），軸骨格（椎骨，仙腸関節，肋骨・肋軟骨関節，胸鎖関節，胸肋関節）を診察する．
- ☐ 関節に，①腫脹，②熱感，③発赤，④圧痛がないかを確認する．①〜④がすべて認められなければ，関節炎の可能性はきわめて低いと考えられる．
- ☐ 関節の診察は「左右対称かどうか？」を確認しながら行う．訴えがはっきりしない場合には「再現性があるか？」に注意して診察する．

> **関節の診察におけるコツ**
> - 左膝と右膝を同時に触わり，熱感を比べる ➡ **左右差の確認**
> - 右肘関節の圧痛の有無がはっきりしなければ，診察の最後にもう一度右肘関節の圧痛を調べる ➡ **再現性の確認**

- ☐ クーリング，布団の使用による体温上昇などにより，関節の所見（熱感など）が修飾されることがあるので注意する．
- ☐ 以上のことから，図1にも示したように，A. 急性単関節痛，B. 急性多関節痛，C. 慢性単関節痛，D. 慢性多関節痛に分類することができる（表2）．
- ☐ 皮疹があれば，感染性心内膜炎，淋菌性関節炎，ウイルス性関節炎，乾癬性関節炎，SLE，皮膚筋炎，多発性筋炎，強皮症，成人Still病，ベーチェット病，顕微鏡的多発血管炎，アレルギー性肉芽腫性血管炎の可能性が高まる．

5 抗菌薬は必要か？

- ☐ グラム陽性菌・グラム陰性菌のような"通常の細菌"による関節炎は，静注抗菌薬で治療を開始しなくてはならない．
- ☐ "通常の細菌"による関節炎に対して内服抗菌薬で治療を開始すると，十分な治療効果が得られず，関節の機能障害（強直）をきたしてしまう．
- ☐ 結核性関節炎，非結核性抗酸菌症の関節炎，ライム病，第2期梅毒のような"特殊な微生物"による関節炎においては，内服抗菌薬で治療を開始することが一般的である．
- ☐ したがって，起因菌がわかっていない段階で投与された内服抗菌薬が有効となる可能性はほとんどない．それどころか，前述のように不十分な治療は診断の遅れと後遺症

表2 ▶ 発熱＋関節痛の鑑別診断

分類	関節炎	疾患
A. 急性単関節痛	関節炎	細菌性（化膿性）関節炎（非淋菌性, 淋菌性）, 結晶性関節炎（痛風, 偽痛風）, 外傷, ライム病
	非関節炎	急性冠症候群（左肩関節痛）, 急性膵炎（左肩関節痛）, 急性胆嚢炎（右肩関節痛）
	その他	B, C, Dの初期
B. 急性多関節痛	関節炎	感染性心内膜炎による細菌性（化膿性）関節炎, 播種性淋菌性関節炎, ウイルス感染症（パルボウイルスB19ウイルス, 風疹ウイルス, HBV, HCV, HIV）による関節炎, ライム病, リウマチ熱
	その他	Dの初期
C. 慢性単関節痛	関節炎	結核性関節炎, 非結核性関節炎, ライム病, 腫瘍性疾患
	その他	Dの初期
D. 慢性多関節痛	関節炎	関節リウマチ, MCTD, 強直性脊椎炎, 反応性関節炎, 乾癬性関節炎, 炎症性腸疾患に伴う関節炎, 成人Still病, SLE, サルコイドーシス, 薬剤性, シェーグレン症候群, 皮膚筋炎, 多発性筋炎, 強皮症, ベーチェット病, 顕微鏡的多発血管炎, アレルギー性肉芽腫性血管炎, 側頭動脈炎, RS3PE症候群, ライム病, 第2期梅毒, Whipple病
	非関節炎	骨壊死, 高安動脈炎（大動脈炎症候群：関節炎は稀）, リウマチ性多発筋痛症（関節炎は稀）

MCTD：mixed connective tissue disease（混合性結合組織病）
RS3PE：remitting seronegative symmetrical synovitis with pitting edema

の原因になる。

- もちろん，静注・内服にかかわらず，関節穿刺前に抗菌薬を投与してはならない。抗菌薬の影響で関節液の培養検査が陰性となり，診断がつかなくなる。血液培養も採取しよう。

- 診断がついていない段階で"とりあえず"ステロイドを投与することも危険である。症状がマスクされ，診断が遅れてしまう原因となる。

- まとめると，「関節炎は治療（抗菌薬やステロイド）よりも，検査（関節穿刺，血液培養）や診断を優先しよう」ということになる。

「関節炎に内服抗菌薬は，百害あって一利なし」と覚えよう！

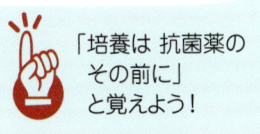

「培養は 抗菌薬の その前に」と覚えよう！

15 ● 関節痛　85

6 関節穿刺は必要か？

- 大多数の急性単関節炎には，関節穿刺が必要である。
- 急性関節炎の鑑別診断には「内科エマージェンシー」である細菌性（化膿性）関節炎が含まれる。細菌性（化膿性）関節炎では，検査のために関節液を採取したあと，できるだけ速く静注抗菌薬による治療を開始しなくてはならない。したがって，急性関節炎とわかれば整形外科医やリウマチ膠原病科医などに速やかに連絡をとり，関節穿刺を依頼しよう。
- 細菌性（化膿性）関節炎では，血液培養で起因菌が判明することもめずらしくない。血液培養が，細菌性（化膿性）関節炎の背後にある感染性心内膜炎を診断するきっかけになることも多々ある。急性関節炎とわかった場合には，抗菌薬治療の前に血液培養2セットを提出することも忘れないようにしよう。
- 慢性関節炎の場合にも，関節穿刺が必要となることがよくある。急性関節炎ほど急ぐ必要はないが，整形外科医やリウマチ膠原病科医などに紹介しよう。

●文献
1) 岸本暢将 編：すぐに使えるリウマチ・膠原病診療マニュアル．改訂版，羊土社，2015．
2) 青木 眞：レジデントのための感染症診療マニュアル．第3版，医学書院，2015．
3) 西垂水和隆，他編：レジデントノート増刊 16(2), 2014．
4) 上田剛士：ジェネラリストのための内科診断リファレンス．酒見英太 監，医学書院，2014．

2章 発熱プラスαの診断学

16 腹痛

松尾裕央

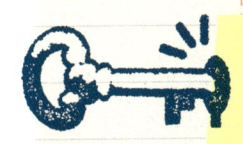

> 腹痛＋発熱は時間を味方につけよう。

ここがポイント

- ➡ 腹痛＋発熱をみたら，「原因はおなか以外かもしれない」と一度は考える。
- ➡ 場所，疼痛の性質，経過から臓器を推定する。
- ➡ 嘔吐＋腹痛＋発熱で下痢症状がはっきりしない場合，鑑別には胆嚢炎，胆管炎，虫垂炎，憩室炎，骨盤内炎症性疾患，腎盂腎炎が挙げられる。
- ➡ 「腹痛＋発熱＝腸炎かも？」で，とりあえずのキノロン系薬・第3世代セフェム系薬処方はしない。
- ➡ 腹腔内感染症の基本的な病態は閉塞である。抗菌薬のみの治療で完遂できるケースは限られている。
- ➡ 抗菌薬投与前に血液培養を採取する。

専門医へ紹介すべき場合

- ➡ 基本的に，胆嚢炎，胆管炎，憩室炎，虫垂炎，PIDは入院できる施設がフォローしたほうがよい。
- ➡ 時間の経過とともに腹痛などの症状が強くなる場合。
- ➡ 痛みの程度が強い場合。

1 はじめに

- 腹腔内感染症における基本的な病態は"閉塞"であり（表1），診断には閉塞起点を探すことがその一助となる。
- その多くが抗菌薬単独では治療できず，閉塞解除が必要となる。

表1 ▶ 閉塞起点と腹腔内感染症

閉塞起点	疾患
胆石による胆嚢管の閉塞	胆嚢炎
総胆管結石による総胆管の閉塞	胆管炎
糞石による虫垂孔の閉塞	虫垂炎
糞石による憩室の閉塞	憩室炎

2 腹痛＋発熱がみられたら？

- 発熱以外のバイタルサインが重要である。
- バイタルの変化（低血圧，低酸素など）があれば，精査あるいは入院加療が可能な施設に紹介する。
- バイタルサインの中では簡易tilt test（☞メモ1）が有用だと筆者は考えている。脱水や起立性低血圧などの診断に役立つことは知られているが，腹痛患者にもルーチンで取るようにしたい。

> **メモ1**
>
> **簡易tilt test**
> 臥位で脈拍と血圧を測定し，坐位（このときには足をベッドから下ろすことが重要）で脈拍と血圧を測定する。脈拍が30以上増加，血圧が10〜20mmHg低下した場合を陽性と判定する。

3 診断

- 腹痛＋発熱でも，診療の原則は感染症と同様にフォーカス探しである。
- 腹腔内感染症におけるフォーカス診断は，腹痛の部位，随伴症状，放散痛がヒントとなる。
- 右上腹部痛であれば，胆管炎，胆嚢炎，肝膿瘍，十二指腸穿孔/穿通，憩室炎，腸炎，

- ☐→ 腎膿瘍，腎盂腎炎，帯状疱疹などを考える（図1）。
- ☐→ 放散痛を確認することで臓器をある程度絞ることができる（図2）。
- ☐→ 臓器特異性のある随伴症状（膀胱刺激症状，下痢など）があれば臓器を絞ることが可能だが，特に病初期は嘔気などあいまいなものだけの場合も多く，なかなか絞ることができない。
- ☐→ 病歴や身体所見だけで臓器を絞れない腹痛は，一定の確率で存在する。そしてそれは，症状出現から短時間であればあるほど顕著である。

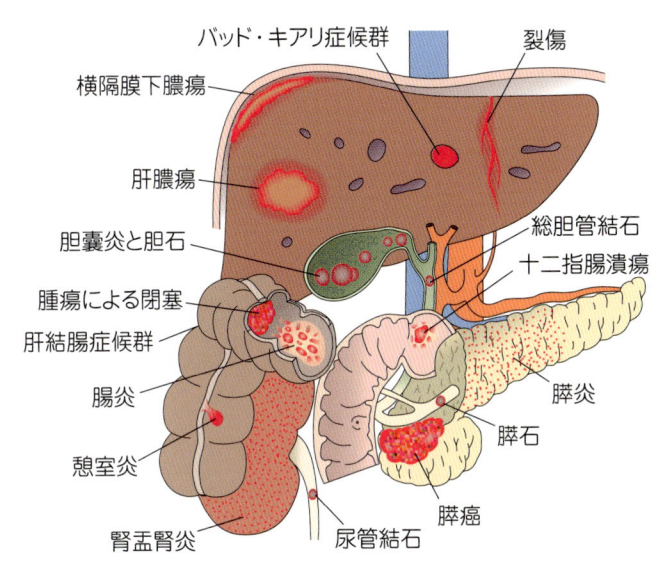

図1 ▶ 右上腹部痛で考えられる臓器疾患
（文献1，p23を参考に作図）

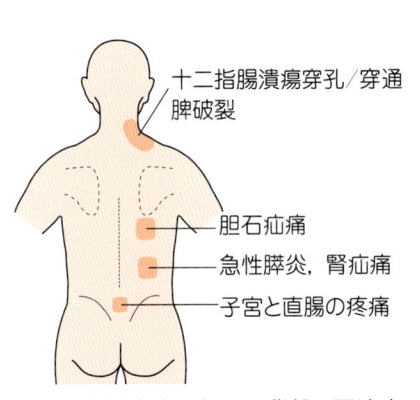

図2 ▶ 急性腹症で起こる背部の関連痛
（文献2，p6図2を参考に作図）

- ☐→ かといって，すべての腹痛＋発熱患者に画像診断を行うのは現実的ではなく，危険な腹痛か？ 腹膜炎か？ という軸で診断を進める。

危険な腹痛
- 突然発症
- 程度が強い
- バイタルに変化がある

腹膜炎を疑う徴候
- 歩くと腹部に響く
- 咳をすると痛いのでできない
- 痛くて動けない

● 腹膜炎

- ☐→ 一般的に，のたうち回っている腹痛患者は腹膜炎ではなく，石が詰まっている（尿管結石や胆石など）ことが多い。
- ☐→ 腹膜炎患者は静かに痛みに耐えていることが多い。

- ☐ 腹膜炎の主な身体所見として，板状硬，反跳痛陽性が挙げられる。
- ☐ これらの所見が出現する時期であれば誰がみても腹膜炎とわかるが，その前段階で危険な徴候として，歩くとおなかに響く，tapping pain（軽く叩くと痛みが響く），cough pain（咳をすると腹痛が増悪する）の3つが重要であると筆者は考えている。この組み合わせを駆使して初期の腹膜炎を診断する。
- ☐ 腹膜炎を疑った場合はエコーで腹水の有無を調べるのも現実的かもしれない。
- ☐ 身体所見で腹膜刺激徴候がみられれば，原因はわからなくても腹膜炎と判断し，CTなどで精査ができ，外科的治療も可能な施設に送ることを検討してもよい。
- ☐ ただ，これらの症状は徐々に出現する場合もあるため，可能であれば診療所のベッドで数時間の経過観察を行うか，患者に説明した上でいったん帰宅させ，数時間後に電話で状態を確認することを筆者はときどき行う。

● その他の疾患

- ☐ 腹痛＋嘔気＋発熱を認めるが，下痢を含めて局所症状がないのであれば，嘔気が出やすい疾患である胆道系感染症，尿路感染症（腎盂腎炎），虫垂炎をまず疑う。
- ☐ 後に下痢が出現し腸炎と診断がつくこともあるが，下痢のない状況での腸炎診断は重症疾患を見逃す可能性がある。
- ☐ 腹痛の部位がどこであろうとも，熱が平熱あるいは微熱であろうとも，虫垂炎は常に鑑別に入れておく（☞3章25）。

4 腹痛＋発熱を呈する疾患を鑑別しよう

● 胆嚢炎

- ☐ 原因がはっきりしない嘔吐＋発熱で鑑別に挙げる。

胆嚢炎の典型的な経過：脂っこい食事をする → 約1時間経過：右上腹部痛あるいは心窩部痛出現 → 右肩や背部に放散 → 増悪・寛解の場合もあるが，痛みは0にならない → 食思不振，嘔気，発熱などを伴う → 痛みは4〜6時間以上継続する

- ☐ 腹痛が出現しないこともある。
- ☐ マーフィー徴候が診断の手がかりになるが，肝膿瘍・十二指腸穿孔／穿通・膵炎では偽陽性となる。
- ☐ 急性胆嚢炎は外科的疾患であり，一般外来でみるべき疾患ではないという認識を持つ。
- ☐ 急性胆嚢炎において，胆汁培養検査の陽性率は16〜49％である。胆汁の色は陽性率

と関連はなかったという報告がある[3, 4]。

● 胆管炎

- 胆管炎の重要な背景として胆管閉塞や胆汁うっ滞があり、最も多い原因は胆管結石である。
- 胆汁内へは、十二指腸から経乳頭的あるいは経門脈的に菌体が侵入する。
- 閉塞がなければ胆汁は通常無菌であるが、石があると菌のcolonizationは増加する。
- 胆石の既往は診断の助けになる。
- 症状がはっきりしないこともある。
- 内視鏡的乳頭切開術(endoscopic sphincteropapillotomy；EST)後など、胆道に解剖学的変化がある場合は、胆管炎のリスクが上がる。
- 特にEST後では、腸管内圧が上昇すると胆管炎を発症することがある。

● 骨盤内炎症性疾患(pelvic inflammatory disease；PID)

- sexually activeな場合は常に鑑別に入れる。
- 若い女性の下腹部痛＋発熱で下痢がなければ、鑑別の上位に挙がる。
- 直腸診でcervical motion tenderness(子宮頸部を動かした際に生じる疼痛)をみる。
- 下着の色(color of panty；COP)が参考になるかもしれない。一般的に、COPが派手(蛍光の黄色や蛍光のピンク色など)であることはPIDと関連があるかもしれないと筆者は考えている。
- 診断には内診が必要となるため、婦人科に紹介する。

● 肝膿瘍

- 肝膿瘍の原因としては、血流感染(動脈、静脈、門脈)、胆道系感染の合併症、直接波及(腎膿瘍や穿刺などの処置に伴うもの)が挙げられる。

> **メモ2**
>
> **腹腔内感染症における一般的に想定される起因菌**
>
> 腹腔内感染症の原因菌は大腸菌、腸球菌、嫌気性菌などであり、通常多菌種であることが一般的である[5]。嫌気性菌は培養されにくいために、培養結果に上がっていなくてもその存在を意識しておく必要がある。
> 基質特異性拡張型βラクタマーゼ(extended-spectrum β-lactamase；ESBL)の耐性を持った腸内細菌は近年市中でも増加しているが、治療の主体はドレナージ(外科的、穿刺など)であり、外来で治療する患者は基本的に軽症～中等症であることを考慮すると、外来ではESBLなどのカバーをルーチンで考えなくてよい[6]。

5 治療

- 外来のみで治療を行うことはあまり考えないほうがよい。
- 抗菌薬は，使うとしてもアモキシシリン/クラブラン酸（オーグメンチン®）＋アモキシシリン（サワシリン®）（いわゆるオグサワ）。
- PIDは婦人科に紹介する。治療にはセフトリアキソン＋アジスロマイシンを使用する。
- 日本における大腸菌のキノロン耐性は高度であり，腹腔内感染症においてエンピリカルには使用しにくいことを念頭に置く。
- 嫌気性菌は培養で検出されにくいため，腹腔内感染症であれば基本的に培養結果で菌体が検出されていなくてもカバーしておくほうがよい。
- 腹腔内感染症における嫌気性菌は，*Bacteroides fragilis*を意識することが重要である。
- オグサワは*Bacteroides fragilis*を代表とした嫌気性菌カバーが可能であり，市中感染で意識すべき腹腔内グラム陰性桿菌＋*Enterococcus faecalis*（腸球菌）＋腹腔内嫌気性菌を一度にカバーできるので腹腔内感染症治療における汎用性が高い。
- 筆者は腹腔内グラム陰性桿菌のカバー目的に，感受性があればバクタ®やミノマイシン®を使用することもある。
- その場合の腹腔内嫌気性菌カバーの内服は，フラジール®（メトロニダゾール）を選択する。具体的には，バクタ®（ST合剤）＋フラジール®，またはミノマイシン®（ミノサイクリン）＋フラジール®を処方する。

● 文 献

1) Douglas RC：Differential diagnosis in primary care. 3rd ed. Lippincott Williams & Wilkins, 2003.
2) ウィリアム・サイレン：急性腹症の早期診断. 第2版, 小関一英 監訳, メディカル・サイエンス・インターナショナル, 2012.
3) Sosna J, et al：Radiology 230(43)：785-791, 2004.
4) Csendes A, et al：Arch Surg 131(4)：389-394, 1996.
5) Farthmann EH, et al：Infection 26(5)：329-334, 1998.
6) Kurup A, et al：Ann Med Surg 3(3)：85-91, 2014.

2章 発熱プラスαの診断学

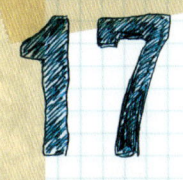

17 嘔吐・軟便（下痢）

小野大輔

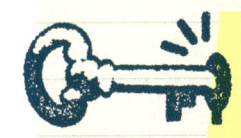

> 感染性腸炎のほとんどの症例で抗菌薬は不要である。

ここがポイント
- 感染性腸炎に類似した症状の致死的な疾患を必ず除外する。
- 迅速検査が陰性でも感染予防策を励行する。
- 感染性腸炎は，小腸型 or 大腸型，急性 or 慢性で考える。

専門医へ紹介すべき場合
- 感染性腸炎に類似した致死的な疾患を疑うとき。
- 経口摂取不能，重度の脱水など全身状態が悪いとき。
- 慢性経過のとき。
- 渡航歴や免疫不全があり，診断や治療に迷うとき。

1 発熱と嘔吐，軟便がみられたら？

→ 外来で嘔吐，軟便症状を訴える患者を診る際に重要なポイントは，感染性腸炎に類似する致死的疾患の除外，入院適応の決定，抗菌薬投与の適応決定，専門医紹介の有無である。実際には図1の流れで考えていくとよい。

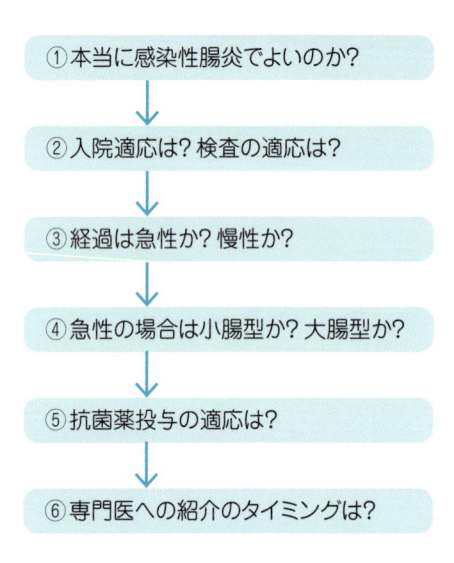

① 本当に感染性腸炎でよいのか？
↓
② 入院適応は？検査の適応は？
↓
③ 経過は急性か？慢性か？
↓
④ 急性の場合は小腸型か？大腸型か？
↓
⑤ 抗菌薬投与の適応は？
↓
⑥ 専門医への紹介のタイミングは？

図1 ▶ 発熱＋嘔吐，軟便がみられた場合のアプローチ法

2 本当に感染性腸炎でよいのか？

→ 嘔吐や軟便がみられる患者に対して，感染性腸炎と安易に診断すべきではない。感染性腸炎を疑う主症状である下痢には定義があり，一般に24時間以内に3回以上の水様便を認める場合とされ[1]，この定義を満たさない軽度の軟便を呈する場合には注意が必要である。

→ 特に下痢症状がない，または乏しく，嘔吐が中心のものには，髄膜炎，敗血症，頭蓋内疾患，急性心筋梗塞，子宮外妊娠，副腎不全といった感染症・非感染症を問わず致死的になりうる疾患が含まれており，必ずこれらを除外することが肝要である。

→ レジオネラなど非定型肺炎やマラリア，リケッチア症，レプトスピラ症といった致死的になりうる輸入感染症でも，感染性腸炎様の症状を呈する。渡航歴がある場合には必ずこれらの診断を安易に棄却しない。

→ 一方で，下痢症状が初期には乏しい感染性腸炎もある。頻度が高いものではカンピロバクター腸炎があり，まず発熱を呈し，その後に遅れて下痢が出てくるという特徴的な経過をとるため，正しい診断がなされていないことが多い。臨床経過とともに，「1

週間以内の加熱調理が不十分な肉類（例：鳥刺し，ユッケなど）の摂取歴」を聞き出すことが診断のポイントとなる。

3 入院適応は？ 検査の適応は？

- ☐→ 感染性腸炎と診断したのちには，入院適応の有無を考える。
- ☐→ 具体的には以下の点から総合的に判断する。

> - 重度の脱水がないかどうか？
> - 飲水は可能かどうか？
> - 小児や高齢者，免疫不全者といったリスクのある患者かどうか？

- ☐→ 脱水の程度をみる指標として感度・特異度が高いものを以下に挙げる[2]。
    感度が高い：口腔・鼻腔の粘膜乾燥，舌での縦しわ形成
    特異度が高い：起立性低血圧，眼窩の窪み，腋窩の乾燥
- ☐→ 血液検査はリスクのある患者や臓器障害が疑われる際には必要だが，軽症の症例に対してルーチンでの検査施行は不要である。
- ☐→ ノロウイルスなどの便迅速検査は，以下の理由により，基本的には不要である。
    - 感度が必ずしも高くなく偽陰性が多い。また，サポウイルスなど，他のウイルス性もありうる。
    - 検査の陽性・陰性によらず補液を中心とした治療方針や手洗いなどの感染予防策といった医学的対応に変わりはない（ノロウイルスであろうと，その他の感染性腸炎の病原体であろうと対応に違いはない）。
    - 患者に経済的負担を強いる など。

4 経過は急性か？ 慢性か？

- ☐→ 感染性腸炎は臨床経過によって，急性型，慢性型に分類する。
- ☐→ 厳密には，急性型，慢性型に加えて，超急性型（潜伏期が1日未満と短いことが多く，毒素を産生するブドウ球菌やウェルシュ菌といった病原体によって起きる）というカテゴリーも存在するが，実臨床では急性型との区別がつかないことがほとんどである。

● 急性型
- 急性型は潜伏期が数日程度，症状の持続期間が2週間程度までのものである。
- ノロウイルスやロタウイルス，カンピロバクター，大腸菌などの病原体による感染性腸炎がこのカテゴリーに分類される。
- 急性型の場合には，小腸型または大腸型のどちらなのかを念頭に置くと考えやすい（後述）。

● 慢性型
- 慢性型は症状が4週間以上続くものである。
- 感染性では腸結核やランブル鞭毛虫，アメーバ赤痢などがあるものの，急性型と異なり原因として非感染性の割合が増加することが特徴である。
- 非感染性の原因として，潰瘍性大腸炎やCrohn病，過敏性腸症候群，甲状腺機能亢進症，薬剤性などがある。
- いたずらに抗菌薬を投与するのではなく，適宜，便培養（必要であれば便虫卵検査を追加）や各種検査（大腸内視鏡検査を含む）を施行し，原因の同定に努める。

5 急性の場合は小腸型か？ 大腸型か？

- 急性型の感染性腸炎は，さらに小腸型と大腸型に分けて考える（表1）[3]。
- 典型的には，小腸型は嘔吐が特徴で，発熱や腹痛は乏しいのに対し，大腸型は発熱や腹痛，血便が特徴で，嘔吐は乏しい。大まかなとらえ方としては，小腸型はノロウイ

表1 ▶ 小腸型vs大腸型の比較

		小腸型	大腸型
症状	悪心・嘔吐	強い	なし，または軽度
	腹痛	なし，または軽度	強い
	血便	なし	あり
	発熱	なし，または軽度	あり
検査	便中白血球	なし	あり
病原微生物		ウイルス（ロタウイルス，ノロウイルスなど） ブドウ球菌など（毒素産生するもの） ビブリオ	カンピロバクター（C. jejuni） サルモネラ 腸管出血性大腸菌 赤痢菌 クロストリジウム・ディフィシル

（文献3, p1343, Table 93-96より一部改変）

ルスやロタウイルスなどのウイルス性のものが多く，大腸型には大腸菌やサルモネラなどが含まれる。
- もちろん，小腸型，大腸型とクリアカットに分けられないことも少なからずある。小腸型か大腸型かの判断に迷うときには，施行可能であれば便グラム染色を行う。便白血球が確認されれば大腸型である。
- 小腸型では抗菌薬の処方は不要である（後述する例外を除く）。

6 抗菌薬投与の適応は？

- 外来での感染性腸炎に対して，抗菌薬を必要とすることは少ない。不必要な抗菌薬投与は，腸内細菌叢の乱れによる下痢，クロストリジウム・ディフィシル感染症（*Clostridium difficile* infection；CDI），耐性菌の出現につながるため避けるべきである。
- また，発熱がない，または乏しく，強い腹痛，血便などを呈することが特徴である腸管出血性大腸菌（O157など）による腸炎を疑った場合，抗菌薬投与は溶血性尿毒症症候群を惹起することがあるため，慎重を期すべきである。

> **抗菌薬の処方を検討する場合**
> - 下痢が頻回（目安：1日に6回以上）であるとともに，高熱やしぶり腹，強い腹痛，血便があり大腸型が強く疑われる
> - 小腸型，大腸型を問わず，高齢や免疫不全といったリスクがある，体内に人工物（人工弁，人工血管，人工関節など）がある

- 渡航歴がある，旅行者下痢症の場合には抗菌薬が必要なことが多い。
  - 起因菌がわからない場合：アジスロマイシン，ニューキノロン系抗菌薬
  - 起因菌が判明している場合（腸チフス，細菌性赤痢など）：腸チフスにはアジスロマイシン，赤痢にはニューキノロン系抗菌薬。可能であれば便培養を採取した上で，3〜5日間分処方
- 抗菌薬の前投与歴があり，CDIの可能性が否定できない場合にはその原因となっている抗菌薬の投与を（可能であれば）中止する。その上で，メトロニダゾールなどの投与が必要となることもある。

7 専門医への紹介のタイミングは？

- □→ 専門医の紹介が必要となるのは，重度の脱水や経口摂取不能のため入院適応がある場合に加えて，渡航歴のある場合や免疫不全がある場合である．
- □→ 渡航歴，特に衛生環境の整っていない国への渡航歴がある場合には，国内発症の感染性腸炎とは原因菌のスペクトラムが大きく異なり，既述のように抗菌薬投与が必要なことも多い．
- □→ 渡航先と発症までの潜伏期間についての問診が起因菌を絞る上でポイントとなるが，判断に迷ったら，渡航関連感染症の診療が可能な施設へ紹介する．
- □→ また，HIVなどの免疫障害がある・疑われる場合も，クリプトスポリジウムやサイトメガロウイルスなどによる特殊な腸炎の可能性があり，専門的な知識が必要なため，診療が可能な施設へ紹介する．

●文 献
1) WHO：Diarrhoeal disease.（2015年10月閲覧）
   http://www.who.int/mediacentre/factsheets/fs330/en/
2) McGee S, et al：JAMA 281(11)：1022-1029, 1999.
3) Bennett JE, et al：Mandell, Douglas, and Bennett's Principles and Practice of Infectious Diseases. 7th ed. Churchill Livingstone, 2009, p1343.
4) 青木　眞：レジデントのための感染症診療マニュアル．第3版, 医学書院, 2015, p685-692.
5) 岡　秀昭：感染症プラチナマニュアル．メディカル・サイエンス・インターナショナル, 2015, p146-150.

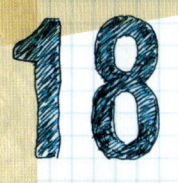

18 発疹（紫斑，紅斑を中心に）

根本隆章

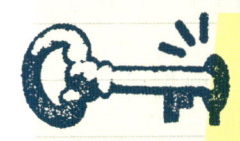

> 紫斑や紅斑は重症感染症のサインであることがある。

ここがポイント
- 発疹をみたら，発疹の種類を区別する（紅斑なのか？ 紫斑なのか？ 丘疹なのか？）。
- 患者背景が診断につながることが多いため，病歴を細かく聴取する。
- 発疹以外の症状やバイタルサインの変化を伴っているかをチェックする。
- 発疹を呈して来院する患者の中には感染性を有する場合があるので，適切な感染防御を行う。

専門医へ紹介すべき場合
- 皮疹のみで，その原因が断定できない場合は皮膚科専門医へ紹介する。
- 動物接触歴，森林散策歴（昆虫に刺される可能性），海外渡航歴を有する特殊な場合は感染症専門医へ紹介する。
- 皮疹が急激に出現・拡大し，バイタルサインの変化を伴うときは，集中治療管理が可能な病院へ転送を考慮する。

1 発熱と皮疹がみられたら？

☐→ 発熱＋皮疹があれば，図1の流れでアプローチしよう。
☐→ 発熱と皮疹を呈した患者の鑑別を行うにあたって，病歴は非常に重要である。図1①の情報を患者背景として必ず聴取する。

急激な発症＋全身状態が悪い・バイタルサインが不安定
- 転送先を探しつつ，初期治療を考慮する。
- 抗菌薬投与前に血液培養2セットを必ず採取する。

↓

①病歴を徹底的に聴取する
- 既往歴（特に弁膜症や脾摘出の有無）
- 職業
- 服薬歴（現在の服用薬のみではなく，過去に服用していた薬剤も含めて）
- 海外渡航歴
- 動物接触歴
- 森林散策歴（昆虫に刺されたか？）
- 食事摂取歴
- 性交渉歴
- 予防接種歴
- 静脈注射薬の使用歴

↓

②皮疹についての病歴を聴取する
- どんな皮疹か？（丘疹，紅斑，水疱，小結節，点状出血／紫斑，蕁麻疹）
- どこに？
- いつから？
- どのように広がったか？変化したか？
- 皮疹に伴う症状は？（痛いのか？痒いのか？）
- 随伴症状の有無は？

↓

③実際に身体診察を行う
- 皮疹の表面にライトを当てて，性状を観察する。
- 皮疹の触診も行う（感染性を有している可能性もあるので手袋を着用する）。
- 皮疹の分布を観察する。
- 粘膜病変の有無を確認する（口腔，陰部の診察も行う）。
- 毛髪，頭皮，爪にも病変が隠れていないか，観察する。
- 髄膜刺激症状，神経学的所見のチェックを行う。
- リンパ節，肝，脾，関節の所見を確認する。
- 心音の聴診所見を確認する。

図1 ▶ 発熱＋皮疹がみられた場合のアプローチ法

2　発熱＋紫斑がみられたら？（表1）

- 紫斑は生命を脅かす疾患（電撃性紫斑病）のサインであることがある。
- 髄膜炎菌による感染症は，急速に紫斑が拡大し，多臓器不全に陥ることがある。無脾患者の場合には重症化しやすいが，免疫正常者でも発症することがある。
- 肺炎球菌を含む連鎖球菌やインフルエンザ菌，カプノサイトファーガ・カニモルサス（*Capnocytophaga canimorsus*）による感染症は，時に紫斑を呈し，無脾患者で重症化することがある。
- 脾疾患の有無や，交通事故・外科手術歴などを聴取し，摘脾の有無を確認することが重要である。
- 髄膜炎菌やインフルエンザ菌b型は飛沫感染するため，紫斑を呈する患者を診察する場合は飛沫感染予防（医療スタッフおよび患者自身にマスク着用）を行う。
- ロッキー山紅斑熱やウイルス性出血熱（ラッサ，エボラ，マールブルグ）などでも紫斑を呈することがあり，海外渡航歴やシックコンタクトを聴取することは重要である。
- ウイルス性出血熱は患者の体液より接触感染を起こすことがあり，海外（特に流行地）渡航歴を有する場合は接触感染予防策を講じる（手袋，エプロン，帽子，ゴーグルを着用して診察）とともに，近くの指定医療機関へ速やかに転送する。

● 電撃性紫斑病

- 種々の原因によって生じた播種性血管内凝固症候群と皮膚の血管内塞栓による皮下出

表1 ▶ 紫斑を呈する疾患

感染性疾患	髄膜炎菌感染症 肺炎球菌感染症＊ カプノサイトファーガ・カニモルサス感染症＊ 黄色ブドウ球菌による感染性心内膜炎 ロッキー山紅斑熱 エンテロウイルス感染症 Epstein-Barrウイルス感染症 ウイルス性出血熱 HIV感染症 慢性活動性肝炎
非感染性疾患	播種性血管内凝固症候群 血栓性血小板減少性紫斑病 白血球破砕性血管炎 薬疹 薬剤性（出血傾向があるもの，血小板減少によるもの）

＊：無脾患者

- □→ 血，皮膚壊死を特徴とする疾患である。
- □→ 中心に暗青色の壊死を伴い急速に拡大する紅斑を特徴とした皮膚病変で，急激に発症し，骨や筋などの深層にまで壊死が及ぶことがある。
- □→ プロテインCやプロテインS欠損症などの凝固異常や，急性感染症，特発性などに分類される。
- □→ 最も典型的な原因微生物は髄膜炎菌で，他にグラム陰性菌や連鎖球菌，黄色ブドウ球菌，水痘ウイルス，麻疹ウイルスも原因となりうる。
- □→ 健常人にも発症し，急激な転帰をたどることがあるので，速やかな精査および抗菌薬の投与が必要となる。是非，覚えておきたい。

3 発熱+紅斑がみられたら？

- □→ 紅斑は生命を脅かす疾患［毒素性ショック症候群（toxic shock syndrome；TSS），壊死性筋膜炎］のサインであることがある。
- □→ 紅斑をみたら，その特徴を評価する。

> - 広範囲の一様の紅斑なのか？
> - 局所的な紅斑なのか？
> - 比較的広い範囲の不整形な斑状紅斑なのか？

● → 広範囲の一様の紅斑

- □→ 広範囲の一様の紅斑であれば，猩紅熱，TSS，ブドウ球菌性熱傷様皮膚症候群，川崎病，薬疹，Sezary症候群などを考慮する。

● → 局所的な紅斑

- □→ 局所的な紅斑であれば，蜂窩織炎/壊死性筋膜炎や結節性紅斑，接触皮膚炎などを考慮する。
- □→ 壊死性筋膜炎は緊急を要する疾患であり，以下のサインを認めたら経験のある信頼できる外科系専門医へのコンサルトを躊躇しない。

> - 全身状態が悪い
> - バイタルサインが不安定
> - 正常に見える皮膚に強い圧痛を有する
> - 皮膚に黒色壊死や血疱が認められる

● 比較的広い範囲の不整形な斑状紅斑

- 比較的広い範囲の不整形な斑状紅斑の鑑別疾患は多数あり(**表2**),**図1**のアプローチが重要となってくる。ここでも海外渡航歴や動物接触歴のほかに,流行疾患やシックコンタクトも重要な問診事項となる。
- 多岐にわたる鑑別疾患の中には,接触感染,飛沫感染,空気感染するものが含まれる。
- 紅斑を呈している患者を診察する場合は手袋やマスクを着用し,麻疹の可能性がある場合で入院が必要なら,速やかに空気感染予防策の行える病院への転送を行う。

表2 ▶ 斑状紅斑を呈する感染性疾患

ウイルス感染症	麻疹 風疹 パルボウイルスB19感染症 サイトメガロウイルス感染症 急性HIV感染症 Epstein-Barrウイルス感染症 HHS-6感染症 エンテロウイルス感染症 デング熱
リケッチア感染症 エールリヒア症 アナプラズマ症	
細菌感染症	腸チフス
非定型細菌感染症	梅毒 ライム病 レプトスピラ症 オウム病 Rat-bite fever鼠咬症(*Spirillum minus*, *Streptobacillus moniliformis*に感染)

HHS-6:human herpesvirus-6(ヒトヘルペスウイルス6)

4 抗菌薬は必要か?

- 皮疹を呈する患者のうち細菌感染症は一部なので,全例に抗菌薬は必要ではない。
- 蜂窩織炎や丹毒などの皮膚感染症,細菌感染による電撃性紫斑病が疑われる際に抗菌薬の投与を考慮する。
- 蜂窩織炎は一般的に黄色ブドウ球菌や連鎖球菌が原因となる。
- セファレキシンなどの第1世代セフェム系抗菌薬が第一選択薬として選ばれる。
- 日常的に使用されている経口第3世代セフェム系抗菌薬はバイオアベイラビリティが低く,不必要に広域なスペクトラムを持つため第一選択薬としては不適切である。

- ☐→「とりあえず抗菌薬で様子をみる」ということはしない。
- ☐→一方で，バイタルサインの変化を有する場合，確定診断を待たずに抗菌薬を投与せざるをえない場合がある。

5 生検は必要か？

- ☐→皮膚生検は，悪性疾患や水疱性疾患が疑われる場合，様々な鑑別疾患の可能性があり診断に苦慮する場合に検討される。
- ☐→必ずしも全例に必要ではないので，適応を絞って皮膚科専門医へ紹介を考慮する。

●文 献

1) Ramundo MB：Fever and Rash. antimicrobe. 2014.（2015年10月閲覧）
   http://www.antimicrobe.org/new/e8.asp
2) Alguire PC, et al：Skin biopsy techniques. UpToDate®, 2014.（2015年10月閲覧）
   http://www.uptodate.com/contents/skin-biopsy-techniques
3) Nolan J, et al：Br J Anaesth 86(4)：581-586, 2001.

3章 外来で診る感染症の対処法

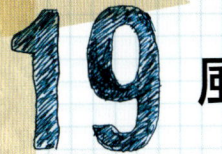

19 風邪

山本舜悟

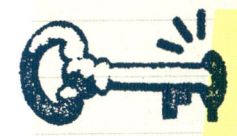

> せき，はな，のどの3症状がそろったら抗菌薬不要の普通感冒を考える。

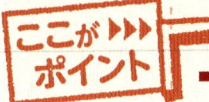

ここがポイント
- 「風邪」の自然経過を意識し，自然軽快する普通感冒型の「風邪」の経過と合致するかを考える。
- 自然経過から外れて進行性に悪化する場合や，いったん軽快傾向にあった症状が再増悪した場合には細菌感染症の合併を考える。

専門医へ紹介すべき場合
- 細菌感染症を合併し，専門医による治療が必要な場合。

1 風邪とは何か？

- 普遍的な「風邪」の定義は存在しない。一般的には，急性上気道炎と同義としてとらえられることが多いが，気道症状だけでなく，急性あるいは亜急性の発熱や倦怠感，様々な体調不良を「風邪」と訴える患者は少なくない。
- 患者が「風邪をひいた」と言って受診する症候群を広義の「かぜ症候群」としてとらえると，様々な原因が考えられる。

2 「かぜ症候群」を気道症状の有無で2つに分ける

- 患者が「風邪をひいた」といって受診しうる広義の「かぜ症候群」は，**表1**[1]のように気道症状を伴うタイプと気道症状が乏しいタイプに分けることができる。
- 気道に炎症がなければ上気道炎ではありえない。気道症状が乏しいにもかかわらず，発熱だけの患者を安易に「上気道炎」と診断すると，敗血症など致死的な病態を見逃してしまうかもしれない。
- 本項では，せき，はな，のどの症状を伴う「普通感冒型」について解説する。

表1 ▶「かぜ症候群」の分類

気道症状を伴うもの	せき，はな，のど型（普通感冒型） はな型（急性鼻・副鼻腔炎型） のど型（急性咽頭・扁桃炎型） せき型（気管支炎型）
気道症状が乏しいもの	高熱のみ型 微熱・倦怠感型（急性，慢性） 下痢型 頭痛型（髄膜炎型） 発疹型

（文献1より引用）

3 普通感冒型の「風邪」（せき，はな，のど型）

- せき，はな，のどの3症状が"同時に""同程度"存在する病態で，発熱の有無は問わない。狭義の「かぜ症候群」のことで，普通感冒や非特異的上気道炎と呼ばれる。
- 大部分がウイルス感染症で，ライノウイルスによるものが最も多く，パラインフルエンザウイルス，インフルエンザウイルス，RSウイルス，アデノウイルスが続く[2]。

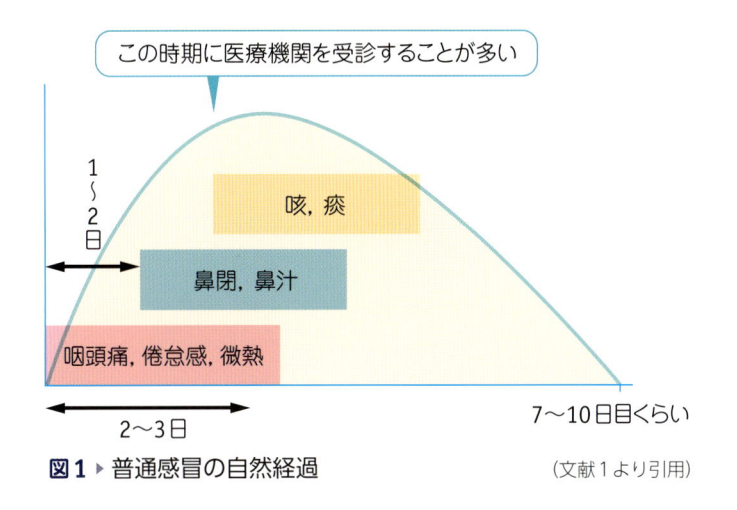

図1 ▶ 普通感冒の自然経過 （文献1より引用）

- 普通感冒の自然経過は，まず微熱や倦怠感，咽頭痛が起こり，続いて鼻汁や鼻閉を生じ，その後，咳や痰が出てくるようになる（図1）[1]。
- 発症から3日目前後が症状のピークで，7～10日間で軽快していく。咳は3週間ほど続くことも多い[3]。このタイプは自信を持って「風邪」と言えるもので，抗菌薬投与の適応はない。
- 発症から医療機関受診までの時間が早すぎると3つの症状がそろっていないことがあるので，自然経過の中のどの時点で受診しているかを意識するとよい。

4 普段の「風邪」と同じか？

- 大人であれば誰でも一度は「風邪」をひいたことがあるだろう。普段の「風邪」と比べて同じような症状だということが確認できれば，重篤な疾患が隠れているリスクは少ない。
- 逆に，普段の「風邪」と違う点があれば，その点に詳しく注目するとよい。たとえば，普段よりも喉の痛みが強いのであれば「急性咽頭炎型」を考え，さらに急性喉頭蓋炎や扁桃周囲膿瘍といった致死的な病態がないかと鑑別を進めていく。

5 細菌感染症の合併を疑うとき

- 自然経過から外れて症状が進行性に悪化する場合や，いったん軽快傾向にあったものが再増悪した場合は，二次的な細菌感染症の合併を考慮する（図2）[1]。

図2 ▶ 通常と異なる経過　　　　　　　　　　（文献1より引用）

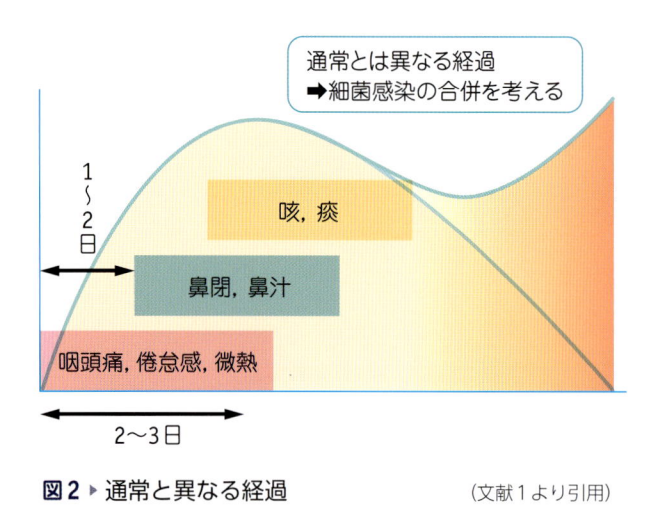

6　普通感冒型の「風邪」に抗菌薬は必要か？

- 普通感冒型の「風邪」には原則として抗菌薬は必要ない。しかし、「風邪」に抗菌薬が「効く」か「効かない」かと問われると、「効く」と言うこともできる。
- 2007年のBMJに掲載された研究では、「上気道炎後の肺炎」「咽頭炎後の咽頭膿瘍」「中耳炎後の乳突蜂巣炎」に対して抗菌薬は予防効果があるという結果であった[4]。
- しかし、この研究ではそれぞれの合併症予防の治療必要数（number need treat；NNT）は4,000を超えた[4]。つまり、1人の合併症を予防するためにそれぞれ4,000人以上抗菌薬を投与する必要があるという意味になる。
- 上気道炎なら1人の肺炎を予防するのに3,999人に無駄な抗菌薬を処方する計算になる。
- 抗菌薬にまったく副作用がないのであれば、投与が正当化されるかもしれないが、残念ながら副作用はつきものである。
- たとえば、セファロスポリンの副作用の頻度は以下のように教科書には記載されている[5]。これを4,000人に投与したときのことを考えてみよう。
  - アナフィラキシー：0.01% ➡ 0.4人
  - 皮疹：1～3% ➡ 40～120人
  - 下痢：1～19% ➡ 40～760人
- 1人の肺炎を予防するのに4,000人に抗菌薬を投与するのでは割に合わない。それよりも、抗菌薬をルーチンには投与せず、肺炎になりそうな人を注意深くフォローアップし、肺炎の徴候が出てきたらすばやくとらえて治療を行うほうが合理的である。

- 別の報告でも，非特異的な気道感染症に対して，抗菌薬は肺炎による入院を有意に減らしたという結果が出ているが，そのNNTは12,255，すなわち12,255人に抗菌薬を投与して初めて1人の肺炎による入院を減らすという意味である[6]。
- 抗菌薬に限らず，薬が「効く」ということを考える際には，「どれくらい」効くのかということも同時に考える必要がある。

7 対症療法

- 基本的に治癒を早めることが証明された薬剤は存在しないので，対症療法が中心になる（**表2**）。

● 発熱，疼痛

- 発熱，疼痛に対してNSAIDsが使われることがあるが，国内のランダム化比較試験において感冒の治癒を遷延させる可能性があったとされ，筆者は強い咽頭痛を訴える患者を除いてアセトアミノフェンを処方している[7]。

● 鼻汁，鼻閉

- 鼻汁，鼻閉に対して抗ヒスタミン薬が使用されるが，感冒の際の鼻汁には抗コリン作用が重要と言われるので，有効なのはクロルフェニラミンなどの第1世代の抗ヒスタミン薬である。

表2 ▶ 急性上気道炎の対症療法

症状		薬剤	用法・用量
発熱，疼痛		アセトアミノフェン	1回400〜500mg頓服　1日4回まで
	強い咽頭痛の場合	イブプロフェン	1回200mg内服　1日3回まで
鼻汁，鼻閉	水様鼻汁がメインの場合	麻黄附子細辛湯（マオウブシサイシントウ）	1包を毎食間または毎食前　3〜7日間
	鼻閉，副鼻腔の圧痛，重苦感がある場合	葛根湯加川芎辛夷（カッコントウカセンキュウシンイ）	1包を毎食間または毎食前　3〜7日間
	鼻閉が強く，鼻汁も膿性・粘稠な場合，後鼻漏のある場合	辛夷清肺湯（シンイセイハイトウ）	1包を毎食間または毎食前　3〜7日間
	もともとアレルギー性鼻炎がある場合	モメタゾン	各鼻腔に2噴霧ずつ　1日1回
咳		デキストロメトルファン	1回15〜30mg内服　1日3〜4回
		リン酸コデイン	1回10〜20mg内服　1日3回*

*：ただし，コデインは急性上気道炎の咳には効果が乏しい

（文献1より一部改変）

- しかし，口渇や眠気，前立腺肥大のある男性では，尿閉の副作用があるため使用する際には注意が必要である。
- 西洋薬で鼻炎症状をうまくとる薬剤がないため，筆者は漢方薬を使うことも多い。

8 専門医へ紹介すべき場合

- 普通感冒型の「風邪」の大部分は自然軽快する。
- ただし，慢性心不全や慢性呼吸不全などの基礎疾患がある患者においては細菌感染症を発症した場合の影響が大きいので，2～3日後に再診して軽快傾向であることを確認したほうがよいかもしれない。
- 細菌感染症を合併し，専門医による治療が必要になった場合には紹介を考慮する。

●文献

1) 山本舜悟 編：かぜ診療マニュアル．日本医事新報社，2013．
2) Monto AS, et al：JAMA 227(2)：164-169, 1974.
3) Ebell MH, et al：Ann Fam Med 11(1)：5-13, 2013.
4) Petersen I, et al：BMJ 335(7627)：982, 2007.
5) Mandell GL, et al, ed：Mandell, Douglas, and Bennett's Principles and Practice of Infectious Diseases. 7th ed. Churchill Livingstone, 2009.
6) Meropol SB, et al：Ann Fam Med 11(2)：165-172, 2013.
7) Goto M, et al：Intern Med 46(15)：1179-1186, 2007.

20 急性中耳炎

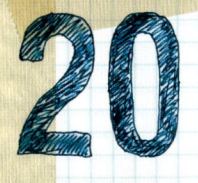

永田理希

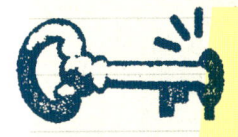

> 小児の急性中耳炎のほとんどで抗菌薬は必要としない。

ここがポイント

➡ その発熱＋耳痛は急性中耳炎が原因か？
- 主訴と診断名はイコールではない。他の疾患かもしれないのできちんと鼓膜を診よう！

➡ その急性中耳炎は，抗菌薬処方が必要なのか？
- 細菌が関与することと，抗菌薬が治療に必要なことはイコールではない。やみくもに抗菌薬を処方しない！

➡ 抗菌薬処方phaseには，どの抗菌薬を処方するか？
- やみくもにセフジトレンやテビペネム，トスフロキサシンを処方しない。基本はアモキシシリン（AMPC）である。

専門医へ紹介すべき場合

➡ 抗菌薬（AMPC）処方後3〜4日経過しても発熱＋耳痛＋不機嫌，鼓膜所見が不変・悪化の場合，発熱＋耳痛＋不機嫌が強く，鼓膜発赤＋膨隆が非常に強い場合 ➡ 鼓膜切開が必要

➡ 耳介後部の発赤・腫脹等が併発している場合 ➡ 乳様突起炎疑い

➡ 反復性の場合 ➡ 感染症に詳しい耳鼻咽喉科・小児科・内科専門医の判断が必要

1 発熱＋耳痛＋不機嫌がみられたら？

☐ 鼓膜所見を診て，中耳炎があるかどうかを含め，表1の①～⑳の疾患を鑑別する。

表1 ▶ 耳痛で鑑別すべき疾患

小児	成人：参考
①中耳炎	⑪胃食道逆流症
②鼓膜炎	⑫顎関節炎
③外耳道炎	⑬頸椎関節炎
④外耳道異物	⑭側頭動脈炎
⑤ムンプス，周囲リンパ節炎	⑮唾石症
⑥う歯，歯肉炎	⑯帯状疱疹
⑦咽頭痛のある疾患	⑰神経痛（三叉神経痛など）
⑧アフタ性口内炎	⑱急性心筋梗塞，狭心症
⑨髄膜炎	⑲胸部動脈瘤
⑩化膿性唾液腺炎	⑳外耳道癌，頭頸部癌

2 その急性中耳炎には抗菌薬が必要か？

☐ 耳漏のある急性中耳炎の92％には細菌が関与している。しかし，細菌が関与していることと急性中耳炎の治療に抗菌薬が必要ということは別問題である。

☐ これまで中耳炎について耳鼻咽喉科医は「急性中耳炎には抗菌薬ありき」と考え，基礎的・臨床的検討がなされてきた。そして抗菌薬の適正使用が叫ばれるようになり，どういうときには不要かを考え，「鼓膜発赤のみでは3日間経過観察する」というところまで見直されるようにはなった。

☐ しかし，日本の「小児急性中耳炎診療ガイドライン2013年版」（日本耳科学会，日本小児耳鼻咽喉科学会，日本耳鼻咽喉科感染症・エアロゾル学会）のスコアシートで評価すると，2歳未満では基本的に抗菌薬を処方することになってしまう。

☐ 現時点での日本のガイドラインでは「急性中耳炎には抗菌薬ありき」にとどまっている状況である。したがって，どういうときに不要かではなく，どういうときに必要かというように視点を考え直す時期にきており，今後の改訂が待たれる。

● 抗菌薬処方の判断（図1, 2[1]）

☐ 細菌が関与しているかどうかではなく，急性中耳炎のような体表の腔内感染症の場合

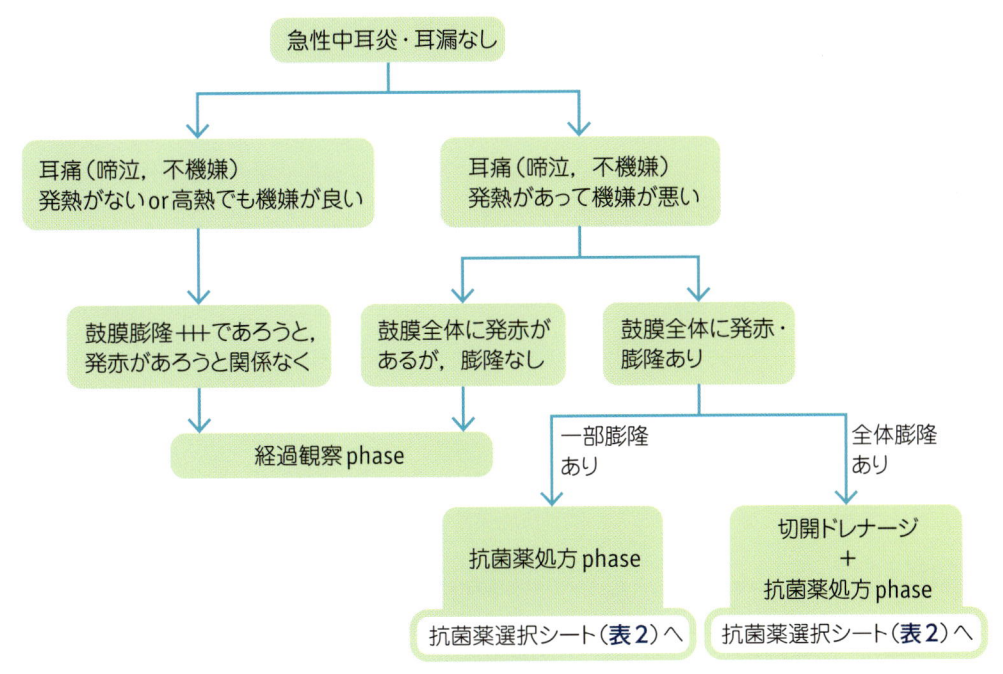

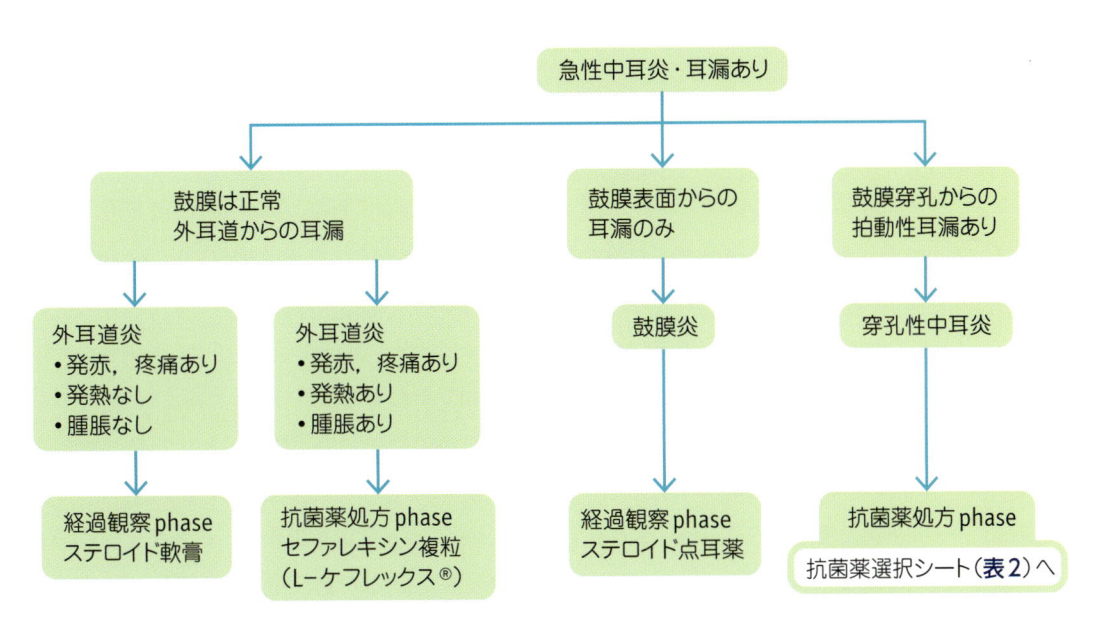

```
                        急性中耳炎・耳漏なし
                              │
           ┌──────────────────┴──────────────────┐
           ↓                                     ↓
    耳痛（啼泣，不機嫌）                   耳痛（啼泣，不機嫌）
    発熱がないor高熱でも機嫌が良い          発熱があって機嫌が悪い
           │                                     │
           ↓                         ┌───────────┴───────────┐
    鼓膜膨隆+++であろうと，            ↓                       ↓
    発赤があろうと関係なく      鼓膜全体に発赤が          鼓膜全体に発赤・
           │                    あるが，膨隆なし            膨隆あり
           ↓                         │                       │
      経過観察phase                   ↓                 ┌─────┴─────┐
                                経過観察phase         一部膨隆      全体膨隆
                                                       あり          あり
                                                        ↓             ↓
                                                   抗菌薬処方 phase  切開ドレナージ
                                                                    ＋
                                                                   抗菌薬処方 phase
                                                   抗菌薬選択シート（表2）へ  抗菌薬選択シート（表2）へ
```

図1 ▶ 抗菌薬処方phaseシート（急性中耳炎・耳漏なし）

小児は一般的に，診察時に嫌がったり怖がったりするために啼泣・不機嫌なことが多い。ゆえに，自宅や待合室での状態を確認して判断するようにする。「機嫌」をきちんと診断することも重要である。

(文献1より引用)

```
                         急性中耳炎・耳漏あり
                               │
           ┌───────────────────┼───────────────────┐
           ↓                   ↓                   ↓
       鼓膜は正常          鼓膜表面からの        鼓膜穿孔からの
      外耳道からの耳漏        耳漏のみ           拍動性耳漏あり
           │                   │                   │
     ┌─────┴─────┐             ↓                   ↓
     ↓           ↓           鼓膜炎             穿孔性中耳炎
   外耳道炎     外耳道炎         │                   │
   ・発赤，疼痛あり ・発赤，疼痛あり
   ・発熱なし   ・発熱あり
   ・腫脹なし   ・腫脹あり
     │           │             ↓                   ↓
     ↓           ↓        経過観察phase          抗菌薬処方 phase
  経過観察phase  抗菌薬処方phase  ステロイド点耳薬
  ステロイド軟膏 セファレキシン複粒                  抗菌薬選択シート（表2）へ
              （L-ケフレックス®）
```

図2 ▶ 抗菌薬処方phaseシート（急性中耳炎・耳漏あり）

外耳道炎以外の外耳道癌，真珠腫，耳垢，外耳道真菌症（カンジダ）などを除外することが重要である。

(文献1より引用)

には細菌量を減らす手助けが必要かどうかで考えることにより抗菌薬処方の判断基準とすればよい。

- 感染の4徴である「発赤」「腫脹」「発熱」「疼痛」がそろった場合に，抗菌薬処方phaseと判断する。つまり，全身所見で発熱と疼痛が強く，局所所見の鼓膜の発赤と腫脹が強い場合にのみ抗菌薬処方とする。
- しかし，鼓膜穿孔部位から拍動性耳漏がみられれば，発熱や疼痛はなくとも抗菌薬適応phaseであると判断する。
- 筆者は5～6年前からこのような基準で数千例もの急性中耳炎を診ているが，特に困ったことはない。実は，急性中耳炎での抗菌薬投与はよっぽどでない限り必要ないという報告もある[2]。

3 抗菌薬処方phaseには，どの抗菌薬を処方するか？(表2)

- 二大起因菌として，肺炎球菌とインフルエンザ菌がある。最初に戦うべきは肺炎球菌！ その次にインフルエンザ菌である。
- まずは肺炎球菌ワクチンの接種歴を確認しよう[3,4]。2010年2月プレベナー7®の接種が開始され，2013年11月にはプレベナー13®の定期接種が開始となった。これにより，高度耐性肺炎球菌による難治性中耳炎は現時点では減少傾向にある。

● 投与量

- 抗菌薬はunderdoseよりoverdose。中途半端な量では耐性を誘導するだけである。
- 2011年8月にサワシリン®細粒10%とパセトシン®細粒10%，2012年2月にワイドシリン®細粒20%の1日最大投与量(小児)について，これまでの20～40mg/kg/日から90mg/kg/日への変更が日本で承認された。
- 急性中耳炎の抗菌薬処方phaseは，アモキシシリン（AMPC；ワイドシリン®，サワシリン®，パセトシン®）60～90mg/kg/日。これで現時点ではほとんど対処できる。
- 静注のカルバペネム系薬は命に関わる重症感染症において切り札としての役割を持つ。一方で経口のカルバペネム系薬であるテビペネム（TBPM-PI；オラペネム®）を外来診療で使うことは，切り札である静注薬の耐性誘導を促すハイリスクとなるだけで使うべきではない。TBPM-PIはセフジトレン（CDTR-PI；メイアクトMS®）と同じく二次性低カルニチン血症のリスクすらある。
- AMPCは高用量になるため，患児にきちんと飲んでもらうには総量を減らす工夫が必要である。ワイドシリン®細粒20%は，他に比べ力価が倍なので半分の量ですむ。

表2 ▶ 小児急性中耳炎における抗菌薬選択シート

肺炎球菌ワクチン接種症例		
想定起因菌	肺炎球菌（PSSP・PISP），インフルエンザ菌（BLNAS・BLPAR），嫌気性菌	
選択抗菌薬	AMPC 60〜75mg/kg/日　1日3〜4回	AMPC 90mg/kg/日　1日2回
肺炎球菌ワクチン未接種症例		
想定起因菌	ペニシリン高度耐性肺炎球菌（PRSP）も考慮に入れる	
選択抗菌薬	AMPC 90mg/kg/日　1日3〜4回	AMPC/CVA 96.4mg/kg/日　1日2回
上記にて治療不良，培養結果にてペニシリン高度耐性肺炎球菌（PRSP）&インフルエンザ菌（BLNAR・BLPACR）		
選択抗菌薬	TFLX* 12mg/kg/日　1日2回	CTRX 50mg/kg/日　1日1回 点滴静注

PSSP：penicillin-susceptible *Streptococcus pneumoniae*（ペニシリン感受性肺炎球菌）
PISP：penicillin-intermediate *Streptococcus pneumoniae*（ペニシリン中等度耐性肺炎球菌）
PRSP：penicillin-resistant *Streptococcus pneumoniae*（ペニシリン高度耐性肺炎球菌）
BLNAS：β-lactamase non-producing ampicillin susceptible *Haemophilus influenzae*
（βラクタマーゼ非産生アンピシリン感受性インフルエンザ菌）
BLNAR：β-lactamase non-producing ampicillin resistant *Haemophilus influenzae*
（βラクタマーゼ非産生アンピシリン耐性インフルエンザ菌）
BLPAR：β-lactamase producing ampicillin resistant *Haemophilus influenzae*
（βラクタマーゼ産生アンピシリン耐性インフルエンザ菌）
BLPACR：β-lactamase-positive amoxicillin/clavulanate resistant *Haemophilus influenzae*
（βラクタマーゼ産生AMPC/CVA耐性インフルエンザ菌）
AMPC：アモキシシリン
AMPC/CVA：アモキシシリン/クラブラン酸
TFLX：トスフロキサシン
CTRX：セフトリアキソン
*：TFLXは耐性化しやすいので安易に使用せず，高度耐性菌の場合にのみ投与する。なお，レボフロキサシン（LVFX：クラビット®）のような標準的なニューキノロン系抗菌薬を家族の同意の上，処方している小児感染症専門医もいる。

インフルエンザ菌

- 現在，臨床の現場で困るのはβラクタマーゼ非産生アンピシリン耐性インフルエンザ菌（β-lactamase non-producing ampicillin resistant *Haemophilus influenzae*；BLNAR）のときのみである。

- インフルエンザ菌の耐性については，日本では米国と異なりβラクタマーゼ産生アンピシリン耐性インフルエンザ菌（β-lactamase producing ampicillin resistant *Haemophilus influenzae*；BLPAR）は少ない。ほとんどがBLNARであり，耐性機序がまったく違う。ゆえに，アモキシシリン/クラブラン酸（AMPC/CVA；クラバモックス®）は有用ではない。

- 乱用によりβラクタマーゼ産生AMPC/CVA耐性インフルエンザ菌（β-lactamase-positive AMPC/CVA resistant *Haemophilus influenzae*；BLPACR）が報告されているため，やはり，適正使用が重要となる。

- BLNAR・BLPACRにはニューキノロン系抗菌薬が期待できるが，安易な使用は耐

性を誘導してしまう。

- AMPC/CVAは，日本では少ないBLPARが起因菌の場合や，ペニシリン高度耐性肺炎球菌(penicillin-resistant *Streptococcus pneumoniae*；PRSP)が起因菌の場合に常在してβラクタマーゼを産生するモラクセラ・カタラーリス(*M. catarrhalis*)がAMPCを分解してしまうのを防ぐために使用するなど，稀なケースに考慮する裏ワザ的武器であり，安易に使う抗菌薬ではない。
- 「小児急性中耳炎診療ガイドライン2013年版」によると，ワクチンの定期接種化によりPRSPは減少傾向にあり，肺炎球菌に関してAMPC高用量でほとんどが戦える。少なくとも筆者は困った経験がまったくない。
- また，BLNARに対してのCDTR-PIは，最小発育阻止濃度(MIC)が低くてもバイオアベイラビリティが14%とされている(AMPCは90%)。つまり，内服した薬剤の14%しか吸収されていない。
- 臨床効果の期待できる抗菌薬の指標を示すtime above MIC(TAM)も，AMPC 35%以上に対し，CDTR-PIは50%以上とハンデもある。
- さらに，グラム陰性菌であるインフルエンザ菌については，post antibiotic effect (PAE)＊がないためにTAMはさらに延長して必要になる。
  ＊：抗菌薬がなくなってからも細菌の増殖を抑制する効果。
- これらのことは，おそらく抗菌薬不要例に使用し奏効したと勘違いしてしまったために起こった可能性が高い。中耳炎はそもそも自然治癒することが多い。
- ペニシリンの第一選択としての処方が増えてきたことにより，わが国でもBLPARが増加してきた可能性がある。中途半端に負荷をかけないためにも，AMPC高用量を第一選択としたほうがよいと考える。

● 文 献
1) 永田理希：レジデントノート 16(11)：2024-2034, 2014.
2) Venekamp RP, et al：Cochrane Database Syst Rev 1：CD000219, 2013.
3) Shea KM, et al：Vaccine 29(45)：8042-8048, 2011.
4) Grijalva CG, et al：Curr Opin Pediatr 23(1)：98-104, 2011.

3章 外来で診る感染症の対処法

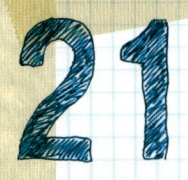

21 急性鼻副鼻腔炎

永田理希

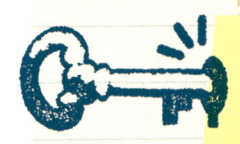

> 急性鼻副鼻腔炎のほとんどで抗菌薬は必要としない。

ここがポイント

- ➡ その鼻汁，鼻閉は，急性鼻副鼻腔炎なのか？
- ➡ 「汚い鼻汁（膿性鼻汁）＝抗菌薬処方 phase」ではない！
- ➡ その急性鼻副鼻腔炎には抗菌薬処方が必要か？
- ➡ 急性鼻副鼻腔炎には，経口第3世代セフェム系，マクロライド系抗菌薬は使わない。

専門医へ紹介すべき場合

- ➡ 視力異常がある＋全身状態，バイタルが悪いとき。
    - 失明のリスクあり！ 膿瘍に対する緊急ドレナージ術が必要。
    - 糖尿病＋視野異常の場合には浸潤型副鼻腔真菌症である可能性あり！ 緊急オペや抗真菌薬投与が必要。早期に死に至る可能性があるので注意する。
- ➡ 抗菌薬投与後も状態が変わらない場合。
    - 好酸球性鼻ポリープ，真菌症，腫瘍，上顎癌などの可能性あり！
- ➡ 繰り返す場合，片側の場合。
    - 歯性上顎洞炎，真菌症，腫瘍，癌，解剖学的異常の可能性あり！

21 ● 急性鼻副鼻腔炎　117

1 鼻汁，鼻閉がみられたら？

☐ まずは，表1に示す10疾患を鑑別する（診断については2章11参照）。

表1 ▶ 鼻汁・鼻閉で鑑別すべき疾患

①急性鼻副鼻腔炎	⑥鼻腔内異物
②アレルギー性鼻炎	⑦鼻副鼻腔腫瘍・癌
③血管運動性鼻炎	⑧上咽頭腫瘍・癌
④肥厚性鼻炎	⑨アデノイド（咽頭扁桃）肥大症
⑤鼻前庭炎	⑩鼻中隔彎曲症

2 その急性鼻副鼻腔炎には抗菌薬が必要か？

☐ 急性鼻副鼻腔炎の二大起因菌は，小児・成人ともに肺炎球菌，インフルエンザ菌である。しかし，細菌が関与しているからといって急性鼻副鼻腔炎の治療に抗菌薬が必要とは限らない。

☐ ウイルス性鼻副鼻腔炎から細菌性鼻副鼻腔炎に至るものは全体の0.5～2.0％である[1]。しかし，体表の腔内感染症の場合はウイルス性か細菌性かではなく，細菌量を減らす手助けが必要かどうかによって抗菌薬処方phaseを判断すればよい（☞2章11）。

☐ 急性中耳炎（☞3章20）と同様に，感染の4徴である「発赤」「腫脹」「発熱」「疼痛」がそろった場合に抗菌薬処方phaseと判断する。つまり，局所所見で発赤と腫脹が強く，全身所見で発熱と疼痛が強い場合にのみ抗菌薬を処方する。

☐ しかし急性鼻副鼻腔炎の炎症の主座である自然口は，鼻腔内から容易に観察できない。

☐ 抗菌薬により細菌量が減少することで自然口の腫脹が軽減し，膿による副鼻腔（特に上顎洞）の圧力が低下すれば，あとは粘膜の線毛運動や免疫機能で自己治癒しうる。

☐ 「急性鼻副鼻腔炎診療ガイドライン2010年版」（日本鼻科学会）では，鼻腔内での鼻汁，後鼻漏の視診・内視鏡所見が重要視されたスコアリングとなっている。しかし，小児（幼児）は自分で鼻をかめないので基本的に鼻汁が多くなり，成人は診察直前に鼻をかむことが多く，評価の精度が低く，これで判断することは難しい。

3 抗菌薬を処方する場合，どの抗菌薬を処方するか？（表2，3）

☐ 二大起因菌は肺炎球菌とインフルエンザ菌であり，急性中耳炎（☞3章20）と同様に

　　　　考える。
　□→　スムース型肺炎球菌は小児に多い。ムコイド型肺炎球菌（莢膜が非常に厚く，病原性が強い）は成人に多いが，高度耐性肺炎球菌は稀であり，アモキシシリン（AMPC）で奏効する。
　□→　スムース型・ムコイド型肺炎球菌，耐性インフルエンザ菌は，CDTR-PI（メイアクトMS®）などの経口第3世代セフェム系薬により耐性誘導されるPBP遺伝子変異を有していることが多いので使用は控える。

表2 ▶ 小児の急性鼻副鼻腔炎における抗菌薬選択シート

肺炎球菌ワクチン接種症例		
想定起因菌	肺炎球菌（PSSP・PISP），インフルエンザ菌（BLNAS・BLPAR），嫌気性菌	
選択抗菌薬	AMPC 60～75mg/kg/日　1日3～4回	AMPC 90mg/kg/日　1日2回
肺炎球菌ワクチン未接種症例		
想定起因菌	ペニシリン高度耐性肺炎球菌（PRSP）も考慮に入れる	
選択抗菌薬	AMPC 90mg/kg/日　1日3～4回	AMPC/CVA 96.4mg/kg/日　1日2回
上記にて治療不良，培養結果にてペニシリン高度耐性肺炎球菌（PRSP）＆インフルエンザ菌（BLNAR・BLPACR）		
選択抗菌薬	TFLX* 12mg/kg/日　1日2回	CTRX 50mg/kg/日　1日1回 点滴静注

PSSP：ペニシリン感受性肺炎球菌
PISP：ペニシリン中等度耐性肺炎球菌
PRSP：ペニシリン高度耐性肺炎球菌
BLNAS：βラクタマーゼ非産生アンピシリン感受性インフルエンザ菌
BLNAR：βラクタマーゼ非産生アンピシリン耐性インフルエンザ菌
BLPAR：βラクタマーゼ産生アンピシリン耐性インフルエンザ菌
BLPACR：βラクタマーゼ産生 AMPC/CVA 耐性インフルエンザ菌
AMPC：アモキシシリン
AMPC/CVA：アモキシシリン／クラブラン酸
TFLX：トスフロキサシン
CTRX：セフトリアキソン
＊：TFLXは耐性化しやすいので安易に使用せず，高度耐性菌の場合にのみ投与する。なお，レボフロキサシン（LVFX：クラビット®）のような標準的なニューキノロン系抗菌薬を家族の同意の上，処方している小児感染症専門医もいる。

表3 ▶ 成人の急性鼻副鼻腔炎における抗菌薬選択シート

想定起因菌	肺炎球菌（PSSP・PISP），インフルエンザ菌（BLNAS・BLPAR），嫌気性菌	
選択抗菌薬	AMPC 2錠（500mg）　1日3回	AMPC 1錠（250mg） ＋ AMPC/CVA 1錠（配合：125mg/250mg）　1日3回
上記にて治療不良，培養結果にてペニシリン高度耐性肺炎球菌（PRSP）＆インフルエンザ菌（BLNAR・BLPACR）		
選択抗菌薬	LVFX*1錠（500mg）　1日1回	CTRX 1～2g　1日1回 点滴静注

＊：LVFXは安易に使用せず，高度耐性菌の場合にのみ投与する。効果を下げる金属キレート剤と併用しない。

●文　献
1) Lindbaek M：Drugs 64(8)：805-819, 2004.

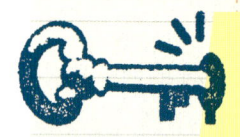

22 急性咽頭炎

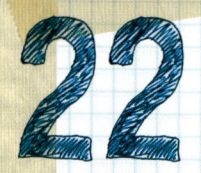

永田理希

急性咽頭炎のほとんどで抗菌薬は必要としない。

ここがポイント

→ その咽頭痛は，急性咽頭炎なのか？

→ 強い咽頭痛の主訴と口腔内の所見が一致しているか？

→ 「喉が赤い，扁桃が腫れている，白苔がついている＝抗菌薬処方」ではない。

専門医へ紹介すべき場合

→ ①こもり声，嗄声，呼吸苦のある咽頭痛

②開口障害のある咽頭痛

③片側優位の前頸部リンパ節腫脹，圧痛のある咽頭痛

④嚥下困難，よだれがいつもより多い咽頭痛

- ①〜④は膿瘍形成，急性喉頭蓋炎の可能性あり！

→ 急激な悪化傾向のない，慢性的な咽頭痛

- 頭頸部癌の可能性あり！

→ 反復するA群溶連菌性咽頭炎・咽頭扁桃炎

（以下，溶連菌性咽頭扁桃炎）

- 抗菌薬の変更や扁桃摘出術適応の可能性あり！

1 咽頭痛がみられたら？

☐ まずは，表1に示す①～㉔の疾患を鑑別する（診断については2章12参照）。

表1 ▶ 咽頭痛で鑑別すべき疾患

①ウイルス性咽頭炎	⑬頭頸部癌（咽喉頭癌，舌癌，口腔癌）
②咽頭結膜熱（アデノウイルス感染症）	⑭悪性リンパ腫
③インフルエンザ	⑮亜急性甲状腺炎
④伝染性単核球症および類似疾患	⑯胃食道逆流症
⑤溶連菌性咽頭扁桃炎	⑰成人Still病
⑥性感染症咽頭炎（咽頭梅毒，咽頭クラミジア，咽頭淋菌）	⑱川崎病（小児）
⑦急性喉頭蓋炎	⑲急性心筋梗塞，狭心症
⑧扁桃周囲膿瘍，咽後膿瘍，深頸部膿瘍	⑳縦隔気腫
⑨Lemierre症候群	㉑アナフィラキシー
⑩Ludwig & Vincentアンギーナ	㉒毒素性ショック症候群（TSS）
⑪アフタ性口内炎	㉓Stevens-Johnson症候群
⑫咽頭異物	㉔顆粒球減少症

2 その咽頭痛には抗菌薬が必要か？

☐ 表1のうち抗菌薬が必要となるのは⑤～⑩であり，全体の20％ほどでしかない。

☐ 咽頭痛が急性咽頭炎であることを問診・視診・触診で絞り込み，必要な検査を実施し，確定診断を行った上で治療と投与薬剤を検討する。

☐ 以下では，臨床的に頻度の高い溶連菌性咽頭扁桃炎であると想定した場合に鑑別するスコアリングシステムについて説明する。

3 溶連菌性咽頭扁桃炎の診断

☐ 急性咽頭炎のうち，溶連菌によるものは小児で15～30％，成人で10～15％である。

☐ 溶連菌性咽頭扁桃炎を除外するにはmodified centor score（☞2章12 表4）が有用である（小児では精度が下がる）。「有痛性前頸部リンパ節腫脹」の評価のポイントは，そっと触れただけで痛い場合に加点とする（ぐっと押せば，誰でも痛い）。

☐ 溶連菌性咽頭扁桃炎の診断には迅速抗原検査が有用である（感度80～90％，特異度95％）。

□→ 迅速抗原検査が陰性でも，次のような場合にはフゾバクテリウムによる扁桃周囲炎や膿瘍形成移行過程の可能性が考えられるため，抗菌薬処方を考慮する．
　・スコアが非常に高い．
　・前頸部リンパ節の腫脹と圧痛が片側優位に強すぎる．
□→ どんなに経験豊富な専門医でも，見て触れただけで確定診断することは不可能である．

4 溶連菌性咽頭扁桃炎には，なぜ抗菌薬が必要なのか？

□→ そもそもself-limiting disease[1)]だが，以下の理由により抗菌薬が必要である．

> ①疼痛，発熱などのつらい病悩期間を短縮する．
> ②リウマチ熱の予防（糸球体腎炎の予防効果は不明）。1950年代にリウマチ熱が流行したが，現在では1%以下の発症率である．
> ③扁桃周囲膿瘍，咽後膿瘍などの化膿性続発症を減らす．
> ④周囲への感染を予防．

□→ 治療の失敗，再燃の原因として以下の点が挙げられ，これらに注意し抗菌薬を処方する．

> ①服薬アドヒアランス：決められた通りに患者が内服しない．1日の服用回数と服用期間の長さの問題．
> ②溶連菌自体の防御能の進化：バイオフィルム形成，細胞内寄生．
> 　➡細胞内寄生に効果が期待できる抗菌薬：アジスロマイシン（ジスロマック®）＞セフェム系薬＞ペニシリン系薬
> ③溶連菌に達する抗菌効果の減少：口腔内に常在するモラクセラ・カタラーリス（*M. catarrhalis*）が産生するβラクタマーゼによってペニシリンが分解され，抗菌活性を失う．
> ④集団生活環境でのピンポン感染．

5 抗菌薬を処方する場合，どの抗菌薬を処方するか？ (表2, 3)

□→ 十分なエビデンスは，日本未発売のフェノキシメチル ペニシリン (phenoxymethyl-penicillin；PPV) 10日間しかない．セフェム系薬5日間＞PPV 10日間ということに関しては質の高いスタディがなく，微妙である．

□→ 抗菌薬投与の目的は，病悩期間を短くし，周囲への感染性を早期に下げ，化膿性続発

表2 ▶ 小児の溶連菌性咽頭扁桃炎における抗菌薬選択シート

伝染性単核球症と溶連菌混合感染を疑う場合*1	
選択抗菌薬	ベンジルペニシリンベンザチン（バイシリン®G）5万単位/kg/日（上限150万単位）1日4回　10日間

日本ではPPVがないため，胃酸の影響を受けやすいバイシリン®Gでいくしかない。少しでも吸収をよくするため，空腹時に内服させる。
PK/PD理論上，少しでもtime above MICを割合を増やす意味で，最大投与量（5万単位/kg/日）を1日4回×10日間とする。
回数が多く，長期かつ空腹時の服薬であり，非常に面倒なためアドヒアランスが下がりやすい。したがって，きちんと内服するように指導することがポイントとなる。
「説明処方：0円」を必ず処方する。

溶連菌性咽頭炎・扁桃炎の単独と考える場合	
選択抗菌薬	AMPC 60mg/kg/日　1日3回　6～7日間*2
ペニシリンアレルギーの場合	
選択抗菌薬	CEX 50mg/kg/日（最大500mg）　1日4回　10日間（L-ケフレックス®）
ペニシリンアレルギー（即時型・アナフィラキシー型）の場合*3	
選択抗菌薬	CAM（ドライシロップ10%）15mg/kg/日（最大400mg）　1日2回　10日間*4

頻回に繰り返すようであれば，感染症に詳しい耳鼻咽喉科・小児科・内科専門医にコンサルト。膿瘍形成がみられた場合は，耳鼻咽喉科医に紹介して外科的ドレナージを行う。

PPV：ペニシリンV
PK/PD：pharmacokinetics（薬物動態学）/pharmacodynamics（薬力学）
AMPC：アモキシシリン
CEX：セファレキシン
CAM：クラリスロマイシン

*1：ABPC RASH（皮疹）を避けるため，AMPCは避ける
*2：急性中耳炎の初期治療と同等量を処方する[2]
*3：セフェム系薬は交叉アレルギーが5～10%にみられるので避ける
*4：耐性菌に注意。小児用経口クリンダマイシンは日本未発売

症を減らし，リウマチ熱を予防しつつ再燃を抑えることであり，これを達成するためのレジメンが必要である。

- βラクタム系薬に耐性のない溶連菌であれば，経口第3世代セフェム系薬も効果が期待できる（バイオアベイラビリティが低く，細菌に対し非常に広域に中途半端な負荷を与えるが…）。また，投与が短期間ですむ可能性がある。

- しかし，重症感染症の切り札の1つである点滴第3世代セフェム系に対する肺炎球菌やインフルエンザ菌への耐性誘導が高い経口第3世代セフェム系薬の使用は，抗菌薬の開発が限界にきている現在では可能な限り控えることが非常に重要である。もはや「効けばよい」というゆとりのある時代ではない。

- 耐性があるのはマクロライド系薬（エリスロマイシン，クラリスロマイシン，アジスロマイシン）のみであり，リンコマイシン系薬のクリンダマイシンも効果が怪しい。2013年日本の厚生労働省院内感染対策サーベイランス（Japan Nosocomial

表3 ▶ 成人の溶連菌性咽頭扁桃炎における抗菌薬選択シート

伝染性単核球症と溶連菌混合感染を疑う場合[*1]	
選択抗菌薬	ベンジルペニシリンベンザチン（バイシリン®G）1回40万単位 1日4回　10日間

日本ではPPVがないため，胃酸の影響を受けやすいバイシリン®Gでいくしかない。少しでも吸収をよくするため，空腹時に内服させる。
回数が多く，長期かつ空腹時の服薬であり，非常に面倒なためアドヒアランスが下がりやすい。したがって，きちんと内服するように指導することがポイントとなる。
「説明処方：0円」を必ず処方する。

溶連菌性咽頭炎・扁桃炎の単独と考える場合[3]		
選択抗菌薬	AMPC 2カプセル（500mg） 1日3回　7日間（1日総量1,500mg）	AMPC 4カプセル（1,000mg） 1日1回　10日間（1日総量1,000mg）

ペニシリンアレルギーの場合	
選択抗菌薬	CEX 1回2カプセル（500mg）　1日4回　10日間

ペニシリンアレルギー（即時型・アナフィラキシー型）の場合[*2]	
選択抗菌薬	CLDM 2カプセル（300mg）　1日3回　10日間[*3]

頻回に繰り返すようであれば，感染症に詳しい耳鼻咽喉科・小児科・内科専門医にコンサルト。膿瘍形成がみられた場合は，耳鼻咽喉科医に紹介して外科的ドレナージを行う。

CLDM：クリンダマイシン

*1：ABPC RASH（皮疹）を避けるため，AMPCは避ける
*2：セフェム系薬は交叉アレルギーが5〜10%にみられるので避ける
*3：耐性菌に注意

Infections Surveillance；JANIS）によると，溶連菌の44.2%がエリスロマイシン耐性，21.0%がクリンダマイシン耐性と報告されている。

☐→ 溶連菌に対しては，重症であろうとキノロン系薬の適応はない。

● 治療法

☐→ 国内外のガイドラインや多くの論文と臨床経験から，筆者が現時点で実施している**表2，3**を使った治療法を紹介する。

☐→ 一般外来では通常，診断・処方後に奏効しているか？　膿瘍形成していないか？　を診るため3〜4日後に再診してもらう。

・そこで奏効していた場合 ➡ 3〜4日追加処方（合計7〜10日の処方）：現場としても，集団生活内での流行が終息する期間の内服という意味でちょうどよい。

・膿瘍形成していた場合 ➡ 外科的ドレナージ。

6　溶連菌性咽頭扁桃炎後にルーチンの尿検査は必要ない！

- □→ 急性溶連菌感染後糸球体腎炎は，溶連菌感染症に罹患した10日前後の発症が多い。発症率は4％未満である。
- □→ 好発年齢は2～12歳の小児である。
- □→ 顔面や上肢の浮腫の急な発症，乏尿がみられ，半数以上に高血圧，全例に血尿が認められる。
- □→ 予後良好で，治療は対症療法となる。腎不全やネフローゼ症候群への進行を予防する手段はない。
- □→ 腎疾患の既往のない無症状の溶連菌患者に対し，2週間前後のルーチンな尿検査は必要ない。
- □→ 患者・家族には，「症状が出れば尿検査が必要」という「説明処方：0円」のみでよい。

●文 献
1) Zwart S, et al：BMJ 320（7228）：150-154, 2000.
2) Cohen R, et al：Pediatr Infect Dis J 15（8）：678-682, 1996.
3) Peyramond D, et al：Scand J Infect Dis 28（5）：497-501, 1996.

23 肺炎／気管支炎

三村一行

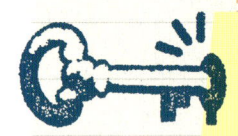

> 適切な患者背景・原因微生物の理解，重症度評価でニューキノロンは不要！

ここがポイント

- 急性気管支炎には，ほとんどの場合抗菌薬投与は必要ない。
- 市中肺炎の原因菌は，頻度の高い6つを押さえておく。
- 軽症〜中等症の肺炎であれば，非定型病原体をルーチンにカバーする必要は必ずしもない。
- 医療ケア関連肺炎（healthcare-associated pneumonia；HCAP）では耐性菌リスク評価を行い，広域スペクトラムの抗菌薬が必要かどうかを見きわめることが重要である。

専門医へ紹介すべき場合

- 重症肺炎やHCAPで耐性菌リスクが高く，広域スペクトラムの抗菌薬治療が必要な場合。

1 市中肺炎（community-acquired pneumonia；CAP）の診療

□→ 肺炎治療の原則は，どのような背景を持つ患者が，どのような微生物で肺炎を生じているのか，さらに重症度はどうかを考えることである（図1）。

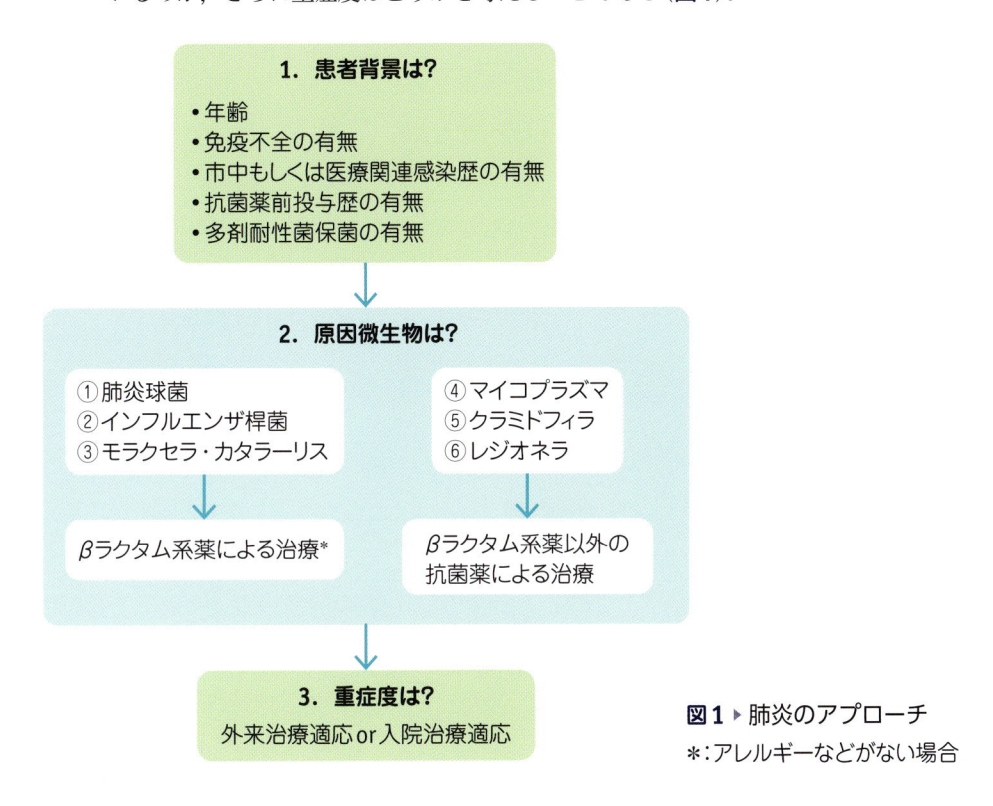

```
┌─────────────────────────┐
│   1. 患者背景は？        │
│ ・年齢                   │
│ ・免疫不全の有無         │
│ ・市中もしくは医療関連感染歴の有無 │
│ ・抗菌薬前投与歴の有無   │
│ ・多剤耐性菌保菌の有無   │
└─────────────────────────┘
            ↓
┌─────────────────────────┐
│    2. 原因微生物は？     │
│ ①肺炎球菌      ④マイコプラズマ │
│ ②インフルエンザ桿菌 ⑤クラミドフィラ │
│ ③モラクセラ・カタラーリス ⑥レジオネラ │
│                          │
│ βラクタム系薬による治療* │ βラクタム系薬以外の │
│                          │ 抗菌薬による治療    │
└─────────────────────────┘
            ↓
┌─────────────────────────┐
│   3. 重症度は？          │
│  外来治療適応 or 入院治療適応 │
└─────────────────────────┘
```

図1 ▶ 肺炎のアプローチ
＊：アレルギーなどがない場合

□→ 市中肺炎の原因菌では図1①〜⑥に示した6つを覚えよう。抗菌薬選択においては，①〜③はアレルギーなどがなければ基本的にβラクタム系薬で治療を行い，④〜⑥（非定型病原体）はβラクタム系薬以外の抗菌薬で治療する，と分けて理解することが大切である。

□→ 市中肺炎では，最も頻度が高い肺炎球菌を必ずカバーする初期抗菌薬を選択することが大切である。

● 非定型肺炎の鑑別と抗菌薬治療

□→ 肺炎の初期抗菌薬治療において非定型肺炎をルーチンにカバーする必要があるかどうかについては，日本・米国・英国間でもコンセンサスは得られていない。

□→ 筆者は，2012年のコクランレビューによる「市中肺炎入院患者の初期抗菌薬治療において，非定型病原体に対するルーチンのカバーはレジオネラを除けば死亡率低下に

寄与しない」との結果[1]などをふまえ，次のように対処している。

- **重症例，レジオネラ肺炎を疑う症例**：初期から非定型肺炎カバーを行う。
- **レジオネラ肺炎を積極的に疑わない軽症例**：初期抗菌薬において非定型肺炎のカバーは行わず，治療経過がよくない場合に後から非定型肺炎のカバーを行う。

- また，日本においてガイドライン上は細菌性肺炎と非定型肺炎を鑑別する努力がなされているが，注意しなければならないのは，判断基準の感度は高くないこと，60歳以上の患者における鑑別は困難であること，レジオネラ肺炎はガイドラインが推奨する鑑別法において非定型肺炎に含まれていないことである[2,3]。
- 初期から盲目的に広域スペクトラムの抗菌薬を使用することを抑える方法として，グラム染色は有用である。なぜなら，染色性や形態から原因菌を初期から推定することができ，後日の喀痰培養結果の正当性も評価できるからである。たとえば，肺炎球菌→ペニシリン，インフルエンザ菌→CTRXなどが挙げられる。

● 重症例

- 重症例では，基本的に地域の中核病院に入院紹介を依頼することになるが，紹介が困難な場合は，特に肺炎球菌とレジオネラをカバーする初期抗菌薬選択が必要である。
- さらに，患者背景などから想定されうる起因菌（インフルエンザウイルス感染後の肺炎では黄色ブドウ球菌，患者の過去の喀痰培養結果にて保菌している可能性がある細菌など）もカバーする必要があるかどうかを検討しよう。
- 表1に，市中肺炎における外来および訪問診療での筆者の初期抗菌薬選択例を示す。

2　気管支炎か？　肺炎か？　で迷ったら

- 急性気管支炎には，通常抗菌薬は不要である。しかし，外来診療を行っている際に気管支炎か軽症肺炎かの鑑別に迷うことはしばしばある。
- 急性気管支炎と軽症肺炎との鑑別に迷うときには，筆者は痰培養や尿中肺炎球菌抗原を提出した上で，肺炎球菌をターゲットにアモキシシリンを3日間処方し，3日以内に定期フォローをしている。
- これは，軽症〜中等症までの市中肺炎の治療における二重盲検ランダム化比較試験で，アモキシシリン3日投与群（1g静注6時間ごと）と8日投与群（1g静注6時間ごと×3日，その後2,250mg/日内服×5日）での治療成績に有意差はないとの報告[4]があり，気管支炎との鑑別が難しい軽症肺炎であれば，臨床経過をみて修正できるため，アモキシシリン3日間投与で特に問題ないと考えたからである。

表1 ▶ 肺炎における初期抗菌薬選択例（外来および訪問診療の場合）

重症度	初期抗菌薬		代替薬
軽症	細菌性肺炎が疑わしい場合	アモキシシリン（500mg/回）1日3回内服	レボフロキサシン（500mg）1日1回内服[*1]
	非定型肺炎が疑わしく，初期からカバーする場合	上記アモキシシリン ＋ ● アジスロマイシン（500mg）1日1回内服 ● ドキシサイクリン 　初日：200mg×1回内服 　2日目以降：100mg×1日2回内服	
中等症[*2]		セフトリアキソン（2g）　1日1回点滴静注 ＋[*3] ミノサイクリン（100mg）　1日2回点滴静注 　または アジスロマイシン（500mg）　1日1回点滴静注	レボフロキサシン（500mg）1日1回内服[*1]
重症[*2]		セフトリアキソン（2g）　1日1回点滴 ＋ レボフロキサシン（500mg） 　または アジスロマイシン（500mg）　1日1回点滴静注	

軽症：A-DROP（下記参照），CURB-65（下記参照）で0～1点，CRB-65で0点
中等症：A-DROP，CURB-65で2点，CRB-65で1～2点
重症：A-DROP，CURB-65，CRB-65で3点以上

＊1：結核の可能性に注意する。また，新しいキノロン（グレースビット®，ジェニナック®）などは不要である
＊2：中等症や重症例は中核病院への入院紹介が無難であるが，本表では入院困難例の場合の治療例を示している
＊3：非定型肺炎を強く疑えば，初期から非定型肺炎カバーを行う

A-DROP※
Age：年齢
Dehydration：脱水（BUN≧21mg/dL）
Respiration：呼吸（SpO_2＜90％ or PaO_2＜60Torr or 呼吸数≧30回/分）
Orientation：意識障害
Pressure：血圧（収縮期血圧＜90mmHg）

CURB-65※
Confusion：昏迷
Uremia：尿毒症（BUN＞20mg/dL）
Respiratory rate：呼吸数（呼吸数≧30回/分）
Blood pressure：血圧（収縮期血圧＜90mmHg，拡張期血圧＜60mmHg）
65：65歳以上

※CRPの大小は重症度に入らないことに注意。CRPが高いから広域抗菌薬が必要というわけではない。

3 医療ケア関連肺炎，医療・介護関連肺炎

- 2005年に米国で医療ケア関連肺炎という概念が提唱され，基本的に以下の①〜⑤のいずれかの条件を満たす肺炎患者と定義されている。

> ① 90日以内に2日以上の入院歴がある
> ② 介護施設の入所者
> ③ 在宅での点滴治療がある
> ④ 30日以内の病院や透析クリニックへの通院歴がある
> ⑤ 在宅での創傷処置を受けている

- 日本ではHCAPに対応するものとして，2011年に医療・介護関連肺炎（nursing and healthcare-associated pneumonia；NHCAP）が定義された。HCAPとほぼ同じ内容だが，「介護を必要とする高齢者，身体障害者」という項目があり，HCAPよりも定義が広くなっている。
- 外来診療や訪問診療などを行っていると，HCAP患者に遭遇することも多いと思われる。HCAPに対する初期抗菌薬選択を考える上で，筆者は2013年に報告されたMaruyamaらの論文[5]を参考にしている。
- この報告[5]では，HCAP患者を重症度と4つの多剤耐性（multidrug resistance；MDR）菌リスク［免疫不全者，90日以内の入院歴，6カ月以内の抗菌薬投与歴，日常生活動作（ADL）不良患者］をもとにカテゴリー分類を行い，初期抗菌薬治療を選択するアルゴリズムを示している。このアルゴリズムに従うと，CAPの96.9％，HCAPの92.9％で適切な抗菌薬治療を選択できた一方で，47％のHCAP患者で抗緑膿菌活性を持つ広域スペクトラムの抗菌薬の使用を防ぐことができた。
- したがって，訪問診療などを受けている患者が肺炎に罹患した場合においても，MDR判定で耐性菌リスクが少ないとされれば，CAPに準じた抗菌薬選択で初期治療を開始することも十分に検討に値すると思われる。

4 肺炎の治療効果判定

- 肺炎の治療効果判定には，呼吸数や酸素飽和度，喀痰グラム染色所見，喀痰量などの臓器特異的なパラメーターを用いることが大切であり，体温や炎症反応などの非特異的なパラメーターばかりに目を奪われないよう注意しなければならない。特にX線の

反応は遅れることを知っておく。

□→ 治療期間については，**表2**のように推奨されている。X線陰影やCRPを陰性化させる必要はない。

表2 ▶ 肺炎の治療期間

肺炎の分類	治療期間
非定型病原体によらないCAP	5〜7日
非定型肺炎	7〜10日
耐性菌によるHCAP	7〜14日

□→ 肺炎における胸部X線の陰影消失は緩徐に生じるため，治療効果判定に胸部X線を用いるときには注意する必要がある。

□→ 基礎疾患のない50歳未満の市中肺炎では4週間で90%が陰影の消失を認めるが，基礎疾患（COPD，心不全，慢性腎臓病，悪性腫瘍，糖尿病，アルコール多飲など）がある患者では，4週間で陰影が消失するのは20〜30%との報告がある。また，重症肺炎症例では陰影消失に10週間程度要するとの報告もある[6, 7]。以上より，呼吸状態の悪化のない中で胸部X線を撮影すると間違ったアセスメントにつながる可能性があることに注意が必要である。

□→ 筆者の胸部X線を撮影するタイミングは，急性期であれば肺炎診断時と治療経過がよくない場合に行い，慢性期であれば肺炎診断後4週間程度の時期に撮影するようにしている。

□→ もし，慢性期において陰影消失が認められなければ，悪性腫瘍や間質性肺疾患などの可能性を念頭に，さらなる精査を検討するようにしている。

● 文 献

1) Eliakim-Raz N, et al：Cochrane Database Syst Rev 9：CD004418, 2012.
2) Ishida T, et al：Respirology 12(1)：104-110, 2007.
3) 日本呼吸器学会 成人市中肺炎診療ガイドライン作成委員会 編：成人市中肺炎診療ガイドライン．日本呼吸器学会, 2007.
4) El Moussaoui R, et al：BMJ 332(7554)：1355-1358, 2006.
5) Maruyama T, et al：Clin Infect Dis 57(10)：1373-1383, 2013.
6) Fein AM：Clin Infect Dis 28(4)：726-729, 1999.
7) Macfarlane JT, et al：Thorax 39(1)：28-33, 1984.

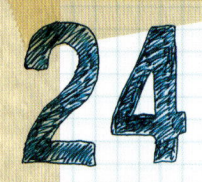

24 膀胱炎／腎盂腎炎／急性前立腺炎

内田大介

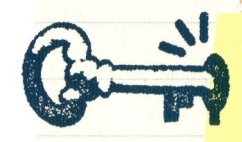

> キノロンは，時に危ない。

ここがポイント

- ➡ 尿路感染症は，一見診療が簡単な感染症に思われるが，他の感染症を除外しながら診療する総合内科的疾患である。
- ➡ むやみにキノロン系薬を尿路感染症に使用しない。
- ➡ 症状のない細菌尿は，例外（妊婦，泌尿器の観血的処置前）を除いて治療しない。
- ➡ すべての男性の尿路感染症について，尿路の基礎疾患や通過障害を検索する。
- ➡ 男性の発熱原因が不明なら，直腸診を行い前立腺炎を鑑別する。

専門医へ紹介すべき場合

- ➡ 水腎症などの閉塞所見がみられる場合。
- ➡ 72時間経過しても症状の改善が得られない場合。
  - ・画像診断を行い，膿瘍形成などの合併を検索する。
  - ・むやみに抗菌薬の変更はしない。

1 尿路感染症とは

- 尿路感染症は大きく2つに分類される（図1）。
- 男性の尿路感染症はすべて複雑性であり，前立腺肥大，泌尿器系の腫瘍や結石といった閉塞起点，あるいは免疫抑制状態を検索する。
- 本項では，尿路感染症で発症頻度の高い膀胱炎，腎盂腎炎，急性前立腺炎について解説する。

```
尿路感染症 ─┬─ 複雑性（単純性以外はすべて）  ①起因菌の種類
            │                                ②複数菌・耐性菌の増加
            │                                ③閉塞起点の除去の必要性が単純性と異なる
            └─ 単純性  健康，閉経前，妊娠していない，尿路に問題のない，女性の尿路感染症
```

図1 ▶ 尿路感染症の分類

2 膀胱炎[1〜3]

● 症状

- 症状として，排尿困難，排尿時痛，頻尿，尿意切迫，恥骨上部痛，血尿が挙げられる。
- 発熱は稀である。

● 診断

- 上記症状＋腟炎症状（分泌物増加や違和感）を欠いた排尿障害や頻尿，もしくは上記症状＋亜硝酸塩・白血球エラスターゼ反応陽性で臨床的診断とする。
- 膀胱炎を繰り返している女性では，「前と同じ症状が出ているから，また膀胱炎ではないか？」と自分で疑い，問診の際に申し出てくれることもある。

● 原因微生物

- 大多数が大腸菌であり，ついでクレブシエラやプロテウス，腐性ブドウ球菌が挙げられる。
- 腸球菌やB群溶血性連鎖球菌は中間尿の培養から同定されることもあるが，真の膀胱炎の起因菌としては稀である。

● 検査

①尿検査
- 典型的症状であれば必要がないが，低侵襲性と費用の負担を考慮し，尿試験紙で亜硝酸塩や白血球エラスターゼ反応を確認する。
- 尿所見がない際には，膀胱炎以外の疾患も考慮する。

②尿培養
- 単純性かつ典型的な症状であれば，尿培養は必要ない。
- 複雑性，非典型的症状，治療後での症状持続，治療後数週以内での再発，繰り返す尿路感染症の場合には，尿培養を採取する。
- 尿道や尿道口からの菌の混入を防ぐため中間尿を採取するが，腟や外陰部からの混入は防ぎきれない。臨床的改善が得られていれば，尿培養の結果に振り回されない。
- 尿細菌コロニー数 10^5 CFU/mL は診断の感度は低いため，それ以下でも除外してはならない。

● 治療

- 膀胱炎の薬物療法を**表1**に示す。
- 膀胱炎は高頻度で予後は良好であるため，薬効だけではなく，環境への副作用の考慮をガイドライン[2, 3]で推奨している。フルオロキノロン系薬は有効な抗菌薬であるが，耐性菌を誘発することからできる限り使用せず，温存する。
- 複雑性膀胱炎では，治療期間を7～14日（おおむね7日）に延長する。

● 治療後の対応

- 治療1～2週後でも症状が改善しない場合には尿培養を採取する。

表1 ▶ 膀胱炎の薬物療法

	使用薬剤	用法・用量	妊婦の場合（FDA薬剤胎児危険度分類基準）
第一選択	ST合剤経口	1回2錠　1日2回　3日間	カテゴリーD
	ホスホマイシン経口	1回3g　単回	カテゴリーB
第二選択	アモキシシリン／クラブラン酸（AMPC/CVA）経口	1回AMPC500mg/CVA125mg* 1日3回3～7日間（おおむね5日間）	カテゴリーB
	セフェム系薬経口（セファクロル, セフポドキシム, セフジニル）	3～7日間（おおむね5日間）	カテゴリーB
	ニューキノロン系薬経口	3日間	カテゴリーC

＊：オーグメンチン®配合錠250RS＋サワシリン®250mg

- 妊婦以外では，症状軽快後の尿検査や尿培養は採取しない。
- 半年以内に25％が膀胱炎を繰り返す。
- 膀胱炎のリスクとして性交渉，殺精子剤の使用，新しい性交渉パートナーの存在，尿路感染症の既往が挙げられ，再発予防には患者教育が大切である。
- 半年以内に膀胱炎が再発した場合は耐性の可能性があるため，他の治療薬を選択する。
- 反復性の単純性膀胱炎における患者指導として以下の点も指摘されている。性交渉直後のST合剤1錠の予防内服も方法として考えられる。

> - 性交渉後すぐに排尿する
> - 排尿を我慢しない
> - 水分を十分に摂取する
> - 会陰部は前から後ろに向かって拭く
> - 締めつけるような下着を着けない
> - 腟洗浄を避ける
> - クランベリージュースを摂取する

3 腎盂腎炎 [1〜3]

● 症状

- 38℃以上の発熱，悪寒，側腹部痛，悪心や嘔吐など消化管症状が強く出る場合もある。また，膀胱炎症状を伴っているとは限らない。
- 肋骨脊柱角（CVA）叩打痛は腎盂腎炎を示唆する唯一の身体所見だが，CVA叩打痛がないことは腎盂腎炎を否定しない（表2）[4]。
- 特に高齢者では，発熱や意識障害，胃腸症状のみで側腹部痛やCVA叩打痛を認めないことがある。

表2 ▶ 腎盂腎炎の診断におけるCVA叩打痛の有用性

感度（％）	特異度（％）	陽性尤度比	陰性尤度比
25〜31	82〜84	1.4〜2.0	0.8〜0.9

（文献4を改変）

● 診断

- 上記症状＋亜硝酸塩・白血球エラスターゼ反応陽性＋細菌尿で疑うものの，その他の感染症の除外が必要である。

● 原因微生物

- 単純性では95％以上が単一菌であり，大多数が大腸菌（75〜90％）である。ついでクレブシエラやプロテウスが挙げられる。
- 複雑性では複数菌感染や耐性菌増加がみられる。最も頻度が高いのは大腸菌だが30％程度にまで低下し，プロテウスや腸球菌，緑膿菌などの割合が高くなる。

- 治療薬選択の際には選択薬が変わるため腸球菌まで考慮するかどうかが議論になる。患者の状態を考慮して判断するが，可能であればグラム染色を行い，グラム陽性球菌の有無を参考にする。

● 検査

- 尿検査と尿培養は，全例において抗菌薬開始前に採取すべきである。
- 3～4割程度で菌血症を合併することから，血液培養を採取する。
- 尿試験紙での白血球尿（白血球エラスターゼ反応尿）や尿沈渣での白血球尿が陰性であれば，尿路感染症の可能性は低い（表3）[4]。ただし，結石などによる完全閉塞性では尿所見が参考にならないため，超音波検査などによる除外が必要である。
- 男性の複雑性腎盂腎炎，肥満など生活習慣病のある女性，反復性の尿路感染症の場合には，尿路閉塞の除外が必要である。水腎症などの閉塞所見があれば，泌尿器科への速やかな紹介が必要となる。

表3 ▶ 腎盂腎炎の診断における尿検査の有用性

	感度（％）	特異度（％）	陽性尤度比	陰性尤度比
白血球エラスターゼ反応陽性	75～91	41～87	1.5～5.6	0.2～0.4
亜硝酸塩反応陽性	34～42	94～98	7.5～24.6	0.6～0.7
白血球エラスターゼ反応陽性 or 亜硝酸塩反応陽性	91～92	39～41	1.5～1.6	0.2
白血球エラスターゼ反応陽性 ＋ 亜硝酸塩反応陽性	30～38	91～100	3.4	0.6～0.8
沈渣での白血球尿＞0～5/HPF	57～96	47～89	1.7～5.1	0.1～0.5

（文献4を改変）

● 治療

- 軽症の場合には外来での経口抗菌薬投与で治療が可能であるが，原則入院が好ましい。中等症～重症では入院の上で静注治療が必須である（表4）。
- 再発，尿管ステント留置，膿瘍合併の場合は，治療期間を延長する。

● 入院の適応

- 原則，入院がよい。外来治療が可能となる条件を以下に挙げる。

> - 内服が可能である
> - 治療を遵守できる
> - 症状が悪化した際などに，早急に病院へ戻ることができる
> - 家族などのサポートが得られる

表4 ▶ 腎盂腎炎の薬物療法

	使用薬剤	用法・用量
軽症の場合	ST合剤経口	1回2錠　1日2回　14日間
	アモキシシリン／クラブラン酸（AMPC／CVA）経口	1回AMPC500mg／CVA125mg[*1] 1日3回　14日間
	シプロフロキサシン経口[*2] レボフロキサシン経口[*2]	1回400mg　1日2回　7日間 1回500mg　1日1回　7日間
中等症以上で入院困難な場合[*3]	セフトリアキソン（ロセフィン®）静注	1回1～2g　24時間ごと
	ゲンタマイシン静注	1回1～2g　24時間ごと

*1：オーグメンチン®配合錠250RS＋サワシリン®250mg
*2：大腸菌への耐性率が10％を超えていれば選択薬として用いにくい
*3：右記のような外来抗菌薬点滴療法（OPAT）も選択肢になる

- 米国での入院の適応を以下に挙げる[5]が，60歳以上や免疫不全者も積極的に検討される。
- また，血液培養陽性の場合にも入院加療とする。

- 重症
- 血行動態が不安定
- 全身性炎症反応症候群（SIRS）
- 合併症（糖尿病，妊娠）
- 尿路閉塞
- 男性
- 経口治療が困難
- 頻回の嘔吐，高度脱水
- アドヒアランスの不良が予測される

● 治療後の対応

- 治療開始後72時間は解熱しなくても不思議ではない。発熱や炎症マーカー（CRPなど）に惑わされない。治療反応に特異的な，尿中の微生物の消失を観察すべきで，具体的には尿のグラム染色で菌量の減少や消失の観察を行う。
- 72時間経過してもバイタルサインが崩れず，解熱が得られない場合には，耐性菌ではなく尿路通過障害を検索する。つまり，抗菌薬を変更するのではなく，速やかに画像診断を行い，水腎症や膿瘍の所見が認められれば泌尿器科へ紹介する。
- 無症候性細菌尿は治療しない。女性で膀胱炎を治療しなかった場合でも腎盂腎炎を起こすのは稀である。また，男女ともに無症候性細菌尿を治療しなかった場合でも腎盂腎炎を起こすのは稀であるため，治療の必要性はない。

4　急性前立腺炎[3, 6, 7]

● 症状

- 急な高熱，悪寒，倦怠感，悪心・嘔吐といった全身症状に加えて，恥骨上・会陰部・直腸の違和感，排尿時痛・頻尿・切迫性尿失禁などの刺激性，排尿困難・尿流量低下など閉塞性の症状を示す。
- 重症例では，高熱，悪寒戦慄，血行動態の不安定などを伴う。
- 半数程度でしか尿路症状を呈さないため，感染源不明として扱われることが多い。

● 診断

- 上記症状＋直腸診による前立腺の触診（圧痛，腫大）により臨床診断とする。なお，激しい前立腺マッサージは菌血症を誘発する恐れがあるため禁忌とされている。
- 腎盂腎炎や精巣上体炎との鑑別が必要になるため，直腸診に加えて精巣上体の圧痛も確認する。

● 原因微生物

- 大多数が大腸菌（60～90％）であり，ついでクレブシエラやプロテウスが挙げられる。
- 若年者や性交渉におけるリスクがある場合は，稀ではあるがクラミジアやトリコモナス，淋菌も考慮する。

● 検査

- 抗菌薬投与開始前に，尿検査と尿培養を行う。
- 尿培養で同定できるのは7割程度のため，血液培養も採取する。
- 前立腺特異抗原（prostate specific antigen；PSA）は6割程度でしか上昇せず，かつ非特異的であり診断価値としては低い。炎症反応と同様に治療とともに低下することから，治療効果判定の参考となる。
- 尿閉や前立腺膿瘍が疑われる際には，超音波やCTなどの画像検査を行う。

● 治療

- ニューキノロン系薬やST合剤が前立腺への移行性が高い。
- 慢性前立腺炎と違い，急性の場合は炎症により移行性が高まるため静注のβラクタム系薬でも治療可能であるが，内服は吸収率が悪いこともあり，あまり推奨されない。
- 急性前立腺炎における薬物療法を**表5**に示す。治療期間は最低でも2週間（通常は4

表5 ▶ 急性前立腺炎の薬物療法

使用薬剤	用法・用量
ST合剤経口	1回2錠　1日2回
シプロフロキサシン経口*	1回400mg　1日2回
レボフロキサシン経口*	1回500mg　1日1回

＊：キノロン耐性率が高いので注意。初期は点滴静注（セフメタゾール，セフトリアキソン，アンピシリン／スルバクタムなど）との併用も考える。

〜6週間）として，臨床経過や重症度により判断する。

- 尿道カテーテルは射精管口の閉塞となるため長期留置は行わないほうが好ましい。尿閉を伴っている場合には，間欠的導尿もしくは泌尿器科に経皮的膀胱瘻を相談する。

入院の適応

- 外来治療が可能となる条件を以下に挙げる。

> - 前立腺膿瘍などの合併がない
> - 重症敗血症の徴候がない
> - 抗菌薬の服用がしっかりできそう

- 全身状態が不良，高リスク（糖尿病，免疫不全，高齢）であれば，入院が無難である。

治療後の対応

- 2〜3日で症状の改善が得られない場合は，膿瘍や尿路通過障害を考慮し，画像検索を行う。あるいはグラム染色の菌の消失を確認すること。
- 治療終了1週後に原因菌が除去されているかを確認するため，尿培養を考慮する。

●文 献

1) Hooton TM：N Engl J Med 366(11)：1028-1037, 2012.
2) Gupta K, et al：Clin Infect Dis 52(5)：e103-120, 2011.
3) Grabe M, et al：Guidelines on Urological Infections. European Association of Urology, 2015.（2015年10月閲覧）
   http://uroweb.org/wp-content/uploads/EAU-Guidelines-Urological-Infections-v2.pdf
4) Meister L, et al：Acad Emerg Med 20(7)：631-645, 2013.
5) Ramakrishnan K, et al：Am Fam Physician 71(5)：933-942, 2005.
6) Nickel JC：Can Urol Assoc J 5(5)：306-315, 2011.
7) Dickson G：Aust Fam Physician 42(4)：216-219, 2013.

25 虫垂炎／憩室炎

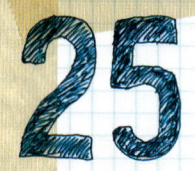

松尾裕央

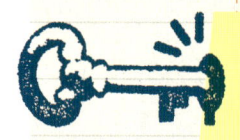

> キノロンよりもオグサワ。

ここがポイント
- ➡ 虫垂炎（虫垂口の閉塞），憩室炎（憩室の閉塞）は閉塞性の疾患である。
- ➡ 閉塞の解除が治療の主体となる。
- ➡ 虫垂炎は原則として手術を考慮するが，憩室炎は数日間慎重に様子をみることが可能な場合もある。

専門医へ紹介すべき場合
- ➡ 虫垂炎を疑ったときは基本的に外科コンサルトが必要。
- ➡ 憩室炎は症状やエコー所見などの増悪があればコンサルト。

1 はじめに

- 日本人において，憩室は上行結腸に多く，虫垂炎とともに右下腹部痛の鑑別診断となる。
- 右下腹部痛の鑑別診断は，**表1**[1]に示すように多岐にわたる。

表1 ▶ 右下腹部痛の鑑別

	鑑別疾患		鑑別疾患
消化管疾患	虫垂炎 Crohn病 憩室炎 メッケル憩室炎 腸間膜リンパ節炎 エルシニア，カンピロバクター，サルモネラによる腸炎 アメーバ腸炎 腸結核 actinomycosis 腹膜垂炎 胆管疝痛 好中球減少性腸炎	悪性腫瘍	盲腸癌 カルチノイド リンパ腫 転移性腫瘍
		婦人科疾患	卵巣嚢腫 子宮外妊娠 子宮内膜症 子宮頸管炎 子宮平滑筋肉腫 卵管・卵巣膿瘍 骨盤放線菌症
尿路	腎盂腎炎 尿管疝痛		

（文献1より引用）

2 虫垂炎

● 症状・診断

- 虫垂炎では経過が重要である。心窩部の疼痛（内臓痛）から始まり，右下腹部（体性痛）に移動する。

虫垂炎の経過[2]

疼痛（通常は心窩部や臍部） → 食欲不振，悪心，嘔吐 → 圧痛（腹部，骨盤のどの部位でも起こりうる） → 発熱 → 白血球増多

- 心窩部痛は4時間でピークに達し，減弱していく。それとともに，疼痛は6〜24時間で右下腹部に移動し限局する[1]。
- 症状および身体所見には様々なものがあるが，嘔吐よりも腹痛が先行する場合は感度が高く，Psoas sign（腸腰筋徴候）は特異度が高い（**表2**）[3]。
- 腹痛より嘔吐が先行する，以前にも同様の疼痛がある，症状の経過が長い，右下腹部へ疼痛が移動しない場合は他疾患を考える[1, 2]。

表2 ▶ 虫垂炎の症状・身体所見

症状・身体所見	感度（%）	特異度（%）
右下腹部痛	84	90
筋硬直	20	89
痛みの移動	64	82
嘔吐よりも腹痛が先行	100	64
腸腰筋徴候（Psoas sign）	16	95
発熱	67	79
反跳痛	63	69

症状・身体所見	感度（%）	特異度（%）
筋性防御	73	52
以前に同じ痛みがない	86	40
直腸診で圧痛	41	77
食欲不振	68	36
嘔気	58	37
嘔吐	51	45

（文献3より引用）

□→ 虫垂炎は，どの部位の腹痛患者においても鑑別の1つに挙げるべきである。救急で虫垂炎を診断するためにスコアリングシステムも報告されている[4]。

メモ

虫垂炎には季節性がある？！
虫垂炎と季節の関連については，以下のように様々な報告がある。
- 虫垂炎には季節性があり，夏と冬に多いとする報告[5]
- 冬よりも夏が多いという米国での報告[6]
- 虫垂切除された404人のうち3分の2が10月から3月の発症だったとの報告[7]
- 特に季節性はないとの報告[8]

□→ 最終的にはCTやエコーなどの画像診断に頼る必要があるが，体型により診断効率を判断して検査を実施する。
- 肥満 ➡ CT
- 痩せ型 ➡ エコー

● **起因菌**

□→ 炎症性あるいは壊死性虫垂炎の培養検査では，典型的には10〜14種類の腸内細菌叢を構成する菌体が培養される（**表3**）[1]。

□→ 緑膿菌は稀に起因菌となりうる（4〜15%）が，ルーチンでカバーする必要はない[1]。

表3 ▶ 虫垂炎の主な起因菌

- 大腸菌
- *Bacteroides fragilis* group
- pigmented *Prevotella* spp.
- *Bilophila wadsworthia*
- *Peptostreptococcus* spp.
- Enterobacteriaceae
- viridans streptococci
  〔特に*Streptococcus anginosus*（*milleri*）group〕

（文献1より引用）

● 治療

- 治療の基本は外科的切除である。
- 近年，外科的切除を行わずに抗菌薬のみで治療を行う（"antibiotics first" strategy）ことについての報告[9]が多いものの，手術せずに経過をみると，7日までの失敗率（症状悪化）は11.9%，2年以内の再燃率は13.8%との報告もある[10]。
- そのため，いまだ虫垂炎の治療は外科的切除が基本であることに変わりないが，外科医のバックアップのある施設では治療開始時にantibiotics phase strategyについての情報提供をしてもよいかもしれない。
- 治療薬は後述する憩室炎と同じである。

3 憩室炎（図1）

● 症状・診断

- すべての憩室炎では微小穿孔（microperforation）が起こっている[11]。
- 憩室炎患者の20%は50歳以下であり[11]，男女差はない。
- 症状としては，初期は心窩部痛であり，後に憩室が存在する場所（右下腹部など）に疼痛が移動する。また，排便習慣の変化を認める（便秘よりも下痢が多くなる）。
- 海外の報告では左下腹部痛が多いが，アジアでは右下腹部痛の頻度が高い。
- 憩室炎の診断においてエコーとCTの比較では有用性が同等であったとする報告がある[12]。ただし，患者の体型やエコー技術などによるので，結果をそのまま受け止めないほうがよい。
- 5%の患者が2年以内に再度罹患する[11]。

● 起因菌

- 憩室炎の原因菌は好気性菌，嫌気性菌の混合感染であり，大腸菌，*Streptococcus*，*Bacteroides*，*Peptostreptococcus*，*Clostridium*，*Fusobacterium*が多い[13]。

● 治療

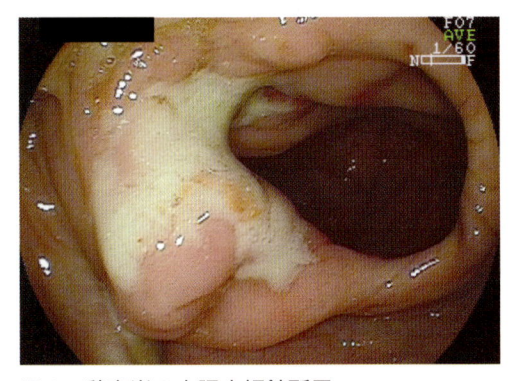

- 内服治療であれば，キノロン系薬

図1 ▶ 憩室炎の大腸内視鏡所見
盲腸部。左下がバウヒン弁。0時方向の憩室から膿汁が流出している。

＋メトロニダゾールorアモキシシリン／クラブラン酸（オーグメンチン®）＋アモキシシリン（サワシリン®）（いわゆるオグサワ）となる。

- 米国感染症学会（Infectious Diseases Society of America；IDSA）ガイドラインでは抗菌薬投与が推奨されている[14]が，大腸菌のオーグメンチン®耐性が進んでおり注意が必要と言及している．日本ではオーグメンチン®耐性は進んでいないが，キノロン耐性が進んでいるため，オグサワがお勧めである．
- 中等症の憩室炎であれば，抗菌薬投与の有無にかかわらず治療失敗率に差はなかったという報告がある[15]．
- また，抗菌薬投与の有無によって穿孔や膿瘍形成などの合併症発現率，入院期間，再発率に差はなかったというランダム化比較試験（RCT）もある[16]．
- 抗菌薬の選択時に考慮する点として，その疾患の重症度が大切である．そのため，外来フォローが可能な状態であれば，オーグメンチン®＋サワシリン®（オグサワ）で治療を開始する．
- 治療を始めるときは，必ず抗菌薬投与前に血液培養を採取することを忘れない．
- 朝受診した患者には，夕方あるいは翌日に再度受診してもらい，症状が悪化していれば入院や外科的治療が可能な施設に紹介する戦略も可能ではないかと筆者は考えている．

●文 献

1) Mandell GL, et al, ed：Mandell, Douglas, and Bennett's Principles and Practice of Infectious Diseases. 8th ed. Churchill Livingstone, 2015, p983.
2) Silen W, ed：Cope's early diagnosis of the acute abdomen, 22nd ed. Oxford University Press, 2010.
3) デヴィッド・L・サイメル，他編：JAMA版 論理的診察の技術．竹本 毅 訳，日経BP社，2010，p59.
4) McKay R, et al：Am J Emerg Med 25（5）：489-493, 2007.
5) Alvarado A：Ann Emerg Med 15（5）：557-564, 1986.
6) Addiss DG, et al：Am J Epidemiol 132（5）：910-925, 1990.
7) Brumer M：Br J Surg 57（2）：93-99, 1970.
8) Berry J Jr, et al：Ann Surg 200（5）：567-575, 1984.
9) Flum DR：N Engl J Med 372（20）：1937-1943, 2015.
10) Di Saverio S, et al：Ann Surg 260（1）：109-117, 2014.
11) Ferzoco LB, et al：N Engl J Med 338（21）：1521-1526, 1998.
12) Pradel JA, et al：Radiology 205（2）：503-512, 1997.
13) Brook I, et al：J Med Microbiol 49（9）：827-830, 2000.
14) Solomkin JS, et al：Clin Infect Dis 50（2）：133-164, 2010.
15) de Korte N, et al：Colorectal Dis 14（3）：325-330, 2012.
16) Chabok A, et al：Br J Surg 99（4）：532-539, 2012.

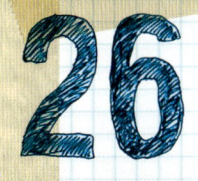

26 皮膚・軟部組織感染症／動物咬傷

渋江　寧

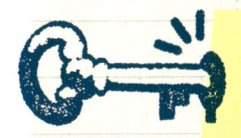

安易に第3世代セフェムは選択しない！

ここがポイント

- バイタルサインに異常がある皮疹では常に壊死性筋膜炎の可能性を念頭に置き，皮疹の見た目にそぐわない強い痛み，重症感がないかを確認する。
- 動物咬傷では，それぞれの動物に特徴的な病原体はあるが，嫌気性菌を含めた混合感染と考え，破傷風対応，外科処置の必要性を検討する。

専門医へ紹介すべき場合

- 壊死性筋膜炎を疑ったとき。
- 皮疹にバイタルサインの異常を伴っているとき。
- 特殊な動物咬傷（海外渡航歴あり，イヌ・ネコ・ヒト以外の咬傷）。

1 皮膚・軟部組織感染症とは

- 皮膚・軟部組織感染症は病変の深さや広がりによって分類するのが一般的であり，①浅く，局所にとどまる病変（上皮，真皮），②紅斑が広がる病変（真皮，皮下組織），③深部で急速に進展する病変（筋膜）に分けて考える。

● 浅く，局所にとどまる病変

- 毛嚢炎：毛嚢を中心に生じる孤立性の丘疹。
- 癤（せつ）：毛嚢を中心に真皮まで炎症を生じた膿疱性結節。
- 癰（よう）：癤の皮下での集合体。

● 紅斑が広がる病変

- 丹毒：真皮やリンパ組織に感染が広がった疾患。局所の強い発赤，腫脹，浮腫，疼痛をきたす。
- 蜂窩織炎：真皮よりも深い皮下組織にまで感染が及んだ状態をいう。

● 深部で急速に進展する病変

- 壊死性筋膜炎：かなり緊急性の高い疾患であり，進行すれば紫斑，水疱や皮膚の感覚低下，握雪感を伴うこともある。早期で紅丘疹がみられる程度の皮膚所見でも，低血圧や呼吸促迫などのバイタルサインの異常や，皮疹の見た目にそぐわない強い痛みなどがヒントとなり，診断に至ることもある（図1，2）。

図1 ▶ A群溶連菌による壊死性筋膜炎の皮疹（初診時）

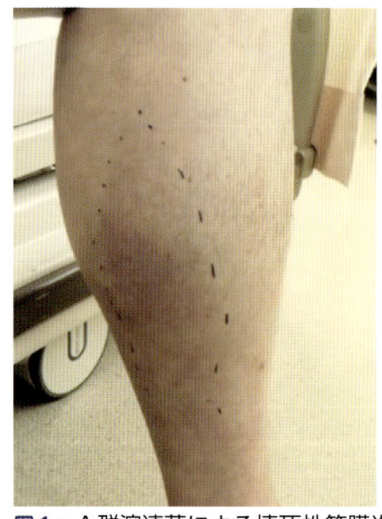

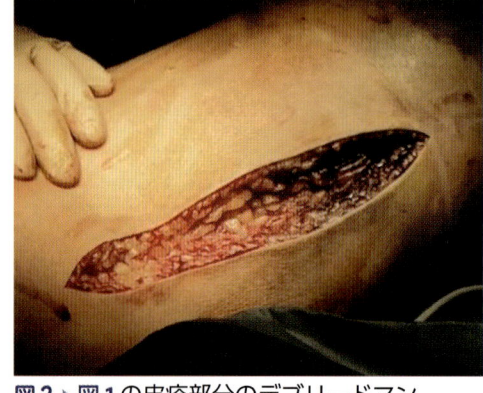

図2 ▶ 図1の皮疹部分のデブリードマン

● **急性の皮疹＋ショック**

□ 皮膚・軟部組織感染症ではないが，急性の経過で出現した皮疹（紅斑，紫斑）にショックを伴う場合では，壊死性筋膜炎以外に以下のような疾患も想定されるため，早急に専門医の受診が必要である。
- 黄色ブドウ球菌による心内膜炎
- グラム陰性桿菌や髄膜炎菌による敗血症
- リケッチア感染症
- 毒素性ショック症候群（TSS）
- 血管炎

2 皮膚・軟部組織感染症の原因菌

□ 皮膚・軟部組織の起因菌として黄色ブドウ球菌，連鎖球菌などのグラム陽性球菌が多いが，患者によっては他の菌が原因になることもある。

> - 糖尿病などの基礎疾患を有する場合，好中球減少がみられる場合，ステロイドや免疫抑制薬を使用している場合
>   ➡ 緑膿菌などのグラム陰性桿菌
> - 入院中・施設入所中の場合
>   ➡ メチシリン耐性黄色ブドウ球菌（MRSA）や多剤耐性傾向を持つ腸内細菌系

□ 溶血性連鎖球菌（溶連菌）の中ではA群溶連菌の頻度が高いが，高齢者ではC群，G群の頻度が増える。

□ 壊死性筋膜炎では，溶連菌や黄色ブドウ球菌などの単独菌によるものと腸内細菌系や*Bacteroides* spp.などの嫌気性菌の混合感染によるものがある。

□ 海外渡航歴，淡水や海水などの曝露歴によっては，特殊な病原体の可能性も考慮する場合がある。

□ 特に肝疾患を基礎疾患として有する場合，海水への曝露では*Vibrio vulnificus*，淡水曝露では*Aeromonas hydrophila*，水槽・プールへの曝露では*Mycobacterium marinum*などがある。

3 皮膚・軟部組織感染症の治療

- 癤，癰などは自壊，切開排膿で治癒することが多く，局所治療ですむことが多い。
- 丹毒では溶連菌，蜂窩織炎では黄色ブドウ球菌・溶連菌が多いため，βラクタマーゼ阻害薬配合のペニシリン系や第1世代セフェム系薬でカバー可能なことが多い。
- 処方例として，軽症ならオーグメンチン®（375mg）3〜4錠（分3〜4）やケフレックス®（250mg）6〜8カプセル（分3〜4），点滴投与ならアンピシリン／スルバクタム1.5〜3.0g（1日4回）やセファゾリン1〜2g（1日3回）など（腎機能に応じて漸減は必要）。
- 経口第3世代セフェム系薬は国内で頻用されているが，吸収性も悪く，ブドウ球菌，連鎖球菌への活性は第1世代セフェム系薬に劣るとされているため，筆者は，よほどそのスペクトラムが必要な場合以外は投与しない。

● 壊死性筋膜炎

- 壊死性筋膜炎を疑った際には早急に対処が必要である。血液培養を複数セット採取の上，広域スペクトラムの抗菌薬投与を開始し，早急にデブリードマンを検討する必要がある。
- 患者背景や施設周辺の状況にもよるが，エンピリックセラピーとしてMRSAや基質特異性拡張型βラクタマーゼ（extended-spectrum β-lactamase；ESBL）産生菌，嫌気性菌も想定した抗菌薬投与が必要になることが多い。
- デブリードマンを行うにあたっては，整形外科，形成外科など経験のある外科医に相談する。実際には試験切開を行い，そこで筋膜の状態を確認して，デブリードマンの範囲を決定することが多い。
- 迅速検査として，筋膜の滲出物のグラム染色などにより起因菌の推定が可能な場合がある。溶連菌と判断できれば，ペニシリンG＋クリンダマイシンがベストな選択となりうる。

4 動物咬傷

- 動物による外傷，皮膚・軟部組織感染症の場合は，動物の種類によって関与する病原体が異なる（**表1**）[1]。
- ヒトの口腔内は動物の中で最も汚いと言われることもあるが，ヒトに咬まれた場合には*Eikenella corrodens*，嫌気性菌が関与するとされる。

表1 ▶ 動物咬傷と病原体

動物	病原体
ネコに引っかかれた場合	*Baltonella henselae*[*1]
イヌ，ネコに咬まれた場合	*Pasteurella multocida*[*2] *Capnocytophaga canimorsus*[*2]

*1：猫ひっかき病の原因となる
*2：敗血症の原因となりうる

(文献1より引用)

- いずれの動物咬傷でも複数菌の混合感染が多く，*Streptococcus anginosus*, *Staphylococcus aureus*，口腔内嫌気性菌の関与を想定すべきである。
- 日本では現在リスクはないと言われているが，海外での動物咬傷（イヌ，コウモリ，アライグマなど）では狂犬病のリスクを考慮して対応する必要があるため，感染症内科や渡航医学の専門家への相談が望ましい。
- サル，爬虫類，海水生物などの咬傷については，通常の動物咬傷への対応と異なる場合もあり，専門家への相談が望ましい。

● 治療

- イヌ，ネコ，ヒトなどの咬傷であれば，感染症の予防としてペニシリンとβラクタマーゼ阻害薬の合剤でカバー可能なことが多い。
- 軽症であれば，アモキシシリン／クラブラン酸内服，点滴投与ならアンピシリン／スルバクタム静注でカバー可能なことが多い（第1世代～セファロスポリンは避ける）。
- 予防抗菌薬は通常3～5日程度の使用で十分とされるが，明らかな感染成立の場合は10日程度の投与が必要となる。
- 骨，関節への感染があれば，骨髄炎，関節炎に準じて加療が必要であり，専門家へ相談する。
- ペニシリンなどのβラクタム系薬へのアレルギーがある場合には，レボフロキサシンにクリンダマイシンを加えるなど，βラクタム系薬との交差反応，嫌気性菌などの混合感染を考慮したレジメンを使用する。
- 外科処置に関しては，十分な洗浄と消毒，デブリードマンが重要であり，特にネコの爪や牙は細く鋭いため，傷が深く，骨や関節に及ぶ可能性を考慮する必要がある。

5 外傷後の破傷風

- 破傷風は*Clostridium tetani*（破傷風菌）により産生される蛋白毒素テタノスパスミン

によって起こる神経障害であり，治療が遅れると致命的になる。
- 破傷風菌は土壌中に広く常在し，世界各地に分布している。
- 動物咬傷も含め，外傷後に破傷風のリスクがあり，それを防ぐためにワクチンやグロブリン製剤の使用を適宜検討する必要がある。基本的には，受傷機転や傷の深さなどによる破傷風リスクと，破傷風予防接種の既往の有無によりその必要性を判断する（**表2**）[2]。

表2 ▶ 破傷風ワクチンの接種

基礎免疫*	最後にブースター効果が得られてからの経過年数	清潔切創以外の外傷	清潔切創
なし	－	・抗破傷風ヒト免疫グロブリン（テタノブリン®）筋注 ・Td 3回	Td 3回
あり	5年以上	Td 1回	10年以上経過：Td 1回
あり	5年未満	ワクチン接種不要	ワクチン接種不要

DPT：diphtheria（ジフテリア），pertussis（百日咳），tetanus（破傷風）
Td：tetanus toxoid（破傷風とジフテリアのトキソイド）
*：DPTやTdを3回以上接種

（文献2より引用）

- 日本では未承認のため輸入ワクチンとなるが，Tdap〔思春期以後（成人を含む）を対象としたDPTワクチン〕もあり，破傷風予防としてTdワクチン接種の1回分をTdapに置き換えてもよい。
- 国内でのDPTワクチンは1968年から定期予防接種が開始されており，1967年以前に生まれた人の多くは破傷風への免疫を有していないため，積極的に破傷風ワクチンの接種を検討する。
- 破傷風ワクチンはトキソイドであり，妊婦や免疫抑制薬使用中などの免疫不全患者でも投与は原則可能であるが，以前に破傷風ワクチンによるアナフィラキシーなどの既往がある場合は接種を避ける。

● **文 献**
1) Abrahamian FM, et al：Clin Microbiol Rev 24(2)：231-246, 2011.
2) Kletsinger K, et al：MMWR Recomm Rep 55(RR-17)：1-37, 2006.
3) 中久保 祥, 他：内科 114(5)：769-772, 2014.
4) 藤田崇宏：レジデントのための感染症診療マニュアル. 第3版. 青木 眞 編, 医学書院, 2015, p789-850.

3章 外来で診る感染症の対処法

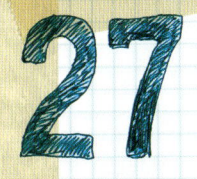

27 尿道炎／腟炎／性感染症

菅長麗依

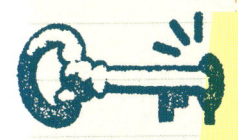

> プライマリケア医でも対応できる女性特有の症状を押さえよう。

ここがポイント

- ➡ 婦人科，泌尿器科を受診したがらない女性は想像以上に多い。
    - ➡ プライマリケア医としてできる範囲のことを最大限行うメリットは大きい
- ➡ クラミジア・淋菌の診断に，尿を用いたNAT検査（nucleic acid amplification test）*は有用である。
- ➡ 検尿で細菌尿（－）の膀胱炎症状をみたら，尿道炎，腟炎を鑑別に入れる。

専門医へ紹介すべき場合

- ➡ 診断がつかない発熱，皮疹，関節痛，陰部症状を呈する場合。
- ➡ ヒト免疫不全ウイルス（HIV），梅毒，ウイルス性肝炎などを診断した場合。
- ➡ 婦人科的評価が望ましい場合（不正性器出血を伴うなど）。

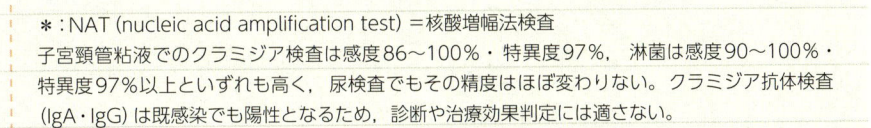

＊：NAT（nucleic acid amplification test）＝核酸増幅法検査
子宮頸管粘液でのクラミジア検査は感度86～100％・特異度97％，淋菌は感度90～100％・特異度97％以上といずれも高く，尿検査でもその精度はほぼ変わりない。クラミジア抗体検査（IgA・IgG）は既感染でも陽性となるため，診断や治療効果判定には適さない。

1 基本を押さえる

● 性感染症 (sexually transmitted disease ; STD) 診療の3つの大原則

1. 1つのSTDを疑う，または診断した場合には，他のSTDも調べる
   例) クラミジア腟炎を疑う場合は淋菌+αも検査する
   例) 梅毒を疑う場合はHIV，B型肝炎ウイルス (hepatitis B virus ; HBV) 検査も行う
2. 必ず性交渉のパートナーの評価も行う
3. 再発予防について教育する
   例) コンドームの適切な使用方法 など

- なお，本項では女性のみを対象として解説する。

● STDの有病率

- 最も多いSTDは男女ともに性器クラミジア感染症である。
- 性器クラミジアは女性では特に症状が出にくく，不顕性感染も多いため，検査閾値は低くしておく。

● 誤解されやすい"非"STD

- カンジダ腟炎，細菌性腟症は性感染症ではない (細菌性腟症は，STDのリスクにはなるがSTDではない)。
- いずれも免疫低下状態 (糖尿病，妊娠，ステロイド内服など)，睡眠不足，抗菌薬内服などが原因となりうるため，罹患した背景に着目する。
- トリコモナス腟炎はSTDであるが，大浴場で感染するなど，非STDの側面もある。

2 症状ごとにアプローチする

- 患者の主訴を以下の①〜④の項目に照らし合わせて考える (それぞれが重複することも多い)。

①陰部の皮疹
②腟分泌物 (帯下)
③排尿時痛
④性器以外の症状

①陰部の皮疹

- 陰部の皮疹に対しては，図1のようにアプローチしよう（図中の赤字は性感染症）。
- 性器ヘルペス，尖圭コンジローマ，カンジダ外陰腟炎は，その特徴的な臨床所見から視診のみで診断が可能である。
- 非STDで多いのは，接触皮膚炎，萎縮性腟炎，カンジダ外陰腟炎による陰部違和感や痛みである。
- 接触皮膚炎の原因として，おりものシートやナプキン，合成繊維の下着などが多く，温水洗浄便座や洗剤などによる過剰な洗浄，拭き取りがさらなる悪化をまねく。
- 接触皮膚炎の治療においては，患者個人の習慣や解釈モデルに配慮して原因の除去を行い，ワセリンを塗布，または，炎症が強い場合はweakのステロイド外用薬を短期間使用する。

陰部の皮疹

疼痛（＋）

所見	鑑別疾患	診断方法	治療
小水疱〜潰瘍性病変	性器ヘルペス	臨床診断	抗ヘルペス薬内服
潰瘍性病変（有痛性）	軟性下疳（稀）	ヘルペス，梅毒などの除外が重要	

瘙痒感（＋）

所見	鑑別疾患	診断方法	治療
・陰部の発赤，時に境界明瞭 ・腟炎合併時は酒粕様帯下	カンジダ外陰炎（＋腟炎）	KOH鏡検	腟錠，内服（**表2, 157頁**）
ゴマ粒様の虫体	毛じらみ	鏡検で虫体確認	スミスリン®
・線状発赤 ・手など陰部以外の病変（＋） ・疥癬トンネルの存在	疥癬	鏡検で虫体確認	安息香酸ベンジル，クロタミトン（オイラックス®），イベルメクチン など

無症状

所見	鑑別疾患	診断方法	治療
乳頭状・鶏冠状疣贅	尖圭コンジローマ	臨床診断	イミキモド（ベセルナ®クリーム），冷凍療法 など
潰瘍性病変（無痛性）	梅毒	血清反応	ペニシリン系薬

その他の重要な鑑別疾患（非STD）
接触皮膚炎，陰部白癬（境界明瞭な紅斑），萎縮性腟炎（閉経後女性，陰部乾燥），扁平苔癬（鱗屑を伴う多角形，赤紫色の扁平病変），乾癬，固定薬疹（紅斑，水疱など様々），悪性腫瘍，ライター（Reiter）症候群，外傷など

図1 ▶ 陰部の皮疹に対するアプローチ法
KOH：水酸化カリウム

②腟分泌物（帯下）（図2）

- 腟分泌物の採取や鏡検を施行できれば多くの疾患の診断・治療が可能となるが，難しければ婦人科へ紹介する．
- 考えるべき病態として，腟炎/腟症，子宮頸管炎，骨盤内炎症性疾患（PID）が挙げられる．

```
         腟分泌物（帯下）
              ↓
       性状が酒粕様か？
       瘙痒感を伴うか？
         /        \
       Yes         No
        ↓         /    \
    カンジダ腟炎  STD    非STD
              クラミジア，淋菌，  細菌性腟症
              トリコモナス
```

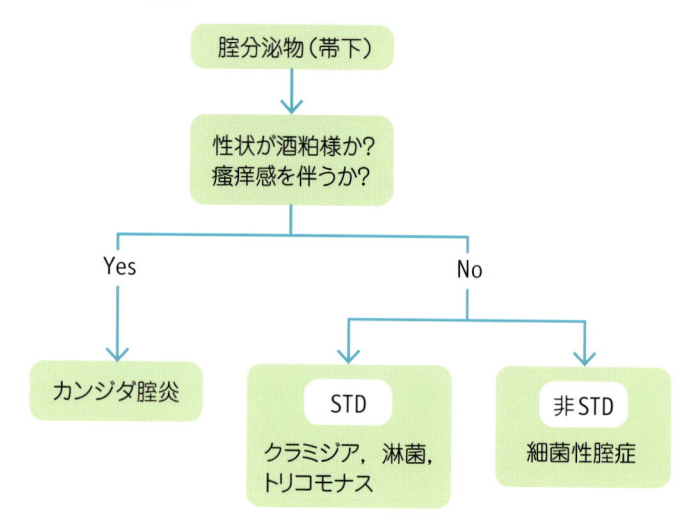

図2 ▶ 腟分泌物（帯下）増加に対するアプローチ法

- 鑑別のポイントは次の2点である．

> 1. 非常にcommonなカンジダ腟炎か否かを評価する
> 2. 「STDか？　非STDか？」を考える

- 除外すべき病態として，不正性器出血，DV（domestic violence）が挙げられる．

③排尿時痛

- 考えるべき病態として，膀胱炎，尿道炎，腟炎，外陰炎が挙げられる（女性は解剖学的に尿道，腟，外陰部が近いため症状がオーバーラップしやすい）（表1）．
- 鑑別のポイントは次の3点である．

> 1. "膀胱炎症状を呈する女性=膀胱炎"と決めつけない
> 2. 問診（帯下の有無）と尿検査〔細菌尿（−）〕で"STDによる尿道炎"や腟炎を鑑別する（表2，157頁）
> 3. 痛みの範囲が外陰部全体に及ぶ場合は萎縮性外陰腟炎，接触皮膚炎，性器ヘルペスなども考える

表1 ▶ 膀胱炎，尿道炎，腟炎の鑑別点

		膀胱炎	尿道炎	腟炎
原因微生物		腸内細菌	クラミジア，淋菌，単純ヘルペス	カンジダ，トリコモナス，嫌気性菌
症状・病歴・経過		・2, 3日の急性経過 ・既往があれば自己診断も容易	・1週間以上の緩徐な経過 ・子宮頸管炎の合併が多く，**腟分泌物（帯下）**を伴うこともある	**腟分泌物（帯下）**を伴う
検尿	細菌尿	＋	－	－
	膿尿	＋	＋	－
尿培養		陽性	陰性	陰性

（青木　眞：レジデントのための感染症診療マニュアル．第3版，医学書院，2015, p964より許諾を得て改変し転載）

④ 性器以外の症状

- 性器以外の部位に症状を呈するSTDは，多岐にわたる。
  例：クラミジア咽頭炎，急性HIV感染症による感冒様症状，梅毒によるバラ疹，急性B型肝炎による倦怠感，肝機能障害など
- 問診からSTDリスクを拾い上げ，疑わしければ患者と相談し，可能な範囲で下記の検査を検討する。
  例：尿中NAT検査（クラミジア，淋菌），血清検査[HIV，B型肝炎ウイルス（HBV），C型肝炎ウイルス（HCV），脂質抗原検査（RPR）／梅毒血球凝集反応（TPHA）など]

3　STDリスクの聴取

- プライバシーに配慮した雰囲気づくりを心がける。

> ・声が診察室外に漏れないよう注意し，守秘義務を約束する
> ・プライベートな問診項目では必ず「病気に関係があるかもしれないのでお伺いしたいのですが」などと前置きをする

STDのリスク

- STDリスクの多くはプライベートな内容であり，実際の現場では聴取しにくい問診項目も多い。また，患者の回答が真実であるとは限らない。
- 使いやすい問診例として以下を挙げる。

> 「これまでに産婦人科への通院歴はありますか?」
> ➡STDの既往,人工中絶などが聴取可能
> 「パートナーに症状はありますか?」
> ➡性的活動性があるか否かを間接的に聴取できる
> 「何か思い当たることはありますか?」「心配な病気などはありますか?」
> ➡「性病が心配」「実は先日風俗に…」などの回答があればSTDの事前確率が高まる

4 予防的視点を意識する

☐ STD予防を効果的に行うには,性についての相談や質問がしやすい医師－患者関係の構築や雰囲気づくりを心がけることが大切である。

☐ NAT検査によるクラミジア・スクリーニングは,各国のガイドラインで強く推奨されている。明らかに性的活動性がない場合を除き,20～30歳代の女性が陰部に関連する症状などで受診した際には,クラミジア・スクリーニングを推奨したい。

☐ クラミジアNAT検査は子宮頸管粘液だけでなく,尿でも検査可能である。検体によって精度はほぼ変わらず,保険収載もされている(210点＋微生物学的検査判断量150点)。

☐ 20～30歳代の女性はSTDだけでなく,子宮頸癌の罹患率も高い。女性患者には折を見て子宮頸癌検診を積極的に推奨しよう。

●文献

1) Sexually Transmitted Diseases Treatment Guidelines 2015. department of health and human services Centers for Disease Control and Prevention, 2010.(2015年10月閲覧) http://www.cdc.gov/mmwr/pdf/rr/rr6403.pdf
2) 産婦人科診療ガイドライン―婦人科外来編2014. 公益社団法人日本産科婦人科学会・公益社団法人日本産婦人科医会 編・監, 2014.(2015年10月閲覧) http://www.jsog.or.jp/activity/pdf/gl_fujinka_2014.pdf
3) 青木 眞:レジデントのための感染症診療マニュアル.第3版,医学書院,2015.
4) LeFevre ML, et al:Ann Intern Med 161(12):902-910, 2014.
5) 小嶋 一, 他編:Hospitalist 3(2):275-529, 2015.

表2 ▶ 非STD，STDの主な疾患

非STD		
カンジダ腟炎	・非常にcommon ・再発しやすく，既往があれば自己診断も容易	
	腟分泌物（帯下）	・特徴的（酒粕様，カッテージチーズ様） ・痒みを伴うことが多い
	診断	腟分泌物をスライドグラスに広げ，KOHを滴下し鏡検。酵母，菌糸を確認する
	治療	・クロトリマゾール（エンペシド®腟錠）100mg　1日1錠　6〜7日間 ・ミコナゾール（フロリード®腟坐剤）100mg　1日1錠　6〜7日間 ・オキシコナゾール（オキナゾール®腟錠）100mg　1日1錠　6〜7日間 ・オキシコナゾール（オキナゾール®腟錠）600mg　1週1錠
細菌性腟症	腟分泌物（帯下）	・灰白色で均一な性状 ・分泌物にKOHを加えると魚臭（アミン臭）
	診断	・Amsel criteria[*1] ・分泌物の培養検査
	治療	・メトロニダゾール250mg　1日3錠（分3）〜4錠（分2）　7日間 ・メトロニダゾール腟錠250mg　1日1錠　7〜10日間　など
STD		
性器クラミジア，淋菌感染症	・腟炎，子宮頸管炎，PIDいずれの病態もとり，尿道炎を合併しやすい	
	腟分泌物（帯下）	均一な性状。淡黄色〜黄褐色
	診断	・尿NAT検査で診断が可能
	治療[*2]	・クラミジア：アジスロマイシン1,000mg　単回投与 ・淋菌：セフトリアキソン 250mg　筋注　1回
トリコモナス腟炎	腟分泌物（帯下）	・白〜黄〜緑色と様々 ・性状は均一だが，泡状の場合もある
	診断	生食標本で運動性のあるトリコモナス原虫を確認
	治療	・メトロニダゾール250mg　1日4錠（分2）7〜10日間 ・メトロニダゾール腟錠250mg　　1日1錠を10〜14日間　など
その他の重要なSTD		
ウイルス	性器ヘルペス，尖圭コンジローマ，HIV，A・B・C型肝炎，CMV，HPVによる子宮頸癌前癌病変，HTLV-1	
細菌	性器クラミジア，淋菌感染症，梅毒　など	
原虫・昆虫	トリコモナス，赤痢アメーバ，毛じらみ　など	

PID：pelvic inflammatory disease（骨盤内炎症性疾患）
CMV：cytomegalovirus（サイトメガロウイルス）
HPV：human papillomavirus（ヒトパピローマウイルス）
HTLV-1：Human T-cell leukemia virus type 1（ヒトT細胞白血病ウイルス）
*1：Amselの診断基準（①〜④のうち3項目以上を満たせば診断が可能）
　①腟分泌物の性状は均一で薄い。
　②腟分泌物の生食標本でclue cell（クルー細胞）を認める。
　③腟分泌物に10% KOHを1滴加えるとアミン臭がする。
　④腟分泌物のpHが4.5以上である。
*2：性器クラミジアは頻度が高いため，検査結果が出る前のアジスロマイシン処方も検討

28 不明熱と敗血症

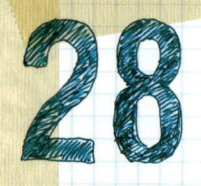

滝本浩平

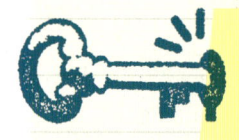

「感染源がわからない発熱＝不明熱」ではない。敗血症を見逃さない。

ここがポイント

→ 熱があるからといって，培養検体を採取せずに，"とりあえず"抗菌薬を処方しないこと。抗菌薬は医者の精神安定剤ではない！

→ 感染症を疑っているにもかかわらず，感染源がはっきりしないからといって，抗菌薬が必要な症例に投与を控えることがないようにする。（ただし，培養を提出してから！）

→ 検査で特に大切なのは，血液培養である。

専門医へ紹介すべき場合

→ 感染源にかかわらず，重症敗血症と判断したとき，本当の不明熱と認識したとき。

→ 見た目が「何か変」は重要なサイン。

1 不明熱と感染源のわからない発熱は違う

症例1 20歳，女性

他院から「不明熱」で紹介。とにかく，熱の原因がよくわからないとのこと。紹介状によると，「3週間前に発熱があり当院を受診。抗菌薬内服にていったんは解熱したが，1週間で再発。再び当院を受診したため，抗菌薬無効として別の抗菌薬を処方。前回と同じようにいったんは解熱したが，1週間ほどで再び発熱。3度目の受診であり，再度，別の抗菌薬を処方したが，熱の原因がはっきりしない」。

- □→ 紹介状をみる限り，熱の原因が「不明」であることは確かだが，これは不明熱ではない。
- □→ 1961年にPetersdorfらが提唱した定義では，不明熱は「3週間以上にわたって38.3℃以上の発熱が続き，1週間の入院による精査でも原因がはっきりしないもの」とされている。これが，古典的不明熱である。
- □→ 現在では，「3週間以上にわたって38.3℃以上の発熱が続き，3日間の入院もしくは2回以上の外来受診でも原因がはっきりしないもの」という定義が一般的に受け入れられている。
- □→ 問題は，「不明熱」という言葉の意味合いが医師によって異なることである。
- □→ 日常診療の中で不明熱とされているものの中には，疾患が想起できない，診断アプローチが適切でないなど，医師側に原因があることも多い。
- □→ すなわち，「感染源のわからない発熱」は「不明熱」ではない。

症例1 経過

上記の症例では，状態が安定していたため，ひとまず抗菌薬の投与を中止した。診察では心音にて収縮期雑音を認め，心エコーでも小さな疣贅を確認したため，感染性心内膜炎の診断にて入院となった。
当初，血液培養は陰性であったが，抗菌薬を中止して5日目の血液培養から緑色連鎖球菌が検出され，感受性結果に応じてペニシリンGを4週間投与することとなった。不用意な抗菌薬投与により，起因菌の同定が遅れてしまった。

2 「不明熱」的な病態をとる感染症

- □→ 不明熱の定義にこだわらず，「一見して感染源がわからない感染症」というカテゴリーで考える。局所の症状や所見の乏しいことが，診断へのヒントである。
- □→ 感染症による不明熱の原因のまとめを**表1**に示す。特に，感染性心内膜炎と結核は必

表1 ▶ 感染症による不明熱の原因

非常によくある疾患	感染性心内膜炎 腹腔内膿瘍，骨盤内膿瘍 腎・腎周囲膿瘍 結核（粟粒結核，腎結核，髄膜炎などの肺外結核）
よくある疾患	HIV 腸チフス EBウイルス サイトメガロウイルス 猫ひっかき病（バルトネラ症）
稀な疾患	慢性副鼻腔炎 椎体骨髄炎 感染性大動脈瘤 トキソプラズマ症 ブルセラ症 レプトスピラ症 Q熱 ヒストプラズマ症 Whipple病

ず鑑別に挙げる。

- 一般的に，肺炎，腎盂腎炎などのよくある急性熱性疾患が不明熱のような病態をとることは少なく，すぐに診断できることが多い。
- しかし，よくみる急性熱性疾患ですら，時に局所症状に乏しいことがあることを認識しておく。
  例：熱だけで腹部症状のない胆管炎，熱だけで尿路系の症状に乏しい腎盂腎炎・前立腺炎
- 日本にいるだけでは発症しない感染症も忘れないこと。渡航歴は大事である。
- 渡航関連・熱帯感染症は，風土病として認識されていない地域では不明熱の原因になるとされる。稀であっても頭の片隅には入れておく。

3 感染性の不明熱を見抜くコツ

- 古典的不明熱は，感染症，腫瘍，膠原病に分類して考える。
- 他には，古典的不明熱，院内の不明熱，ヒト免疫不全ウイルス（HIV）患者の不明熱，好中球減少者の不明熱，という不明熱の分類も提唱されている。
- 一般的に，不明熱の期間が長い場合には，感染症が原因である可能性は低い。
- そのほか，不明熱の原因が「感染症っぽい」ことを示唆する病歴を下記に示す。
  - まわりに感染性疾患の人がいる。

- 外科的処置の後，最近入院していた。
- 悪寒戦慄や寝汗がある。
- 体重減少がある。
- 動物との接触歴がある。　など

□→ 感染症による不明熱を診断する際には，HIVの有無や渡航歴も大事なポイントとなる（**表2**）。マラリア，デング熱，腸チフスは絶対に忘れない。また，**表2**の中には国内発症例もあるので，渡航歴がないからといって鑑別診断リストから除外しない。
例：腸チフス，デング熱，レプトスピラ症など

表2 ▶ 渡航関連の感染症による不明熱

- マラリア
- 腸チフス
- デング熱
- ブルセラ症
- レプトスピラ症
- 猫ひっかき病（バルトネラ症）
- チクングニア熱
- 類鼻疽（メリオイドーシス）
- バベシア症
- エイケネラ症（*Eikenella*）

4　感染源のわからない感染症に対するアプローチ

□→ 不明熱と判断したら，抗菌薬やステロイドは安易に投与しない。感染源不明の敗血症と判断すれば培養を提出のあとに抗菌薬を速やかに開始する。感染源がはっきりしない場合に，熱があるからというだけで"とりあえず"抗菌薬を投与するのは避ける。

□→ 抗菌薬は「とりあえず投与しておけば安心だろう」とする医者の精神安定剤ではない。

□→ 熱が数週間続いているが比較的元気な場合には，古典的不明熱として熱源の精査をしてもよいであろう。

□→ 安易な抗菌薬投与が害となることがある。
例：ニューキノロン系薬。結核菌はニューキノロン系薬に感受性があるので，結核の診断が遅れることがある

□→ また，抗菌薬をなんとなく投与開始してしまったために，あとで熱の原因がわからなくなることがある。
例：感染性心内膜炎で血液培養が陰性になる一番の原因は抗菌薬の曝露である
例：薬疹や*Clostridium difficile*感染症を併発して病像がわからなくなる

□→ 抗菌薬の投与による薬疹や薬剤熱，副作用の心配もある。

□→ 熱があるからというだけで"とりあえず"抗菌薬を投与するのは避けてほしいが，急性の発熱（敗血症）や病的な印象がある場合には，感染源が不明であっても抗菌薬治療は必要である。

□→ **症例2**のように，「感染源がわからない＝不明熱」として，必要な抗菌薬の投与を控え

ることがあってはならない。

症例2 60歳，女性

生来健康で特に既往歴なし。今朝から38℃の発熱あり。夕方に救急外来受診。発熱時にはガタガタ震えたが，解熱薬を飲んで37℃台に低下。しばらく様子をみていたが，再度38℃の発熱を認め，悪寒もあるため受診したとのこと。
意識は清明，血圧100/60mmHg，脈拍数105回/分，体温37.5℃，呼吸数25回/分。診察上，特に有意な所見なし。Review of systemでも熱と食欲低下以外，特に気になる症状なし。
感染源がはっきりせず，急性熱性疾患であるが比較的元気であったため，ひとまず血液培養を採取。自宅に孫が来ているからすぐに帰りたいということで，解熱薬のみを処方して帰宅。翌朝，当患者がショック状態で救急車にて来院。腎盂腎炎による敗血症性ショックで入院となった。

- このように，感染源が絞りきれないからといって，不明熱として抗菌薬を投与しないと痛い目に遭うかもしれない。この症例は3週のFUOの定義を満たさず，不明熱でなく敗血症と考える必要がある。
- 腎盂腎炎のような比較的よくみる症例であっても，発熱しか症状がないことがあることを知っておく必要がある（☞**メモ**）。

メモ
肋骨脊柱角（CVA）の叩打痛の陰性的中率は0.9であり，所見がないからといって腎盂腎炎を否定することはできない。また，排尿障害と頻尿の陰性的中率も，それぞれ0.5と0.6である[1]。検査前確率が高ければ，これらの症状がないことが腎盂腎炎を否定する根拠にはならない。

● どのような場合に抗菌薬が必要か

- 感染源が絞りきれない場合でも，敗血症と考えれば抗菌薬の投与が必要な場合がある。
- 症例2ではシバリングがあり敗血症が疑われた。頻脈，呼吸数の増加を認めており，バイタルサインは「元気」ではなかった。
- 残念ながら，どのような場合に抗菌薬を投与すればよいか，はっきりした指針はない。
- 重症患者にred flag sign（**表3**）[2]を認めた場合，原因が感染だと判断したら抗菌薬

表3 ▶ red flag sign

身体所見	意識の混濁，せん妄，悪寒戦慄，衰弱，高熱，低体温，低血圧，頻脈，頻呼吸，チアノーゼ，乏尿
血液検査	著明な白血球増加または減少，血小板減少，代謝性アシドーシス

（文献2より改変）

の投与は必須である。
- □ この場合には，抗菌薬開始前に必要な培養（少なくとも血液，喀痰，尿）の採取を忘れない。
- □ このような病態（敗血症疑い）は急速に悪化する場合があるので，できる限り速やかに，適切に培養を採取し抗菌薬を投与したのち，専門医へ紹介する。

5 感染症による不明熱の診断のポイント

- □ 感染源がはっきりわからないときには，見逃しやすい感染症を意識的に探す（感染性心内膜炎，胆管炎，副鼻腔炎，前立腺炎，肛門周囲膿瘍）。また，頻度の高い感染症を探す（尿路感染症，肺炎，腹部，皮膚）。
- □ 表1に示す疾患を想起しながら所見をとるとよい。

● 所見のポイント

- □ 身体所見では，熱型，心雑音，リンパ節腫脹，肝脾腫，腹部腫瘤（直腸診も骨盤内膿瘍の検索には必須）に重点を置く。心音をしっかり聞くことが大切である。
- □ 感染性心内膜炎の末梢所見（Janeway斑，Osler結節，結膜の点状出血）を探す。罹患期間が長いほど末梢所見は出やすいので，感染源がよくわからないときは血液培養が陰性でも末梢所見を繰り返しとる。
- □ 鼓膜の所見，肛門，歯口腔内直腸診（前立腺の触診）も隠れた感染症を探すのに大事である。

● 検査のポイント

- □ 血液検査では，血算，赤血球沈降速度，CRP，肝機能検査を行う。
- □ 画像検査では，胸部X線，CT/MRI（腹腔内や骨盤内病変を疑ったときは有用）。
- □ 画像診断は，身体所見ではわからなかったリンパ節腫脹，肝脾腫の検出にも役立つ。
- □ 血液培養は必須である。

● 文 献
1) Bent S, et al：JAMA 287(20)：2701-2710, 2002.
2) 野口善令：この1冊で極める不明熱の診断学．野口善令 監，横江正道 編，文光堂，2012, p7.
3) Cunha BA：Infect Dis Clin North Am 21(4)：867-915, 2007.
4) Cunha BA：Infect Dis Clin North Am 21(4)：1137-1187, 2007.

4章 外来での微生物別の対応法

29 グラム陽性球菌
——肺炎球菌／溶連菌／黄色ブドウ球菌

三村一行，佐々木雅一

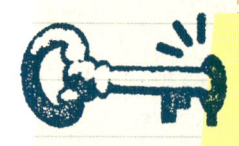

> 外来ではペニシリン，
> 第1世代セフェムで勝負する！

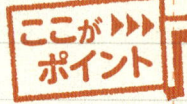

ここがポイント

→ 肺炎球菌感染症の治療は，髄膜炎合併例と非合併例とに分けて抗菌薬を選択する．髄膜炎非合併例では，ペニシリン系抗菌薬が第一選択である．

→ A群β溶血性連鎖球菌は，咽頭炎や扁桃炎，皮膚・軟部組織感染症などを引き起こす．また，感染後続発症としてリウマチ熱や糸球体腎炎を生じうる．

→ 溶連菌の治療は，ペニシリン系薬が第一選択薬である．

→ 黄色ブドウ球菌が引き起こす感染症は①皮膚・軟部組織や骨の感染，②血流感染，③異物感染，④毒素性疾患が代表的．

→ 黄色ブドウ球菌菌血症では，常に感染性心内膜炎の可能性を考える．

→ 黄色ブドウ球菌の抗菌薬治療においては，メチシリン感受性黄色ブドウ球菌（MSSA）とメチシリン耐性黄色ブドウ球菌（MRSA）に分けて考える．

専門医へ紹介すべき場合

→ 感染性心内膜炎，壊死性筋膜炎，髄膜炎が疑われるとき．

1 肺炎球菌(図1)

- 肺炎球菌(*Streptococcus pneumoniae*)はグラム陽性で莢膜を持つ球菌であり、ランセット型を示す。血液寒天培地上でα溶血性のコロニーを形成し(図1)、多くの健常者の鼻咽頭に常在している。

● 臨床的意義

- 市中肺炎、中耳炎、副鼻腔炎、乳様突起炎などの重要な起因菌である。
- 時に侵襲性感染症を起こし、細菌性髄膜炎や感染性心内膜炎、化膿性関節炎、特発性細菌性腹膜炎の原因菌になる。脾臓摘出後など液性免疫不全患者では特に、本菌による侵襲性感染症のリスクが高くなる。

● 検査

- 尿中肺炎球菌抗原が検出感度以上となるのは通常発症後3日目以降で、陽性が最大数カ月持続しうるため、最近罹患した場合に偽陽性となる可能性に注意する。

● 治療

- ペニシリンが第一選択薬である。2008年に米国臨床検査標準委員会(Clinical Laboratory and Standards Institute；CLSI)の感受性判定基準が改訂され、髄膜炎を除く感染症においてペニシリン感受性肺炎球菌(PSSP)の範囲が拡大された(表1)。
- 経口ペニシリンを用いる場合、サワシリン®を高用量(250mg×6〜12カプセル/分3)で処方する。
- 一方、マクロライド系薬は、日本では肺炎球菌のマクロライド耐性率が60%以上であり、単剤での投与は危険と考える[1]。

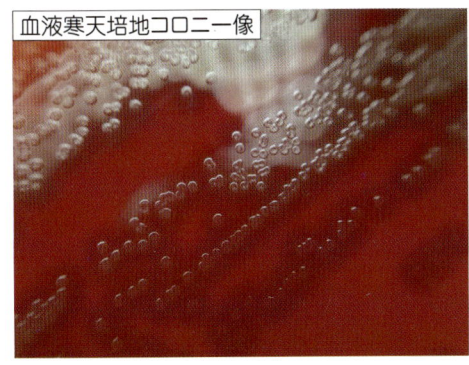

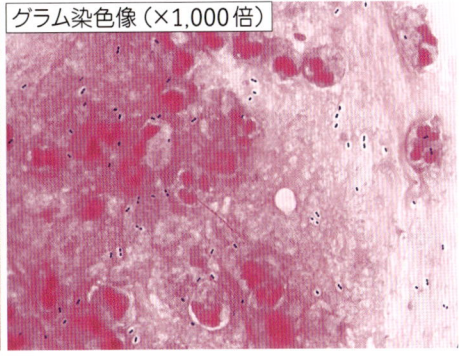

図1 ▶ 肺炎球菌

血液寒天培地コロニー像 / グラム染色像(×1,000倍)

表1 ▶ 肺炎球菌のペニシリン感受性判定基準

年代	対象疾患	感受性S（μg/mL）	中等度耐性I（μg/mL）	耐性R（μg/mL）
2008年まで	髄膜炎と非髄膜炎の区別なし	≦0.06	0.12〜1	≧2
2008年以降	髄膜炎	≦0.06	なし	≧0.12
	非髄膜炎	≦2.00	4	≧8

- そのほか，ニューキノロン系薬も肺炎球菌に有効だが，日本ではいまだ多い結核の発見を遅らせる可能性があり，ペニシリンアレルギーなどがある患者を除いては第一選択薬とはしないほうがよいと考える。

● 肺炎球菌ワクチン

- 現在，成人に対する肺炎球菌ワクチンとして，23価肺炎球菌莢膜ポリサッカライドワクチン（pneumococcal polysaccharide vaccine 23；PPSV 23，ニューモバックス®NP）と沈降13価肺炎球菌結合型ワクチン（pneumococcal conjugate vaccine 13；PCV 13，プレベナー13®）がある。
- 日本の高齢者入所施設における臨床試験にて，PPV 23が肺炎球菌性肺炎を64％，すべての肺炎においても45％有意に発症率を減少させることが示された[2]。しかし世界的には，肺炎球菌による敗血症を抑制するものの，肺炎そのものを予防するというエビデンスには乏しい状況であった[3]。
- PCV 13は，日本では2014年6月に，65歳以上の高齢者に対する肺炎球菌感染症の予防として定期接種が承認された。
- 2015年，オランダのPCV 13の臨床試験（CAPiTA試験）において，肺炎球菌ワクチンによる肺炎発症予防効果が明確に示された。この結果を受け，米国では65歳以上のすべての高齢者に対してPCV 13の接種を推奨するように変更された。
- 今後，PPV 23既接種者への対応や，日本の肺炎球菌感染症の疫学状況を反映したPPV 23およびPCV 13の接種対象群，至適接種スケジュールなどの確立が望まれる。

2 A群β溶血性連鎖球菌（図2）

- 化膿性連鎖球菌（*Streptococcus pyogenes*）とも言い，Lancefieldの分類ではA群に分類される（Group A streptococcus；GAS）。血液寒天培地上では病原性が高いと言われるβ溶血（完全溶血）を呈し，A群β溶血性連鎖球菌（溶連菌）とも呼ばれる（図2）。
- 本菌は皮膚や粘膜に常在菌として存在でき，鼻咽頭に保菌（特に寒い時期の小児）さ

れることもある。

● 臨床的意義

- 咽頭炎や扁桃炎，皮膚・軟部組織感染症などを生じる。また，感染後続発症としてリウマチ熱と糸球体腎炎が知られている。リウマチ熱はペニシリン系薬による治療で予防可能だが，糸球体腎炎は予防できないと言われている。
- 本菌による皮膚・軟部組織感染症は，丹毒や蜂窩織炎といった比較的軽症のものから，壊死性筋膜炎のようなきわめて重症のものまで幅広い。
- 壊死性筋膜炎にA群β溶血性連鎖球菌性毒素性ショック症候群（STSS）を合併することがあり，きわめて予後不良である。その経過の速さから「人食いバクテリア（flesh-eating bacteria）」と呼ばれる。

● 検査

- ストレプトチェックの感度は75％，特異度92％（培養検査は感度92％，特異度97％）である[4]。
- IDSAやACP-ASIMガイドラインでは，臨床的に溶連菌性扁桃炎が疑われる場合（centor score 2点以上）に，迅速検査を行い，陽性ならば抗菌薬を，陰性ならば対症療法を推奨している。

● 治療

- ペニシリンの感受性が100％であり，ペニシリンを使用する。ペニシリンアレルギーがある場合には，マクロライド耐性株が増えているため，クリンダマイシンやレボフロキサシンなどを代替薬とする。

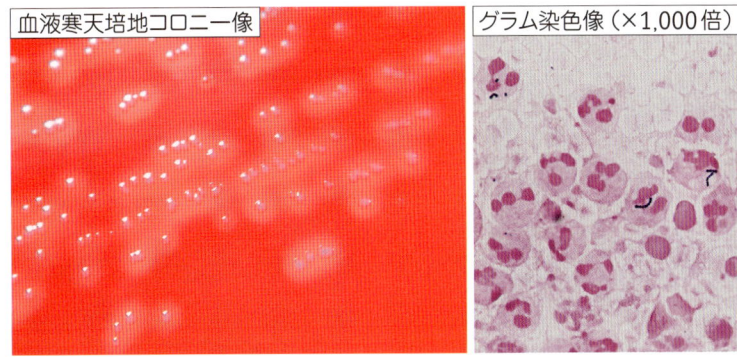

血液寒天培地コロニー像　グラム染色像（×1,000倍）

図2 ▶ A群β溶血性連鎖球菌

3 黄色ブドウ球菌（図3）

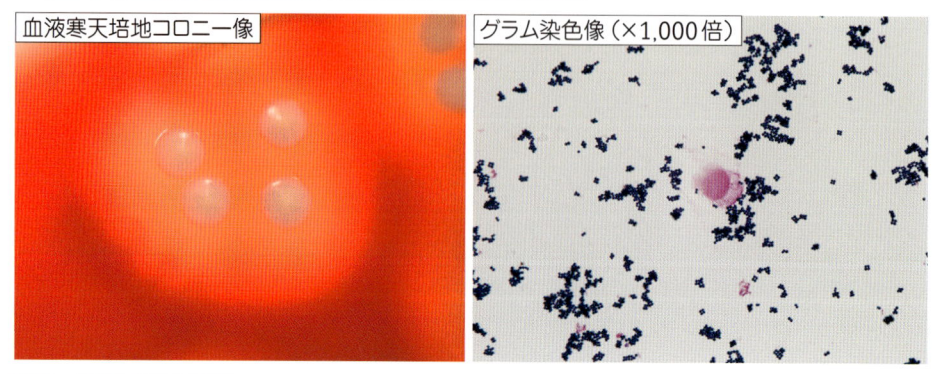

- 黄色ブドウ球菌（*Staphylococcus aureus*）はブドウ球菌の中で最も病原性が強く，ほとんどがコアグラーゼを産生し，表皮ブドウ球菌などのコアグラーゼ陰性ブドウ球菌と区別される。病原性の1つとして種々のトキシンを産生することがあり，病態に関与する。グラム染色上はクラスター（集塊）を形成する（図3）。
- 本菌は，しばしば健常人によって保菌され，皮膚，粘膜（鼻腔，腟）に常在している。

● 臨床的意義

- 本菌の起こす感染症として，①皮膚・軟部組織や骨の感染（特に傷のついた組織），②血流感染，③異物感染，④毒素性疾患（本菌が産生するトキシンが病態に関与するもの）が代表的である。
- 一方で，本菌による肺炎に関してはインフルエンザウイルス感染後や人工呼吸器管理下など，ある種の患者背景がない限り稀である。喀痰から本菌が検出されても肺炎の起因菌を意味しないので，注意が必要である。また，本菌による尿路感染や腸炎も稀である。

①皮膚・軟部組織や骨の感染

- 菌による感染症で最も多い。特に，傷ついた組織は本菌が最も好むところなので，傷ついた組織を伴った皮膚・軟部組織感染では，常に本菌の関与を疑う必要がある。
- 本菌による皮膚・軟部組織感染，骨の感染では，身体の表面から深部にかけて起こす病気を考えていこう。

> **皮膚，毛嚢**：毛包炎，麦粒腫，癤，癰，膿痂疹，丹毒
> **皮下組織**：蜂窩織炎
> **関節**：化膿性関節炎
> **骨**：骨髄炎

図3 ▶ 黄色ブドウ球菌

- このほか，手術部位感染や外傷後の創部感染，深部膿瘍の原因にもなりやすい。

② 血流感染
- 感染性心内膜炎やカテーテル関連血流感染，血栓性静脈炎などが含まれる。
- 黄色ブドウ球菌が血液培養から検出された場合には90％以上が真の菌血症と言われており[5]，対応が必要である。
- 本菌による菌血症のうち12％が感染性心内膜炎だったとの報告もあり[6]，血液培養から黄色ブドウ球菌が検出された場合には，常に感染性心内膜炎の可能性を考慮する。

③ 異物感染
- 本菌は，カテーテル，人工心臓弁，人工血管，人工関節などの異物に親和性が高く，いったん感染が生じると難治性となる。よって，異物感染では原則的に異物を除去しない限り根治は難しい。

④ 毒素性疾患
- 毒素性ショック症候群（TSS），ブドウ球菌性熱傷様皮膚症候群（Staphylococcal scalded skin syndrome；SSSS），食中毒（ブドウ球菌性食中毒）などが挙げられる。

● 治療

- 長期間の抗菌薬点滴投与はもちろんのこと，感染部位のドレナージや異物抜去などを含む積極的な治療を必要とする。
- 抗菌薬の選択は，メチシリン感受性黄色ブドウ球菌（methicillin-sensitive *Staphylococcus aureus*；MSSA）とメチシリン耐性黄色ブドウ球菌（methicillin-resistant *Staphylococcus aureus*；MRSA）で大きく異なる。
- MSSAについては，ペニシリナーゼ耐性ペニシリン（抗黄色ブドウ球菌ペニシリン；oxacillin，nafcillin）が日本未発売のため，経口薬ではセファレキシン（第3世代セフェム系薬は効果が低く使用しない），セファゾリン（第1世代セフェム系薬）が第一選択薬となるが，セファゾリンは髄液に移行しないため，髄膜炎では使えない。
- MRSAでは，バンコマイシンやダプトマイシン，リネゾリドなどが治療薬になる。

●文献
1) 厚生労働省：院内感染対策サーベイランス事業．検査部門JANIS（一般向け）期報・年報（2013年1月〜12月年報）．（2015年10月閲覧）
   http://www.nih-janis.jp/report/open_report/2013/3/1/ken_Open_Report_201300.pdf
2) Maruyama T, et al：BMJ 340：c1004, 2010.
3) Huss A, et al：CMAJ 180(1)：48-58, 2009.
4) Gieseker KE, et al：Pediatr Infect Dis J 21(10)：922-927, 2002.
5) Pien BC, et al：Am J Med 123(9)：819-828, 2010.
6) Fowler VG Jr, et al：Arch Intern Med 163(17)：2066-2072, 2003.

4章 外来での微生物別の対応法

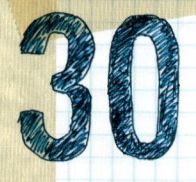

30 グラム陰性桿菌
──大腸菌／インフルエンザ桿菌

羽山ブライアン

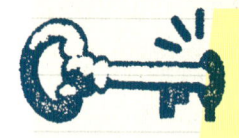

「膀胱炎➡大腸菌➡キノロン系抗菌薬」は考え直そう。

ここがポイント

➡ 大腸菌は多種多様の疾患の原因菌となるが，外来治療で大腸菌を主なターゲットとするのは，膀胱炎，腎盂腎炎ぐらいである。

➡ 外来治療でインフルエンザ桿菌を狙うのは，肺炎，副鼻腔炎，中耳炎などである。

➡ 大腸菌の耐性機構を考える際に最も重要なものは，βラクタム系抗菌薬の分解酵素βラクタマーゼである。

➡ 日本において，基質特異性拡張型βラクタマーゼ（ESBL）を産生する大腸菌がここ10年ほどで急激に増加している。

➡ 外来での経口抗菌薬の選択については，重症度や，先行して得られている微生物情報の有無などの状況に応じて治療薬を使い分ける必要がある。

1 大腸菌，インフルエンザ桿菌の特徴

- 大腸菌は腸内細菌科に属する菌であり，名前の通りほとんどの人の腸内に常在菌として存在する．したがってこの菌は，腸に近い部位（体の下半分）における感染症の重要な原因となる（腸管関連の感染症，胆道系感染症，尿路感染症など）．
- インフルエンザ桿菌は，昔はインフルエンザの原因菌と間違われていたぐらいで，気道に問題を生じる菌である．健常人の鼻腔や咽頭に常在することも少なくない菌であり，日本でのある調査では小児で10〜20%，成人で数〜5%に常在するとされている[1]．
- 定着することの多い小児において，侵襲性感染症や喉頭蓋炎の原因となって致死的な感染を生じることが問題とされていたが，日本でもようやくHibワクチンが普及するようになり，インフルエンザ桿菌による重症感染症は激減している[2]．ただし，主に海外から，ワクチン導入後にType b以外の血清型による感染症が少なくとも相対的には増加すると報告されており[3]，今後注意が必要と思われる．
- また，小児期のHibワクチン定期接種によって，長期的に成人のインフルエンザ桿菌感染症がはたして減るのか否かも興味深いところである．
- 外来における抗菌薬使用について，簡単に言い切ってしまうと下記のようになる．

> - 大腸菌を狙って抗菌薬を使うのは ➡ 膀胱炎，（軽症の）腎盂腎炎
> - インフルエンザ桿菌を狙って抗菌薬を使うのは ➡ （軽症の）肺炎，副鼻腔炎，中耳炎

- 特に大腸菌は他にも多種多様の疾患の原因菌となるが，上記のもの以外は外来での治療完結は難しく，入院治療を検討すべき状況か，混合感染で他の菌の関与も考慮してこれらの菌を狙い撃ちはしない状況か，であろう．

2 大腸菌を狙った抗菌薬治療

- 大腸菌は，基本的には抗菌薬に対する感受性の非常に良い菌で，緑膿菌などのように「この菌に効く薬はこれとこれに限られる」ということはない．そのため，耐性獲得のない"素直な"感受性パターンの大腸菌による膀胱炎の場合，極論してしまうと，適切な投与量・投与法であればどの抗菌薬でも効いてしまうという側面がある．
- ただし，菌種・感受性がわかる頃には既に治療の大勢が決しているというのが膀胱炎の治療である．実際には，一般的によくみられる耐性を視野に入れて治療する必要がある．

● 基質特異性拡張型βラクタマーゼ (ESBL)

- 大腸菌の耐性機構を考える際に最も重要なものは，βラクタム系薬の分解酵素であるβラクタマーゼである。βラクタマーゼにも種々あるが，外来診療において特に注意を要するのがESBLである。

- 古典的には，大腸菌が産生するβラクタマーゼはペニシリナーゼと呼ばれ，主にペニシリン系薬を分解できるがセフェム系薬は得意としないタイプのものが多かった。しかし，ESBLの場合はペニシリン系薬やセフェム系薬を広く分解してしまい，カルバペネム系薬やその他一部（ピペラシリン／タゾバクタムやセフメタゾールの使用が可能とする報告がある[4]）を除いてβラクタム系薬が使用できない。

- ESBLそのものはキノロン系など他系統の抗菌薬への耐性に直接の関わりはないが，他の薬剤耐性の遺伝子が同時にプラスミド性に伝播されることもめずらしくなく，結果的には多くの薬剤に耐性となってしまうことがある。

- このESBLは世界的には1980年代前半から存在を知られていたが，日本でもここ10年ほどで急激に増えており，分離頻度の報告はかなりばらつきがあるものの一般外来においても大腸菌の数〜10％程度を占めるとされている。

> **ESBLのリスクファクター**
> - 医療曝露が多い
> - 3カ月以内など直近の一定期間内に抗菌薬投与歴がある
> - 尿道カテーテル挿入がある

- 大腸菌を狙った経験的な抗菌薬投与のレジメン案を**表1**にまとめた。選択に際して最も参考にすべきはアンチバイオグラム（☞**メモ**）であろう。大腸菌のキノロン系薬に対する耐性が一定以上あるならば，キノロン系薬は第一選択薬から外すことが勧められる。推奨度は下がるが，ESBL産生大腸菌に対してほかに選択肢がない場合に使用を検討する薬剤を**表2**にまとめている。

- また，アンチバイオグラムが利用できなければ，厚生労働省院内感染対策サーベイランス事業（JANIS）のデータを参考にしてもよいかもしれない。主に院内分離菌を対象としていることに注意を要するが，国内での耐性の動向をうかがい知ることができる。

- たとえば2014年の年報で大腸菌の部分を確認すると，レボフロキサシンへの感受性率は62％しかない[5]。入院患者のデータでは語り切れない部分ももちろんあるが，少なくとも膀胱炎全例にキノロン系薬を処方することには危うさがあることはわかる。

表1 ▶ 大腸菌を狙う目的で推奨される内服抗菌薬

一般名	代表的商品名	推奨投与量	備考
ST合剤	バクタ®配合錠	4錠 分2 or 6錠 分2	・血清K上昇の副作用あり。 ・高齢者，腎機能障害，ACE阻害薬／ARB内服中などのリスクがある場合は他剤を優先すべきかを要検討。
レボフロキサシン	クラビット®（500mg）	1錠 分1	・日本では（おそらく乱用のため）大腸菌の耐性が多く，数割にものぼる。 ・鉄剤やMg製剤と同時内服すると吸収率が低下。
ミノサイクリン	ミノマイシン®（100mg）	2錠 分2	・消化器症状やふらつきの副作用が比較的多い。特に高齢者では後者に注意。 ・肝代謝薬剤だが尿路感染症の使用には問題ないとされる。
セフポドキシム	バナン®（100mg）	4錠 分2	・ESBLには無効，ESBL検出頻度が高い場合は選択しない。

セフポドキシム以外にも第3世代セフェム系の内服抗菌薬は複数種類あるが，どれが最適なものかについては定まった知見がない。第3世代セフェム系薬は全般に経口吸収率が低いが，その中ではセフポドキシムが比較的高いため筆者は使用することが多い。

表2 ▶ ESBL産生大腸菌の膀胱炎に使用されうる内服抗菌薬

一般名	代表的商品名	投与量（案）	備考
ファロペネム	ファロム®（200mg）	3錠 分3 4.5錠 分3 など	・膀胱炎の治療にはおそらく使用可能。
ホスホマイシン	ホスミシン®（500mg）	6錠 分3 など	・海外のホスホマイシンとは成分が違うため，海外での投与法・治療実績をそのまま当てはめられないことに注意する。

両剤ともESBL産生菌の治療に対して十分な知見のある薬剤とは言いがたく，筆者の推奨としては表1の薬剤にすべて耐性の場合などの代替案であることに注意する。入院での静注薬剤による治療や，専門家への相談を優先してもよいかもしれない。
腎盂腎炎と判断した場合は，これらの薬剤を選択するよりも原則入院加療のほうが安全と思われる。

> **メモ**
>
> **アンチバイオグラム**
>
> 特定の病院，ないし地域などで臨床培養から分離される様々な感染症の起因菌となる代表的な菌種（たとえば大腸菌，緑膿菌など）が，代表的な抗菌薬に対してそれぞれどの程度の割合で感受性があるかを示した表のことを言う。1年ごと，年度ごとに更新されることが多い。
>
> 細菌検査室のある中規模以上の施設であれば作成されていることも少なくはない。なければ，作成の依頼を積極的に検討すべきである。特に小規模施設で微生物検査を外注している場合は，外注先と連携して地域のアンチバイオグラムが作成できれば非常に有用となると思われる。

3 インフルエンザ桿菌を狙った抗菌薬治療

- インフルエンザ桿菌を狙った治療が必要な感染症は，前述の通り軽症の肺炎や副鼻腔炎，中耳炎などだが，肺炎の場合，治療経過が良ければ5～7日間の治療で十分なケースが多いので喀痰培養の菌種・感受性が判明した時点では既に治療の大勢が決まっている。
- また，副鼻腔炎や中耳炎では良い臨床培養を採取できないことが大半であり，培養結果が得られず経験的な治療に依拠する部分が大きいと言える。
- インフルエンザ桿菌は，古典的にはアンピシリンやアモキシシリンに感受性があるが，βラクタマーゼ産生により耐性を獲得し，アンピシリン/スルバクタムやアモキシシリン/クラブラン酸でないと治療できないものが出現し，さらにはβラクタマーゼによらないペニシリン結合蛋白（PBP）の変異などによる耐性を獲得した株がみられるようになっている。
- 後者の耐性パターンはBLNAR（β-lactamase non-producing ampicillin resistant）とも呼ばれ，アンピシリン/スルバクタムやアモキシシリン/クラブラン酸の効果も期待しにくくなるため，問題となりうる。
- 2000年頃以降，徐々に国内でも分離頻度が増加しており，先のJANISのデータでは20%程度まで上昇していることが示唆されている。小児の報告では半数以上がBLNARとのサーベイランス結果もある[6]。
- どちらの耐性パターンでも第3世代セフェム系薬セフトリアキソンの点滴投与ならば安全に治療可能であり，入院での肺炎治療などの場合はこの治療が選択されることが多いと思われる。
- しかし，外来での経口抗菌薬選択ではもう少し話が複雑になる。下記の理由から，必ずしも100%に近いカバーを狙いBLNARでもカバーできるレジメンを選択する必要はない。重症度や，先行して得られている微生物情報の有無などの状況に応じて治療薬を使い分ける必要がある。

> - 軽症の肺炎，副鼻腔炎，中耳炎などの起因菌のうちインフルエンザ桿菌の占める割合は半数以下である。
> - 成人では小児ほどBLNARの頻度が高くなさそうである。
> - 外来での経口抗菌薬治療を選択している時点で重症ではなく「待てる」状態であることが多い。

- インフルエンザ桿菌を狙った経験的な抗菌薬投与のレジメンを表3にまとめた。

表3 ▶ インフルエンザ桿菌を狙う目的で推奨される薬剤

一般名	代表的商品名	推奨投与量	備考
アモキシシリン	サワシリン® （250mg）	6錠　分3	●複数の国のガイドラインで第一選択薬の立場を維持している。 ●副作用が比較的少ない。 ●βラクタマーゼによる耐性も少なくはないため，カバーが外れる率が比較的高い。
アモキシシリン／クラブラン酸	オーグメンチン®配合錠RS （250mg）	3錠　分3 （同量のサワシリン®と併用を検討）	●おおむね十分な治療効果が期待できる。 ●消化器系の副作用がやや多い。
セフポドキシム	バナン® （100mg）	4錠　分2	微生物のカバーの観点からは最も確実である。

文献

1) 黒木俊郎：IASR 34(7)：193-194, 2013.
2) 菅　秀, 他：IASR 34(7)：194-195, 2013.
3) Agrawal A, et al：J Clin Microbiol 49(11)：3728-3732, 2011.
4) Rodríguez-Baño J：Antimicrob Agents Chemother 59(9)：5095-5096, 2015.
5) JANIS.（2015年10月閲覧）
   http://www.nih-janis.jp/report/kensa.html
6) 生方公子：IASR 31(4)：98-99, 2010.
7) Auer S, et al：Antimicrob Agents Chemother 54(9)：4006-4008, 2010.

4章 外来での微生物別の対応法

31 マイコプラズマ，百日咳，クラミドフィラ

青島朋裕

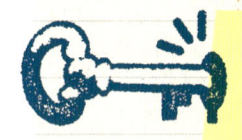

> 検査の解釈は難しい。
> あくまで病歴聴取と身体診察が重要！

ここがポイント

- マイコプラズマ・百日咳・クラミドフィラにおいて「検査」による診断は，リアルタイムではなく解釈も難しいため，治療方針の決定には使えないことが多い。あくまで病歴と診察から疑う姿勢とスキルが重要である。
- 耐性マイコプラズマが問題になることは実際には稀であり，必ずしも特殊な抗菌薬を必要としない。
- 非定型肺炎を考えたときに，百日咳も鑑別に挙げる。

専門医へ紹介すべき場合

- マクロライドによる治療を行っても，（発熱ではなくて）呼吸状態が改善しないとき。
- 百日咳などの集団発生が疑われるとき。

1 はじめに

- マイコプラズマ・百日咳・クラミドフィラなどのいわゆる非定型肺炎の確定診断は難しく，実際には病歴と診察から疑い，治療するかどうかを決定する必要がある。どのような場合にマイコプラズマやクラミドフィラをカバーするかについては他項（☞2章13，3章23）を参照のこと。
- 実際の診療では，検査をした上で治療を開始し，その後患者に説明することになる。患者にとって「自分が何の病気であったか？」を知ることは大きな満足度につながり，治療がうまくいかなかったときに検査の結果は役に立つと思われる。

2 マイコプラズマ

● 検査

- 迅速診断キットとして，マイコプラズマIgMを検出するイムノカード®マイコプラズマ抗体キットがあるが，感度80％前後・特異度60％前後で特に偽陽性が多く，使用するメリットは乏しい[1]。以下で確定診断に使われる検査について解説する。

① マイコプラズマ抗体受身凝集反応（passive agglutination；PA）法，補体結合反応（complement fixation test；CF）法

- PA法はIgM抗体を，CF法はIgG抗体を主に検出する方法である。したがって，早期診断にはPA法が用いられる。
- 喀痰から抽出したDNAを用いたPCRをゴールドスタンダードとして，PA法単独血清で抗体価320倍（感度56.1％，特異度97.4％），抗体価640倍（感度50.0％，特異度99.3％）という報告がある[2]。PA法が陽性であれば診断は確定的だが，検査が陰性だからといってマイコプラズマは否定できない。特に感染初期には上昇しにくいとされる。
- 確定診断にはペア血清によるIgGの上昇を確認する必要がある。すなわち，2～4週間の期間をあけて2回CF法を行い，4倍以上の抗体価上昇があれば確定診断としてよい。

② LAMP（loop-mediated isothermal amplification）法

- 2011年10月に保険収載された検査法である。
- 培養法との一致率95.2％，臨床診断との一致率96.1％[3]とかなり特異度が高く，陽性の場合には確定診断として用いることが可能と思われる。ペア血清を用いる場合に

比べ比較的早期に（ペア血清が2週間以上に対し3日程度で）検査結果が得られる。
- 感度は70〜80％と報告[4]されており，除外診断には使えないと考える。
- 図1にマイコプラズマ肺炎を疑った際の診断フローチャートを示す。

● マクロライド耐性マイコプラズマ

- 昨今，小児を中心にマイコプラズマのマクロライド耐性化が拡大しているのは周知の通りである。しかし，そこで「マクロライド耐性が増えているらしい」➡「非定型肺炎の治療にはテトラサイクリン系薬やキノロン系薬を使う」という短絡的な思考に陥ってはならない。
- そもそもマイコプラズマ肺炎は，抗菌薬がなくてもself-limitedなことが多く，昨今は市中肺炎に対しエンピリックにカバーすることのメリットは示されていない[5, 6]。抗菌薬を使用するメリットとデメリットを吟味し，天秤にかけて検討する態度が必要である。

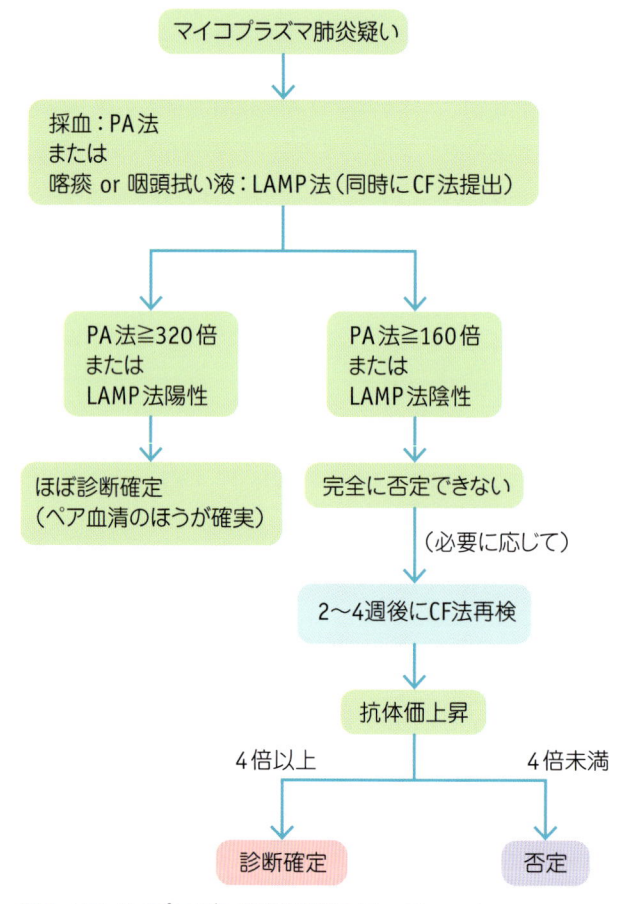

```
              マイコプラズマ肺炎疑い
                      ↓
          採血：PA法
          または
          喀痰 or 咽頭拭い液：LAMP法（同時にCF法提出）
              ↓                    ↓
        PA法≧320倍            PA法≧160倍
        または                 または
        LAMP法陽性             LAMP法陰性
              ↓                    ↓
         ほぼ診断確定          完全に否定できない
        （ペア血清のほうが確実）     ↓
                            （必要に応じて）
                                   ↓
                           2〜4週後にCF法再検
                                   ↓
                              抗体価上昇
                             ↓        ↓
                          4倍以上    4倍未満
                             ↓        ↓
                          診断確定    否定
```

図1 ▶ マイコプラズマ肺炎診断フローチャート

- マイコプラズマ肺炎に対する抗菌薬投与の一般的なメリットとして，有熱期間の短縮，入院期間の短縮が挙げられる。
- 一方で，表1に示すように各種抗菌薬にはデメリットを含めた特徴があり，不必要な抗菌薬の濫用はさらなる耐性菌を生み出すことにつながる。
- マクロライド耐性菌は感受性菌に比べ有熱期間が数日間有意に延長するが，通常重症化せずに経過するとされる。マクロライド耐性菌であっても比較的マクロライド系薬による軽快がみられる[7]。
- 実際には，「マクロライド系薬の前投与歴がある」「マクロライド耐性マイコプラズマに感染していた小児との接触歴がある」などの背景がある中で，発熱だけでなく「肺炎症状が遷延・悪化している」場合には，他系統抗菌薬の投与を検討することになるだろう。
- もちろん，発熱は放っておけばよいわけではなく，対症療法はきちんと行うべきである。

表1 ▶ マイコプラズマに有効な薬剤

	マクロライド系	テトラサイクリン系	ニューキノロン系
代表的薬剤	・クラリスロマイシン（CAM） ・アジスロマイシン（AZM）	・ドキシサイクリン（DOXY） ・ミノサイクリン（MINO）	・シプロフロキサシン（CPFX） ・レボフロキサシン（LVFX）
耐性化の懸念	・マイコプラズマについては既に耐性が進んでおり，さらなる耐性化が危惧される ・肺炎球菌やA群溶血性連鎖球菌への耐性拡大も進んでいる	・マイコプラズマは耐性化しにくいとされる ・肺炎球菌や黄色ブドウ球菌に対する耐性化が今後懸念される	・マイコプラズマは，点突然変異で耐性化するとされる ・大腸菌に対する耐性化が進んでいる
年齢による制限	特になし	・8歳未満には原則禁忌 ・歯への色素沈着	・原則小児には禁忌 ・トスフロキサシンのみ適応あり（PRSPやBLNARに対する治療として）
主な副作用 発症頻度	比較的低い	やや高い	比較的低い
主な副作用 症状	・下痢などの消化器症状 ・QT延長　など	・嘔気などの消化器症状 ・めまい　など	・重症の偽膜性腸炎合併リスク増加 ・QT延長 ・腱断裂，痙攣　など
その他注意点	相互作用が多い（特にCAM）		・結核菌に効くため，症状をマスクしてしまい診断が遅れる ・緑膿菌に対する唯一の内服抗菌薬であり，温存が必要

PRSP：ペニシリン耐性肺炎球菌
BLNAR：βラクタマーゼ非産生アンピシリン耐性インフルエンザ菌

3　クラミドフィラ

- 前述のマイコプラズマ肺炎と同様に，臨床像から確定診断するのは非常に困難である。疑った場合には治療を開始せざるをえない。施設でのアウトブレイクなどの報告もあり，高齢者でも病歴によっては治療対象となりえる。
- 診断のゴールドスタンダードは間接蛍光抗体法（indirect immunofluorescence；IIF）とされているが，コマーシャルベースでの利用はできない。
- わが国では，ヒタザイム® C.ニューモニエというキットが使用されており，ELISA法による抗 *Chlamydophila pneumoniae* IgGまたはIgAを測定する。

● ヒタザイム®C.ニューモニエ（IgG, IgA測定キット；ELISA法）

- カットオフ値はIgGまたはIgAのID（インデックス値）が3.0以上であり，感度64.9%，特異度92.7%である[8]。
- すなわち，陽性の場合にはクラミドフィラ感染の可能性がかなり高まるが，陰性でもクラミドフィラ肺炎は否定できない。確定診断には，やはりペア血清が必要である。

4　百日咳

- 成人の百日咳が増加しており，国立感染症研究所における2008～2012年度までの報告では半数以上が成人例である。
- 感染後2週間程度の潜伏期間の後，カタル症状が1～2週間持続し，その後徐々に咳が増強する。激しい咳嗽が3～6週に及び，徐々に回復して咳がおさまるまで合計2～3カ月かかることが多い。
- 咳嗽は，発作性の咳き込み，咳き込み後嘔吐，吸気性笛声（whoop）が特徴的とされる。
- 14日以上咳が持続し，かつ上記の特徴的症状を1つ以上伴うときは積極的に疑う[9]。

● 検査

- 従来，東浜株（旧ワクチン株），山口株（流行株）に対する抗体を測定していたが，感度・特異度ともに低く，臨床的には利用しにくいものであった。
- 近年，抗pertussis toxin（PT）抗体（百日咳毒素に対する抗体），抗filamentous hemagglutinin（FHA）抗体（線維状赤血球凝集素に対する抗体）を測定するキットが実用化され，特に抗PT-IgG抗体価での診断が一般的になりつつある。

① 百日咳抗体（抗PT-IgG，抗FHA-IgGともに測定）

- 百日咳の急性感染における抗PT-IgG抗体のカットオフ値は100EU/mLとされる。感度81％・特異度96％という報告がある[10]。百日咳における血清診断の目安のフローチャートを図2に示す[11]。

- 国立感染症研究所や一部の地方衛生研究所では，より感度・特異度の高い遺伝子診断であるPCR法やLAMP法を扱っており，集団感染事例に対応しているが，クリニックではあまり一般的でない。

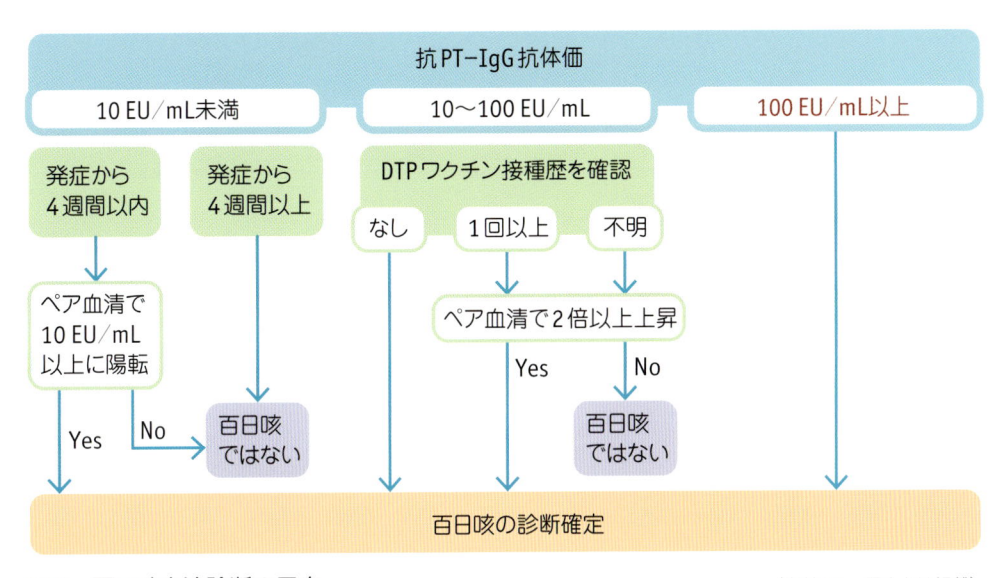

```
                        抗PT-IgG抗体価
  ┌─────────────┬─────────────┬─────────────┐
  10 EU/mL未満    10～100 EU/mL    100 EU/mL以上

  発症から   発症から    DTPワクチン接種歴を確認
  4週間以内  4週間以上   なし  1回以上  不明
     ↓                         ↓      ↓
  ペア血清で                  ペア血清で2倍以上上昇
  10 EU/mL                      Yes      No
  以上に陽転
   Yes  No    百日咳              百日咳
              ではない             ではない
     ↓                    ↓              ↓
         百日咳の診断確定
```

図2 ▶ 百日咳血清診断の目安　　　　　　　　　　　　　（文献11，図6より転載）

● 治療

- 第一選択はマクロライド系薬だが，カタル期に投与しないと症状軽減の効果は認められず，実際に百日咳を疑い治療を開始することは困難である。

> **成人の百日咳への抗菌薬治療** ※①②のどちらかを選択する
> ① アジスロマイシン　500mg分1を3日間
> ② クラリスロマイシン　800mg分2を7日間

- 治療の主な目的は，周囲への感染伝播を防ぐことである。特徴的な症状が出現してから4週間以内であれば抗菌薬治療を考えてよい。それ以上症状が持続している患者に抗菌薬を投与するのは基本的に無意味である。医療従事者，妊婦，乳児と接触した場合などは，8週間以内でも抗菌薬投与を検討する[12]。

● 予防

- 最も重要な予防法はワクチン接種であり，幼少時に4種混合または3種混合で獲得した免疫効果は4～12年で減弱するとされる。
- 2008年調査における百日咳抗体保有率は，6カ月～2歳までは80％前後だったものの，その他の年齢層では50％前後と低い状態だった。
- わが国を含め多くの先進国で成人患者の増加がみられ[13]，集団発生や，重症化しやすいワクチン未接種児への青年・成人からの感染が問題となっている。ブースターワクチンであるTdapの早期の承認が待たれる（☞3章26）。
- 曝露後予防として，百日咳感染者と濃厚接触があった場合，21日以内に前述の抗菌薬を内服することがある。乳児，慢性肺疾患患者，免疫抑制者では検討してもよいが，保険適用外である。

●文 献

1) Thurman KA, et al：Clin Infect Dis 48(9)：1244-1249, 2009.
2) 成田光生：感度と特異度からひもとく感染症診療のDecision Making. 細川直登 編，文光堂，2012, p162-163.
3) 山口惠三，他：医学と薬学 58(4)：565-571, 2007.
4) Gotoh K, et al：J Infect Chemother 18(5)：662-667, 2012.
5) Eliakim-Raz N, et al：Cochrane Database Syst Rev 9：CD004418, 2012.
6) Postma DF, et al：N Engl J Med 372(14)：1312-1323, 2015.
7) 和田陽一：IASR 33(10)：266-267, 2012.
8) 岸本寿男，他：感染症学雑誌 73(5)：457-466, 1999.
9) CDC：Pertussis(Whooping Cough).（2015年10月閲覧）
   http://www.cdc.gov/pertussis/
10) Miyashita N, et al：Respirology 16(8)：1189-1195, 2011.
11) 岡田賢司：Schneller 82：8-12, 2012.
12) Cornia PB, et al：Bordetella pertussis infection in adolescents and adults: Treatment and prevention. UpToDate®, 2015.（2015年10月閲覧）
    http://www.uptodate.com/contents/bordetella-pertussis-infection-in-adolescents-and-adults-treatment-and-prevention
13) IASR 33(12)：321-322, 2012.

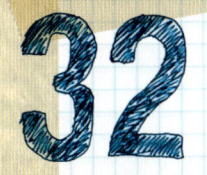

32 カンピロバクター／サルモネラ／病原性大腸菌

黒川正美, 岡 秀昭

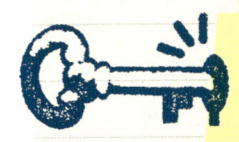

> 臨床症状や便の外観で原因菌を推測し, 検査する側に伝えよ。

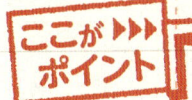

ここがポイント

→ 検体（便）の肉眼的性状は, 原因菌の推測に重要な情報である。

→ どのような原因菌を疑っているのかを検査する側に伝える。

→ 便のグラム染色も有用な診断材料となる。

→ 抗菌薬は不安なことが多い。必要ならカンピロバクターにはマクロライドを選択。

専門医へ紹介すべき場合

→ カンピロバクターを疑って, グラム染色を確認してほしいとき。

→ サルモネラ菌血症のとき。病原性大腸菌で溶血性尿毒症症候群を疑うとき。

→ 下痢が重度で脱水所見が強いなど, 入院加療を要するとき。

1 日本の細菌性食中毒の原因は何が多いの？

- わが国における細菌性食中毒の病因物質別の件数は，カンピロバクターが最も多く，ついでサルモネラ属菌，腸管出血性大腸菌を含む病原性大腸菌によるものと続く（図1A）。
- 患者数については，ウエルシュ菌が最も多く，ついでカンピロバクター，黄色ブドウ球菌によるものと続く（図1B）。
- カンピロバクターは，下痢より高熱が先行することが多く，潜伏期もやや長い。5日ほど前までさかのぼって食事歴を聴取すると，焼き肉や焼き鳥などの摂取歴が判明することがある。焼き肉や焼き鳥などの摂食後3～5日経過して，高熱の後に下痢，腹痛を呈する場合にはカンピロバクターを想起する。
- サルモネラ属菌は，鶏肉，鶏卵などの摂取歴，爬虫類，鳥類などとの接触歴，虫垂炎に似た症状（発熱，右下腹部痛，下痢）を呈する症例で想起する。
- 腸管出血性大腸菌は発熱しないことが多い。下血，血便を主訴に受診した場合に想起する。
- 感染性腸炎においてこれらの微生物を想起した場合には，便の外観を確認し，検査を依頼する際の注意点（後述）を念頭に便検体を提出してほしい。

A 病因物質別の発生件数（440件）

- カンピロバクター（306）
- サルモネラ属菌（36）
- 病原性大腸菌（28）
- 黄色ブドウ球菌（26）
- ウエルシュ菌（25）
- その他の細菌（19）

B 病因物質別の患者数（7,210人）

病因物質	患者数
ウエルシュ菌	2,373
カンピロバクター	1,893
黄色ブドウ球菌	1,277
病原性大腸菌	847
サルモネラ属菌	458
腸炎ビブリオ	47
セレウス菌	44
その他の細菌	271

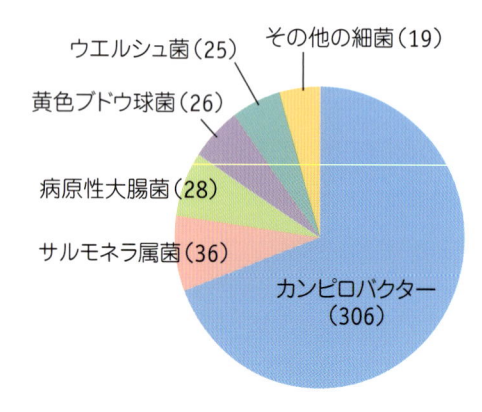

図1 ▶ 細菌性食中毒の発生状況
（厚生労働省：平成26年食中毒統計調査より）

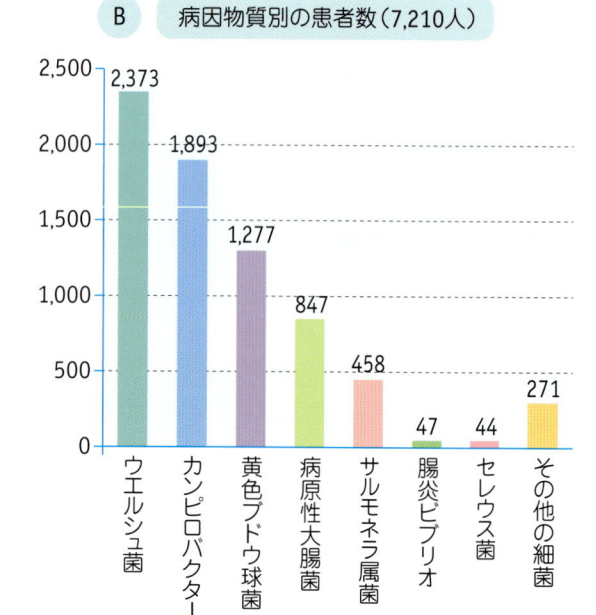

2 便の外観を確認する

→ 検体の肉眼的性状には，原因となる微生物を予測することが可能なものがある。**表1**をもとに検体の色調や性状（固形便，軟便，泥状便，水様便，粘血便，タール便など）を観察，もしくは患者に確認する。

表1 ▶ 微生物から推測される糞便性状

カンピロバクター	膿粘血便，粘血便，水様便，泥状便
サルモネラ属菌	タール便，緑色便，水様便，泥状便，粘血便，血便
腸管出血性大腸菌	新鮮血便，水様便
シゲラ（赤痢菌）	膿粘血便，粘血便，水様便，泥状便，血便
コレラ	米のとぎ汁様，水様便
腸炎ビブリオ	水様便（黄褐色，腐敗臭），粘血便

3 検査を依頼するときの注意点は？

→ 食中毒の原因となる微生物の検出には，**表2**に示す特殊培地（選択分離培地）が必要になるため，漠然と便培養を依頼すると原因菌が検出されない場合がある。検体提出時には，目的としている原因菌を検査する側に伝えよう。

→ 検体は，糞便の性状を確認する上でも自然排便したものを検査材料とすることが基本であり，すぐに（6時間以内）検査できない場合はキャリブレア等の培地入りの輸送容器に採取する（図6中央）。自然排便ができない場合はシードスワブでの採取になるが，検体量が少量となるため原因菌の検出率は低下傾向にある（図6右）。

→ 採取当日に検体を提出する場合は室温保存であるが，当日提出できない場合は冷蔵庫で保存する（1～2日間は保存可能）。

表2 ▶ 微生物に使用する特殊培地（選択分離培地）とその培地集落

サルモネラ，シゲラ	SS寒天培地（図2）
コレラ，腸炎ビブリオ	TCBS寒天培地（図3）
腸管出血性大腸菌	クロモアガーSTEC寒天培地（図4）
カンピロバクター	スキロー寒天培地（図5）

SS：*Salmonella-Shigella*
TCBS：Thiosulfate Citrate Bile Salts Sucrose
STEC：Shiga Toxin-producing *Escherichia coli*

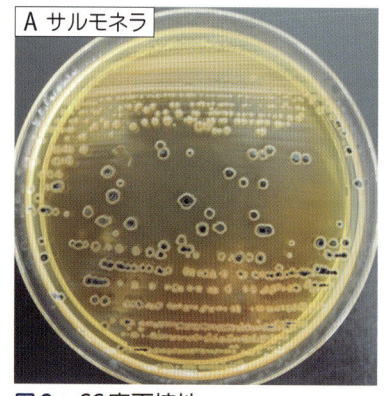

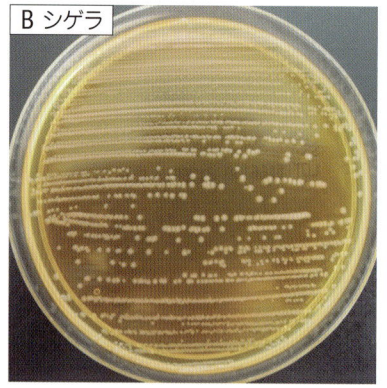

図2 ▶ SS寒天培地
A サルモネラ
B シゲラ

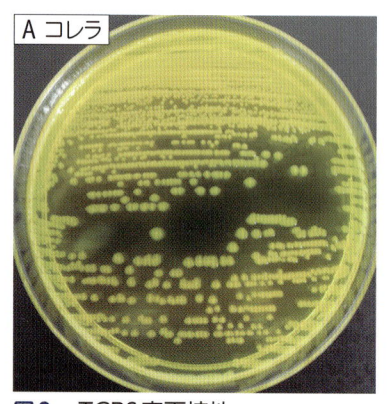

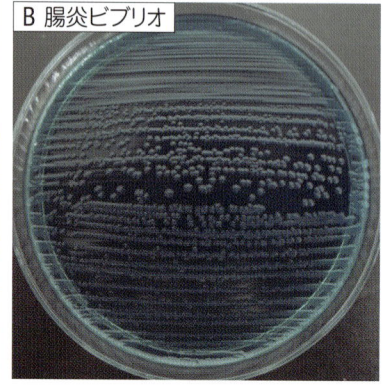

図3 ▶ TCBS寒天培地
A コレラ
B 腸炎ビブリオ

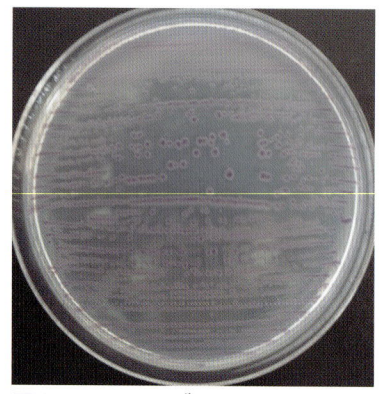

図4 ▶ クロモアガーSTEC寒天培地（O157）

図5 ▶ スキロー寒天培地（カンピロバクター）

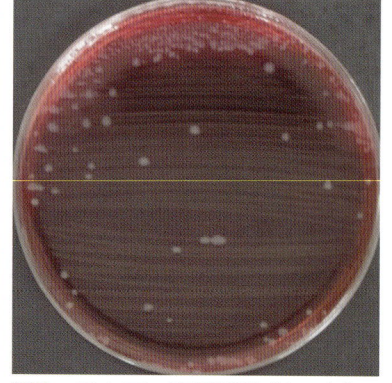

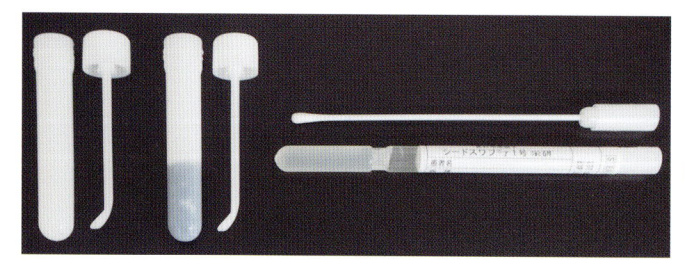

図6 ▶ 便の採取容器
左：採便管（培地無），中央：採便管（培地有），右：シードスワブ（培地有）

4 便培養でグラム染色は必要？

- 通常，便には無数の常在菌がいるため，グラム染色をしても菌がいるのが当たり前であり，菌の推定は難しい。しかし，カンピロバクターはグラム陰性で，かもめ状の特徴ある染色形態を示す。カンピロバクターを疑っている場合は，グラム染色を実施しよう（図7）。感度が高くないが，見えたときの特異度は高く，迅速に確定診断が得られる。
- 細菌感染による大腸型の腸炎や炎症性腸疾患の場合，起因菌が増殖し，通常存在しない白血球が出現するため，白血球の有無も指標の1つである。

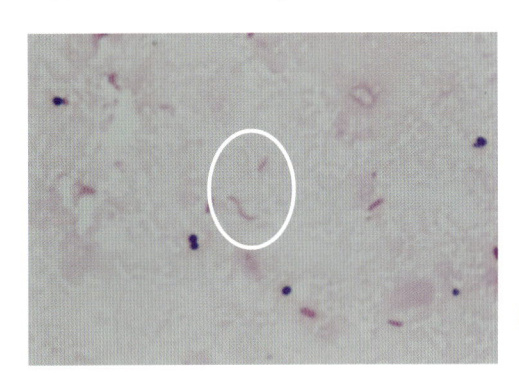

図7 ▶ 便のグラム染色（カンピロバクター）

5 抗菌薬は必要か？

- 基本的には抗菌薬は不要で，水分摂取や輸液による脱水の補正を行う。
- 非チフスのサルモネラ属菌では抗菌薬投与が保菌状態を長引かせると言われている。
- 発熱がなく血便を伴う場合は，腸管出血性大腸菌（O157など）が疑われ，溶血性尿毒症症候群（hemolytic-uremic syndrome；HUS）発症リスクが増加することから，抗菌薬は特に避けたほうがよい。

● 抗菌薬を投与する場合

- 重症の下痢（1日6回以上）に加え，下記の場合に抗菌薬投与を考慮する。

- 高熱，血便，便中白血球陽性，しぶり腹などがみられる
- 免疫不全患者
- 高齢者
- 人工血管，人工弁，人工関節がある
- 渡航歴がある

32 ● カンピロバクター／サルモネラ／病原性大腸菌　**187**

● 抗菌薬の選択

☐ カンピロバクターの場合は，ニューキノロン系耐性の増加を考慮し，マクロライド系（アジスロマイシン）を使用する。

☐ 経口が可能であれば，腸管内の嫌気性菌への影響が少ないニューキノロン系薬（レボフロキサシン）を使用する。重症例で経口摂取ができない場合には，腸内細菌科をカバーする第3世代セフェム系（セフトリアキソン）を使用する。

◉ 文 献

1) 小栗豊子 編：臨床微生物検査ハンドブック. 第4版, 三輪書店, 2011.
2) 谷口智宏：感染症ケースファイル. 喜舎場朝和 他監, 医学書院, 2011.
3) 犬塚和久 編：微生物検査ナビ. 堀井俊伸 監, 栄研化学, 2013.

4章 外来での微生物別の対応法

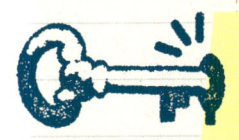

33 インフルエンザ

西村　翔

> **インフルエンザの診断**
> ➡ 抗ウイルス薬処方ではない！

ここがポイント

→ 流行期において，迅速抗原検査陰性はインフルエンザの可能性を除外するものではない。

→ インフルエンザの治療のキモは，ハイリスク患者を抽出して，その患者群に抗ウイルス薬を処方することに尽きる。

→ 健康な成人では抗ウイルス薬はほとんどの場合必要なし。

専門医へ紹介すべき場合

→ インフルエンザと診断されたが，バイタルサインを含めて全身状態が悪い場合。

→ ①抗ウイルス薬による治療開始後も，治療への反応が乏しい場合（特にハイリスク患者），②抗ウイルス薬による治療開始後いったん改善傾向であったが，再度症状が増悪する場合。

- 上記①，②のいずれの場合もインフルエンザウイルスそのものによる肺炎や二次性の細菌性肺炎など合併症をきたしている可能性，もしくは基礎疾患がインフルエンザを契機に増悪して全身管理が必要となっている可能性がある

1 インフルエンザの診断

- 臨床現場では，流行状況（地域，家族内，施設内など），病歴（ワクチン接種歴を含む），身体所見をもとに検査前確率を推定して，必要であれば迅速抗原検査を行う。

● 病歴，身体所見

- 残念ながら，単独で診断精度の高い（感度・特異度ともに十分に高い）臨床所見は乏しく，それをふまえて考えられた診断予測スコアでも精度が十分に高いものはない。
- しかし，2011年に日本で発表された咽頭後壁のリンパ濾胞の所見（**図1**）[1]は，感度95％・特異度98％と非常に高値であり[2]，インフルエンザの診断精度を飛躍的に向上させる可能性を秘めた身体所見と言える。

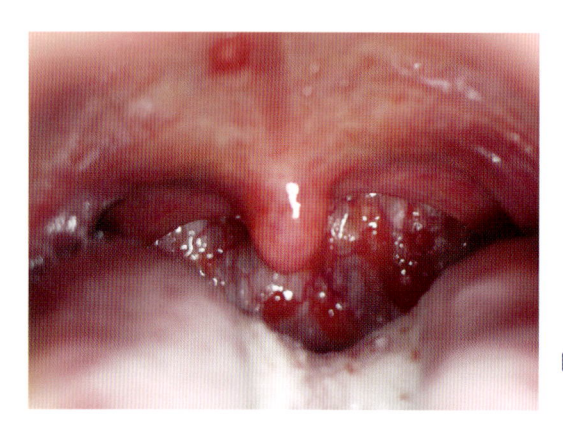

図1 ▶ 咽頭後壁のリンパ濾胞の所見
（文献1より許諾を得て転載）

2 迅速抗原検査はどう使う？

- 外来で使用されるインフルエンザの診断ツールは，ほとんどが迅速抗原検査である。逆転写ポリメラーゼ連鎖反応（reverse transcription polymerase chain reaction；RT-PCR）を基準とした場合の迅速抗原検査の診断精度を調べたメタアナリシスでは，感度62.3％・特異度98.2％であり，検査は発症初日よりも発症2～3日目で最も感度が高くなり，それ以降感度は減衰することが示された[3]。
- この結果から，たとえば検査前確率が70％程度と高い場合は，検査が陰性でも検査後確率は50％程度となり，インフルエンザの可能性は十分に下がらず，診断確定には有用だが診断除外には使いにくいことがわかる。
- 要は，「検査の結果で自分の診療行動が変わるほど確率が上がるか／下がるか」を十分

に検討した上で検査を行うことである（☞**1章04**）。

- インフルエンザの診療においては，①～④の要素を考慮しながら検査を実施するかどうかを決断する。

> ①抗ウイルス薬の処方行動が変わるか？
> ②迅速抗原検査以外の診断的検査が必要か？
> ③抗菌薬治療を開始するか？
> ④感染対策の導入が必要か？

3 非典型的な経過のインフルエンザ

- 高齢者では発熱の感度が3割程度しかなく[4]，熱がなくて気道症状も乏しいけれど「何かいつもと様子が違う」といったケースでもインフルエンザの可能性がある。
- また，海外渡航後の患者では，国内が流行期でなくとも"季節外れの"インフルエンザが起こりうる。熱帯地域では年間を通してインフルエンザが流行しており，日本の夏季は南半球では冬季であり，インフルエンザが流行しているかもしれない。

4 合併症

- 肺炎は最多の合併症であり，特にハイリスク患者に多いとされ，①インフルエンザウイルスそのものによる肺炎，②二次性の細菌性肺炎，③①②の混合型に分けられる。
- 細菌性肺炎における起因菌の特徴としては，肺炎球菌が最も多いことに加えて，黄色ブドウ球菌[中でも市中型メチシリン耐性黄色ブドウ球菌（MRSA）]やインフルエンザ菌が多いことが通常の市中肺炎と異なる点である。重症例で良質な喀痰のグラム染色および培養検体が得られないような場合では，当初よりMRSAのカバーも検討する必要がある。
- 肺炎以外では，筋炎や横紋筋融解症（特に小児），神経障害（脳症，横断性脊髄炎，無菌性髄膜炎，ギラン・バレー症候群など），心障害（心筋炎，心外膜炎）などが比較的めずらしい合併症として知られている。

5　治療薬は？

● ノイラミニダーゼ阻害薬

- 日本では2015年10月時点で，オセルタミビル（経口），ザナミビル（吸入），ラニナミビル（吸入），ペラミビル（点滴静注）のノイラミニダーゼ阻害薬が使用可能である。
- ただし米国では，ラニナミビルに関して，第二相試験で症状緩和までの時間についてプラセボと比べ有意差が得られなかったため認可されていない。また，ペラミビルに関しても2015年10月時点で合併症のないインフルエンザに対してのみ適応がある。
- オセルタミビル，ザナミビルの治療効果に関して，2014年のコクランレビュー[5]では症状緩和までの時間が約0.5～1日短縮するものの，合併症に関してはほぼ減少しないという結果であった。逆に有害事象に関しては，オセルタミビルでは嘔気・嘔吐のリスク（number needed to treat to harm；NNTH＝19～28），および用量依存性に精神系の有害事象が増加することが明らかとなった。
- この結果は抗ウイルス薬の効果を疑問視するものであったが，その後疾病対策予防センター（Centers for Disease Control and Prevention；CDC）や米国感染症学会（Infectious Diseases Society of America；IDSA）からこの結果に対して反論（外来セッティングで，インフルエンザと診断が確定していない患者を多数含むなど）が示された。さらに2015年には相反する結果（48時間以降の抗菌薬を必要とする下気道感染症や，理由を問わない入院を減少させる）を示すメタアナリシス[6]が示され，臨床医にとってはどのように解釈すべきか難しいところである。
- 現時点でのノイラミニダーゼ阻害薬に対する理解としては，①早期治療（発症48時間以内）は有病期間を約1日短縮させる，②すべての患者（特にリスクの低い患者群）で合併症のリスクが減るかどうかははっきりしない，③有害事象は少なからずある，と言えるかもしれない。

● その他の治療薬

- ノイラミニダーゼ阻害薬以外では，M2イオンチャネル阻害薬のアマンタジン，RNAポリメラーゼ阻害薬のファビピラビルといった抗ウイルス薬もある。
- アマンタジンはA型のみに効果があったが，近年は耐性化が進んでおり使用する機会は乏しい。ファビピラビルは2014年3月に日本で承認され，どのような臨床効果が得られるのか判断が待たれるところである。
- 漢方薬もインフルエンザに対する治療薬として多数の研究がある。麻黄湯や麻杏甘石湯および銀翹散の組み合わせにおいて抗ウイルス薬と比較した場合，症状改善では

同等の効果，有熱期間では短縮する可能性が示唆されている。

6 抗ウイルス薬を処方すべき患者とは?

- ハイリスク患者（**表1**）[7]や，既に合併症を呈している患者には抗ウイルス薬による治療が勧められる。
- 合併症リスクの低い患者には，筆者はほとんどのケースで抗ウイルス薬は処方しない。その理由を以下に挙げる。
  - 抗ウイルス薬の効果は約1日有病期間を短縮するのみである
  - 副作用も少なくない頻度で起こりうる
  - 将来的なウイルスの耐性を誘導する可能性がある
- 処方しない場合，患者には十分な説明を行う。下記のように説明すれば，ほとんどの患者は抗ウイルス薬を希望しない。

  説明例：「診断はインフルエンザです。抗ウイルス薬は劇的に症状を改善してくれるわけではなく，飲まないときより約1日早く症状が治まる程度です。薬には少なからず副作用もあります。もともとインフルエンザも風邪の一種ですから，ほとんどの場合自然に治ります。ただし，数日経過しても症状がどんどん悪くなっていく場合は合併症として肺炎を起こしている可能性があるので，もう1回病院に来て下さい。」

表1 ▶ インフルエンザ合併症のハイリスクグループ

- 2歳未満の小児（5歳未満までハイリスク）
- 65歳以上の高齢者
- 慢性肺疾患（喘息を含む）
- 心血管系疾患（高血圧のみを除く）
- 慢性腎不全
- 慢性肝疾患
- 慢性血液疾患（鎌状赤血球症を含む）
- 慢性代謝性疾患（糖尿病を含む）
- 慢性神経／神経筋疾患，神経発達異常
  （脳性麻痺やてんかん，脳卒中，知的障害，中程度～重度の発達遅延，筋ジストロフィー，脊髄損傷など）
- 免疫抑制（HIVや薬剤による免疫抑制状態を含む）
- 妊娠中および分娩後（出産後2週間以内）
- 長期間のアスピリン治療を受けている19歳未満の小児
- ネイティブアメリカンおよびアラスカの先住民
- 病的肥満（成人ならBMI≧40）
- ナーシングホームおよびそれ以外の長期療養型施設入所者

（文献7を参考に作成）

7 外来での感染対策，予防は？

- 医療従事者がワクチンを打つことで，施設内でのインフルエンザ様疾患および死亡率が下がることが明らか[8]となっており，禁忌がない限りインフルエンザワクチンを接種すべきである。

- インフルエンザウイルスの感染経路は主として飛沫感染である。そのほか，飛沫で汚染された物や面と手指接触し，その手で口や鼻を触ることにより感染する可能性や，状況次第ではエアロゾルからの空気感染の可能性も想定されている。

- したがって，サージカルマスクによる飛沫予防策に加えて標準予防策の徹底が重要となる。医療従事者が最も忘れがちなことは手指衛生で，実際に医療従事者の手指衛生遵守率が75％を超えていた病棟では，医療従事者のH1N1インフルエンザの感染リスクが有意に減少した（adjusted odds ratio：0.45）とする研究がある[9]。

- 来院した患者には気道症状のスクリーニングを行い，インフルエンザが疑われる場合はマスクを着用させ個室に誘導する。それが難しい場合は，せめて他の患者との距離（1m以上）を確保するなどの工夫が必要である。

- 医療従事者がインフルエンザに罹患した場合は，直ちに職務を外れる。しかし，インフルエンザは症状の出現する24～48時間前からウイルスを排出することが確認されており[10]，このことはワクチンによる予防の重要性を強調させる。

- 成人のインフルエンザ罹患者の就業制限に法規制はないが，学校保健安全法では「発症後5日を経過し，かつ解熱後2日を経過する（幼児では3日）まで」が出席停止期間とされている。これは，インフルエンザに罹患したことを除けば健康な患者において平均4.8日ウイルス排出期間が続くとする研究[11]をふまえると妥当であり，おそらく多くの医療現場で就業復帰の基準としていると考えられる。

- 復帰のタイミングとともに重要なことは，復帰時に症状が残存（感冒後咳嗽など）している場合に呼吸器衛生／咳エチケット，および標準・飛沫予防策を徹底することである。

8 まとめ

インフルエンザの診療フローチャートを図2に示す。

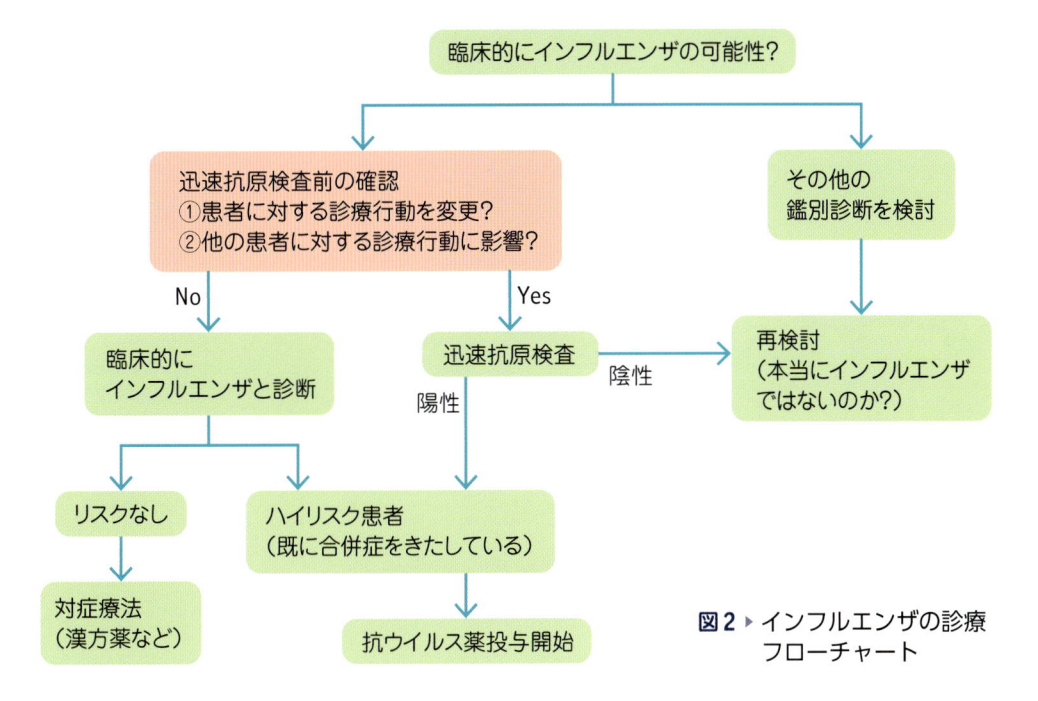

```
              臨床的にインフルエンザの可能性?
                        │
        ┌───────────────┴───────────────┐
        ▼                               ▼
迅速抗原検査前の確認                その他の
①患者に対する診療行動を変更?        鑑別診断を検討
②他の患者に対する診療行動に影響?
        │
   ┌────┴────┐
   No        Yes
   ▼         ▼
臨床的に    迅速抗原検査 ──陰性──▶ 再検討
インフルエンザと診断  │              (本当にインフルエンザ
   │         陽性                  ではないのか?)
   │         │
┌──┴──┐      ▼
▼     ▼    ハイリスク患者
リスクなし   (既に合併症をきたしている)
▼                │
対症療法           ▼
(漢方薬など)    抗ウイルス薬投与開始
```

図2 ▶ インフルエンザの診療フローチャート

● 文 献

1) Kutsuna S : General Medicine 16(1) : 46, 2015.
2) Miyamoto A, et al : General Medicine 12(2) : 51-60, 2011.
3) Chartrand C, et al : Ann Intern Med 156(7) : 500-511, 2012.
4) Govaert TM, et al : Fam Pract 15(1) : 16-22, 1998.
5) Jefferson T, et al : Cochrane Database Syst Rev 4 : CD008965, 2014.
6) Dobson J, et al : Lancet 385(9979) : 1729-1737, 2015.
7) Harper SA, et al : Clin Infect Dis 48(8) : 1003-1032, 2009.
8) Potter J, et al : J Infect Dis 175(1) : 1-6, 1997.
9) Apisarnthanarak A, et al : Clin Infect Dis 51(3) : 368-369, 2010.
10) Bell D, et al : Emerg Infect Dis 12(1) : 81-87, 2006.
11) Carrat F, et al : Am J Epidemiol 167(7) : 775-785, 2008.

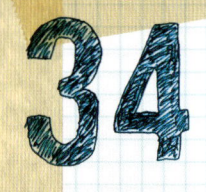

34 結核，非結核性抗酸菌症

大場雄一郎

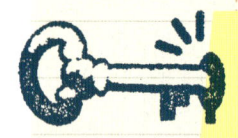

> 結核は，忘れた頃にそうとはわからずに外来にやってくる。

ここがポイント

➡ 日本の結核罹患率はまだまだ高いということを忘れない。以下の場合は鑑別診断に結核を挙げる。
- 長引く咳症状や血痰，または長引く発熱がみられるとき
- 肺炎らしいのに経過が長い，または胸水があるとき
- 表在リンパ節腫脹がみられるとき

➡「T-SPOT®やクオンティフェロン®陽性=結核」とは限らない。

➡ 結核が鑑別診断に挙がる状況では，できるだけキノロン系薬を処方しない。

専門医へ紹介すべき場合

➡「肺」結核を疑うときは，隔離収容が可能な専門施設へ紹介する。
- 長引く咳，痰，または血痰があるとき
- 亜急性〜慢性経過，胸部画像検査で肺野に浸潤影，結節影，散布影，胸水があるとき

➡「肺外」結核を疑うときは，生検・穿刺ができる総合診療または感染症診療が得意な専門施設へ紹介する。
- 不明熱，表在リンパ節腫脹，胸水貯留，腹水貯留あり

1 肺結核を疑うとき

□→ 典型的な呼吸器症状と全身症状がそろっているときに肺結核を疑うのはさほど困難ではないが，症状が出そろわないことは少なくない．気になる症状が続くときは早目に肺結核を鑑別診断に挙げて検査・検索を行い，同時に院内感染対策をする必要がある．

- 主要症状が週単位以上で亜急性～慢性に持続する場合は，肺結核を鑑別診断に挙げる
  - 主要呼吸器症状：咳，痰，血痰
  - 主要全身症状：発熱，倦怠感，寝汗，体重減少
- 咳や血痰の呼吸器症状だけに注目すると，感度が低いので見逃しやすい
- 全身症状を含めた複数症状によるスクリーニングで感度は上がる（表1 [1]）

表1 ▶ 肺結核の症状と胸部X線像によるスクリーニングの感度・特異度
喀痰結核菌培養陽性を対象としたWHOのシステマティックレビュー（2013年）

	感度（95％信頼区間）	特異度（95％信頼区間）
長引く咳（2週以上）[*1]	24.7％（17.6～31.7％）	96.3％（94.7～97.9％）
結核を示唆する症状[*1]	69.8％（57.9～81.8％）	60.6％（34.7～86.6％）
肺結核を疑う陰影[*2]	86.8％（79.2～94.5％）	89.4％（86.7～92.0％）

*1：HIV低頻度（アジア）
*2：HIV低頻度（アジア）＋HIV高頻度（サハラ以南アフリカ）　　（文献1より引用）

● 診断

□→ 肺結核の診断確定には，喀痰検査での結核菌培養陽性または核酸増幅法陽性が必要である．

□→ 空気感染力のある排菌肺結核の診断には喀痰抗酸菌の染色塗抹検鏡が必要だが，塗抹検鏡の感度は1回で60％と低いため，最低3回繰り返すことが推奨される（2回で70％，3回で72％）[2]．

□→ 肺結核での喀痰結核菌核酸増幅法（PCR）は，塗抹陽性検体では感度90％以上，特異度95％以上と高い精度だが，塗抹陰性検体では感度40～77％まで下がるため[3]，喀痰PCR陰性で安易に肺結核を除外しないことが重要である．

□→ LAMP法は比較的簡便で迅速に結果が得られ，精度は従来のPCR法に匹敵するため，有用な検査として最近普及している．

● 院内感染対策

□→ 呼吸器症状のある肺結核で喀痰排菌がある場合には，医療機関内での院内感染対策と

して空気感染予防策（陰圧室＋N95マスク着用）で対応する必要がある。
- 症状と病歴，胸部画像で肺結核の疑いがあると判断した時点で，隔離収容が可能な専門医療機関か院内感染対策ができる医療機関へ，事前連絡の上で紹介受診させる。

2 肺外結核を疑うとき

- 日本の2013年の報告では肺外結核は全活動性結核のうちの22％とされ[4]，決して稀ではない。しかし，非特異的な発熱・炎症性疾患の様相を呈するため，同様の症状や状態を呈する鑑別診断として心内膜炎，膿瘍性疾患，進行固形腫瘍，血管炎症候群，肉芽腫性疾患が挙がり，通常の外来ですぐに診断することは困難な場合が多いと思われる。
- 肺外結核の主な局所病変部位としては，胸膜・胸水，リンパ節，腸管，腹膜腹水，骨・関節，皮膚，中枢神経・髄膜があり，腫瘤・肉芽腫・液貯留を形成し，各々の症状を呈することになる（表2）[5]。
- 粟粒結核では著しい全身症状を呈することが多く，局所病変を1つ以上伴うこともあれば，伴わないこともしばしばある。

● 診断

- 肺外結核の診断確定には，画像検査で示唆される局所病変の穿刺吸引検体，生検組織の結核菌培養または結核菌核酸増幅法が必要である。
- この時点で一般外来での診断は困難となるため，肺外結核以外の鑑別診断も含めた精密検査が可能な施設へ紹介する。その場合は，該当する臓器・部位を診療する専門診療科，あるいは総合内科・総合診療科・感染症内科へ依頼する。
- 少なくとも肺病変がない，または喀痰排菌がないと確認できている場合は空気感染予

表2 ▶ 肺外結核での主要症状の出現頻度

主要症状	出現頻度	2週以上での出現頻度
発熱	59.3%	42.6%
倦怠感	64.8%	37.0%
寝汗	53.9%	36.5%
食欲低下	40.7%	27.8%
下痢	27.8%	20.4%
体重減少	50.0%	

（文献5より引用）

防策は必要ない。通常の標準予防策で対応できるため，隔離収容が可能な専門施設を選ぶ必要はない。

3 T-SPOT.TB®やクオンティフェロン®をどう活用する？

- □ インターフェロンγ遊離試験（interferon gamma release assay；IGRA，T-SPOT.TB®やクオンティフェロン®）を用いた活動性結核の血液検査は，微生物検査の代用として最近の臨床現場で頻用されるようになってきたが，まだ万能な検査とは言えず，結果の解釈に注意が必要であると考えられる。
- □ IGRAの検査をするときは，免疫不全の有無，播種性結核の有無，潜在性結核の頻度を考慮して検査結果を慎重に解釈する。
- □ 先に普及した第3世代QFT-GIT（クオンティフェロンTB®ゴールド）の感度は，成人で64〜93%[5]とばらつきがあり，十分ではない。
- □ 結核低罹患率国の低リスク群を対象とした報告で特異度は99〜100%[5]とされているが，高罹患率・高リスク群対象では潜在性結核での反応陽性の影響で特異度は下がると考えられる。
- □ ここ数年で普及したT-SPOT.TB®の感度は50〜100%[5]と報告によりかなりばらつきがある。
- □ HIV陽性患者での感度76%[6]，結核性髄膜炎および粟粒結核での感度79%[7]という報告があり，免疫抑制状態や急性播種性結核症では感度が下がると考えられる。
- □ 特異度は85〜100%とされている[5]が，韓国のような結核中蔓延国での特異度が85%[5]，高罹患率の貧困国での特異度が61%[6]という報告があり，日本でも都市部貧困層や高齢者といった潜在性結核の多いセッティングではやはり特異度に問題が残る。

4 結核を疑うときにキノロン系薬を投与してはいけない？

- □ 発熱の原因が不明で精査目的にて診療所から紹介を受けたケースで，経過中の不用意なキノロン系薬処方が非常に目立つ。
- □ 発熱の原因が想定できていない段階でキノロン系薬を多用するのは，耐性菌の台頭を助長するという公衆衛生的問題だけでなく，患者個別のマネジメントや予後に悪影響を及ぼすと考えられる。
- □ キノロン系薬には抗結核菌活性があり，結核菌感染症にキノロン系薬を単独で使用す

ると症状の改善がみられることがあるが，根治はしない。

- したがって，結核菌感染症を疑いうるケースで不用意にキノロン系薬を投与すると，本当に結核菌感染症であった場合に喀痰や病変組織からの菌検出がマスクされ，結核菌感染症の診断が大幅に遅れることがある。診断の遅れから患者の予後悪化に結びつく可能性さえ指摘されている。
- 肺結核の診断遅延とキノロン系薬投与歴に関するシステマティックレビューとメタアナリシスでは，肺結核の診断前にキノロン系薬が投与されていると，初診から肺結核の診断・治療開始まで平均で19日の遅れがあったとされている[8]。
- 米国のVanderbilt大学のグループの報告では，結核菌感染症の死亡例の多変量解析において診断前のキノロン系薬投与と死亡率に相関があり，死亡のオッズ比が1.82（95％信頼区間1.05〜3.15）であったとされている[9]。

5 非結核性抗酸菌症の診断と治療をどうするか？

- 日本では肺 *Mycobacterium avium* complex（MAC）症に代表される非結核性抗酸菌症の発症頻度が増えていると言われる。
- 臨床像は肺結核と類似して紛らわしいが，結核とは異なる特徴がある。

> **非結核性抗酸菌症の特徴**
> - 進行が比較的遅く，月単位〜年単位となる
> - 症状が比較的軽く，無症状のことも多い
> - 環境から人体に定着して感染を起こし，ヒト−ヒト感染がない
> - 治療薬への反応は悪く，難治性の経過をたどることが少なくない

● 診断

- 診断は肺の画像診断とともに喀痰抗酸菌塗抹培養検査が必須である。喀痰の非結核性抗酸菌検査は，気道への定着や環境からの混入を検出することがあるため，診断には喀痰の抗酸菌培養1回検出だけでは不十分であり，同一の菌を複数回検出する必要がある。

● 治療

- 治療への反応は不良なことが多く，治療薬を多剤併用で年単位以上投与する必要があるため，治療開始の適応は慎重に決める。

- 一般に，結核に準じた自覚症状があるか，または胸部画像上の拡大進行がある場合に積極的な治療適応となる。
- 治療薬選択は非結核性抗酸菌の種類によって異なり，一律ではない。しかしマクロライド系薬が主軸となり，多剤併用での治療が通例となっている。
- 逆に，非結核性抗酸菌症に対してマクロライド系薬を単剤で長期投与をしていると耐性を獲得し，貴重な治療選択肢を失うことになるため，非結核性抗酸菌症の発症を疑うケースで不用意なマクロライド系薬の単独投与は避けるべきである（詳細は文献10参照）。

●文 献

1) Hoog AH, et al：REPORT Version March, 2013.（2015年10月閲覧）
   http://www.who.int/tb/Review2Accuracyofscreeningtests.pdf
2) Mase SR, et al：Int J Tuberc Lung Dis 11(5)：485-495, 2007.
3) Barnes PF：Am J Respir Crit Care Med 155(5)：1497-1498, 1997.
4) 結核予防会結核研究所疫学情報センター：「結核の統計」資料編2013年. 表8 活動性分類別結核登録者数および有病率の年次推移.（2015年10月閲覧）
   http://www.jata.or.jp/rit/ekigaku/toukei/adddata/
5) Miller LG, et al：Clin Infect Dis 30(2)：293-299, 2000.
6) Metcalfe JZ, et al：J Infect Dis 204(Suppl 4)：S1120-1129, 2011.
7) Cho OH, et al：J Infect 63(5)：362-369, 2011.
8) Chen TC, et al：Int J Infect Dis 15(3)：e211-216, 2011.
9) van der Heijden YF, et al：Int J Tuberc Lung Dis 16(9)：1162-1167, 2012.
10) Griffith DE, et al：Am J Respir Crit Care Med 175(4)：367-416, 2007.

35 ペニシリン，セファロスポリン（βラクタム）

佐藤高広

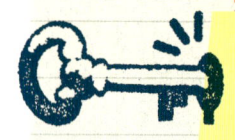

> 名医ほど
> 第3世代セフェムは処方しない。

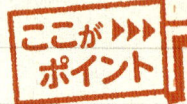

ここがポイント

- ビクシリン®の経口吸収率は低いため，プロドラッグで同等の効果を持つサワシリン®を使用する。
- 経口第3世代セフェム系薬はバイオアベイラビリティが不良であり，極力使用しない。
- 安易な抗菌薬投与で血液培養・尿培養などが陰性化し，原因菌の特定が困難となる。
- 必要な状況，スペクトラムを考えながら抗菌薬を選択することが重要である。

1 βラクタムとは

- 作用機序として，細菌の細胞壁の合成障害により血中濃度がMICを超える時間依存性に効果を発揮する。そのため，頻回の内服が必要である。

● ペニシリン系薬

- ベンジルペニシリンカリウム（ペニシリンG）は酸に不安定であり，経口投与可能なペニシリンは国内で入手できないため，内服ではアミノペニシリンが使用される。

① アミノペニシリン：アンピシリン（ビクシリン®），アモキシシリン（サワシリン®）

- ビクシリン®の経口吸収率は約40％であり，内服の場合にはプロドラッグで同等の効果を持つサワシリン®（経口吸収率は約80％）を使用する。
- 抗菌薬は十分な血中濃度が得られないと効果不十分となる可能性があり，腎機能が正常の場合サワシリン®であれば250mg×6錠/分3で投与する。
- βラクタムによって起こる腎障害は間質性腎炎でアレルギー性の機序であるため，用量依存性に起こるわけではないので，投与量が多いから腎障害が起こるわけではない。
- 肺炎球菌，連鎖球菌の第一選択薬で扁桃炎，中耳炎，副鼻腔炎などの治療に使用される。

② βラクタマーゼ阻害薬配合剤：スルタミシリン（ユナシン®），アモキシシリン／クラブラン酸（オーグメンチン®）

- アンピシリンのプロドラッグであるユナシン®の経口吸収率は低く，オーグメンチン®を使用する。本邦のオーグメンチン®はサワシリン®の含有量が少ないため，サワシリン®250mg×3錠/分3＋オーグメンチン®375mg3錠/分3（通称：オグサワ治療）とする。
- オーグメンチン®は黄色ブドウ球菌，グラム陰性桿菌，嫌気性菌にも活性があるので，皮膚感染症や憩室炎などの腹腔内感染症などの治療にも使用できる。

● 経口セフェム系薬

① 第1世代：セファレキシン（ケフレックス®），セファクロル（ケフラール®）

- メチシリン感受性黄色ブドウ球菌（MSSA）の第一選択薬であり，連鎖球菌にも有効である。また，大腸菌などの一部のグラム陰性桿菌（gram negative rod；GNR）にも有効である。
- ケフレックス®の経口吸収率は約90％と高く，最大用量は250mg×8カプセル/分4であるが250mg×6カプセル/分3などでも使用される。咽頭炎，皮膚・軟部組織感染症に使用される。

- 原因菌のほとんどが大腸菌である合併症のない若い女性の膀胱炎にも治療可能である。
- ケフレックス®がない場合は，第2世代に近いセファクロル（ケフラール®，経口吸収率は約90％）250mg×6錠/分3で代用するが，血清病の副作用のリスクが高い。

② 第2世代：セフォチアム（パンスポリン®T），セフロキシム アキセチル（オラセフ®）
- 第1世代よりもGNRのカバーが拡がり（一部の腸内細菌など），グラム陽性球菌（gram positive cocci；GPC）への活性が低下する。
- パンスポリン®T200mg×6錠/分3，オラセフ®250mg×6錠/分3（経口吸収率は約50％）は膀胱炎に使用できる。

③ 第3世代：セフジニル（セフゾン®），セフチブテン（セフテム®），セフジトレン ピボキシル（メイアクトMS®），セフィキシム（セフスパン®），セフテラム ピボキシル（トミロン®），セフポドキシム プロキセチル（バナン®），セフカペン ピボキシル（フロモックス®）
- 第1, 2世代よりもGNRのカバーが拡がり，GPCへの活性は低下している。
- 使用する場合は可能な限りの用量を用いるが，経口吸収率が低く血中濃度が安定しない（表1）。

表1 ▶ 第3世代セフェム系薬最大用量とその経口吸収率

薬剤	最大用量	経口吸収率
セフゾン®	100mg×6錠/分2	約25％
セフテム®	200mg×2カプセル/分2	約80％
メイアクトMS®	100mg×6錠/分3	約16％
セフスパン®	100mg×4錠/分2	約50％
トミロン®	100mg×6錠/分3	不明
バナン®	100mg×4錠/分2	約46％
フロモックス®	75mg×6錠/分3	不明

2 経口第3世代セフェム系のβラクタムが必要なときは？

- 「とりあえず抗菌薬を」という場合に処方されることも多い印象があるが，本当に経口第3世代セフェム系薬が必要な状態なのかを考えなければならない。
- 風邪や急性気管支炎などウイルス感染症に対して処方されていることも多いと感じるが，ウイルスに対して抗菌薬は無効であり，肺炎の予防効果もコストが副作用を上回る効果はない。大半は抗菌薬投与なしでも改善し，不要な抗菌薬投与を続けると耐性菌や副作用出現が問題となる。
- さらに，本当に抗菌薬投与が必要な症例では，培養の未提出による不完全な治療により原因の特定が困難となり，診断の遅れをまねいたり，より治療を困難にすることもある。

- □→ 肺炎球菌，インフルエンザ桿菌に有効である可能性があるため肺炎，中耳炎などの治療に使用できるが，アモキシシリンなど他の薬剤が本来は用いられるべきである。また，膀胱炎などの下部尿路感染症では尿中で薬物濃度が濃縮されるため有効であるが，これもほかに良い選択肢がある。
- □→ 歯科，術前後の処置への化膿止め，予防として処方される傾向があるが，その場合は主な原因菌が連鎖球菌，MSSAなどのGPCであることから，抗菌活性，経口吸収率どちらにおいてもペニシリン系薬や第1世代セフェム系薬が推奨される。
- □→ 経口第3世代βラクタムのメリットとデメリットを表2にまとめた。

表2 ▶ 経口第3世代βラクタムのメリット・デメリット

メリット	・第1, 2世代では無効のインフルエンザ桿菌，一部の腸内細菌に有効となる可能性がある。
デメリット	・臨床的に重要な第3世代セフェム系点滴薬の耐性菌を助長する。 ・経口吸収率が低く，保険適用内の用量では十分な血中濃度が得られず，耐性菌を増加させる可能性もある。 ・後に重症化した場合に遅れて採取した血液培養・尿培養などが陰性化し，原因菌の特定が困難となる。 ・特に感染性心内膜炎や化膿性脊椎炎など治療が長期になる場合に，診断がマスクされ適切な抗菌薬治療が困難となるなどの弊害が多い。 ・不要な投与によるコストと副作用のリスク（ピボキシル基では，特に小児で低カルニチン血症に伴う低血糖などの報告がある）。

① ペネム系：ファロペネム（ファロム®）
- □→ カルバペネム系薬に類似した構造だが，その特性は大きく異なり，カルバペネム系ではない！
- □→ 緑膿菌には活性がなく，GNRに対する活性も高くない。GPCに対する抗菌力が強い。
- □→ 決してカルバペネム系点滴薬から内服へ切り替えてはならない。

② カルバペネム系：経口はテビペネム ピボキシル（オラペネム®）のみ，小児用
- □→ 結合できる種類が多く，βラクタマーゼに安定で広いスペクトラムがある。
- □→ しかし，外来で使用するセッティングは少ない。安易に処方すべきではない。
- □→ 経口βラクタムを使用する状況について，表3にまとめた。オラペネム®や第3世代セフェム系薬は使用しない。

● → よくわからない発熱，炎症反応高値

- □→ ターゲットが不明であり，可能な限り原因特定後の治療が望ましいが，状態が悪い場合にはエンピリックな抗菌薬開始が妥当なことがある。ただし，そのような場合は血液培養，疑われる部位の培養を採取後に点滴での抗菌薬治療が必要となるため，外来治療は好ましくない。クリニックで血液培養が行えないのであれば，高次医療機関へ

表3 ▶ 経口βラクタムを使用する状況

疾患	主なターゲット	使用例
肺炎	肺炎球菌，インフルエンザ桿菌，モラクセラ・カタラーリス，クレブシエラ	軽症，非定型肺炎を疑わない場合：サワシリン®250mg×6錠／分3＋オーグメンチン®375mg×3錠／分3　7日間
膀胱炎，腎盂腎炎	大腸菌，腸内細菌	膀胱炎：ケフレックス®250mg×6カプセル／分3　7日間
		腎盂腎炎（軽症で外来治療の場合）：ロセフィン®2g1回点滴後，解熱してからケフレックス®250mg×6カプセル／分3経口に切り替え，合計14日間
蜂窩織炎	黄色ブドウ球菌，連鎖球菌	ケフレックス®250mg×6カプセル／分3　7～10日間
扁桃炎	連鎖球菌	サワシリン®250mg×6錠／分3　10日間

腎機能が正常な場合の使用例を示す．

紹介すべきである．培養なしでの経口抗菌薬は御法度である．

- 「よくわからなくて不安だから，とりあえず経口抗菌薬を」という方針では，その後の治療を困難にする可能性がある．
- たとえば，感染性心内膜炎であれば発熱以外の症状が非特異的であり，経口抗菌薬の先行投与にて血液培養の感度が低下するため，診断が困難となる．時に，広域スペクトラム抗菌薬による長期治療を余儀なくされる場合もあり，紹介先の専門医が困ることがある．
- 経口のβラクタムは便利だが吸収されなければ診断をマスクするのみであまり意味がなく，適応や投与量，期間を無視した中途半端な治療では耐性菌の増加も懸念される．必要な状況，スペクトラムを考えながら抗菌薬を選択することが重要であると考えられる．

●文献

1) Gonzales R, et al：Ann Intern Med 134(6)：479-486, 2001.
2) Shehab N, et al：Clin Infect Dis 47(6)：735-743, 2008.
3) 生方公子, 他：日本化学療法学会雑誌 51(2)：60-70, 2003.
4) Stephen B, et al：Cephalosporins. UpToDate®, 2015.（2015年10月閲覧）
   http://www.uptodate.com/contents/cephalosporins
5) 日本語版サンフォード感染症治療ガイド2014. 第44版, Gilbert DN 他編, 菊池　賢 他監（日本語版），ライフサイエンス出版, 2014, p132-133.

36 マクロライド，リンコマイシン

福井悠人

> 気管支拡張薬や咳止めのような処方を行わない。

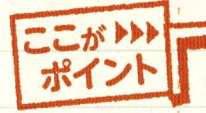

ここがポイント

➡ ともに広い抗菌スペクトラムを持つが，それぞれ特徴が異なる。

➡ 抗菌作用以外にもユニークな作用を持つ。

➡ マクロライド系薬は咳止めではない。

➡ グラム陽性菌にクリンダマイシンを使用する際，クリンダマイシン自体の感受性のみでなく，マクロライド系薬の感受性も確認する。

➡ 意外と多い耐性菌，副作用と薬物相互作用に注意する。

1 はじめに

- マクロライド系薬，リンコマイシン系薬ともに50Sリボソームに作用する蛋白合成阻害薬である。
- また，両者とも広い抗菌スペクトラムを持つため様々な場面で使用されるが，その使いやすさから乱用されがちである。本項では各々の特徴と適切な使用法を解説する。

2 マクロライド系薬

● 作用メカニズムと特徴

- マクロライド系薬は病原微生物リボソームの50Sサブユニットに作用し，蛋白合成を阻害することにより多くの細菌に効果を示す。
- 組織移行性，細胞内移行性も良好であり，細胞内寄生菌にも有効である。
- 代表薬として，古いものからエリスロマイシン，クラリスロマイシン，アジスロマイシンがあり，新しくなるにつれ副作用が減り，半減期が長くなり，日常臨床で利用しやすくなっている。
- 日本では，慢性気道疾患の1つであるびまん性汎細気管支炎に対するマクロライド少量長期投与療法で特に有名となった[1]。
- さらに，気道上に定着する細菌の機能抑制や，サイトカインを介した免疫調整作用など抗菌作用以外の効果が注目され，現在では様々な慢性呼吸器疾患における臨床効果が研究されている。
- この影響もあり，「マクロライド系薬＝咳止め」のような認識が一部に広がり，乱用・誤用されているケースが目立つ。
- 慢性呼吸器疾患に対するマクロライド系薬使用の多くはまだ研究段階にあり，専門医の適切な診断のもと，限られた症例のみで使用されることに注意したい。臨床での使用頻度が高いクラリスロマイシンとアジスロマイシンについて以下で解説する。

● 使用法

- 表1に主な適応疾患と使用例を示した。アジスロマイシンは血中半減期が3日前後，組織内半減期はそれ以上と長い半減期が特徴であり，表1のような短い服薬期間を可能とする。
- 一方，クラリスロマイシンは内服薬のみが利用可能だが，日本においては一般感染症

表1 マクロライド系薬の主な適応疾患と使用例

疾患	主な想定原因菌	使用例
急性副鼻腔炎	肺炎球菌 インフルエンザ桿菌	アジスロマイシン 500mg 1日1回内服3日間 または シロップ用アジスロマイシン2g 1回内服
軽症市中肺炎[2]	マイコプラズマ クラミドフィラ レジオネラ	
中等症以上の市中肺炎[2]		アジスロマイシン 500mg 1日1回点滴3～5日間 (セフトリアキソンなどのβラクタム系抗菌薬と併用)
尿道炎，子宮頸管炎	クラミジア	アジスロマイシン 1,000mg 1回内服
細菌性腸炎，旅行者下痢症	カンピロバクター サルモネラ	アジスロマイシン 500mg 1日1回内服3日間 (現在のところ保険適用なし)
ピロリ菌関連消化性潰瘍	ヘリコバクター・ピロリ	クラリスロマイシン 200～400mg 1日2回内服7日間 (アモキシシリン 750mg 1日2回およびプロトンポンプ阻害薬1日2回と併用)

での保険適用量が1日400mgまでと，海外（1日1,000mg）と比較し低用量となっている。このため，エビデンスに基づいた用量を処方可能なアジスロマイシンが使用されることが多い。

- 例外として，ピロリ菌除菌やMAC（*Mycobacterium avium* complex）症における併用療法ではクラリスロマイシンが選択される。特にMAC症の治療において，クラリスロマイシンはキードラッグであり，使用の有無で予後が決まると言っても過言ではない。副作用や耐性菌などで，クラリスロマイシンが使用できない症例は大変難渋し，代替薬のアジスロマイシン（保険は適用されない）では治療困難なことが多い。
- クラリスロマイシン単剤での使用は容易に耐性化するため禁忌であるので，使用するすべての症例においてMAC症を除外することが望まれる。

● 注意点

①耐性菌

- マクロライド系薬は，1種類のマクロライド系薬に耐性が生じると，他のマクロライド系薬やリンコマイシン系薬に交差耐性となってしまう。これは，不適切な投与量での使用や少量長期投与の多用により，すべての同系統薬剤が犠牲となることを意味する。
- 日本では使用頻度の増加に伴い，耐性菌増加が問題となっている。注意すべきは，適応疾患とされる中耳炎，副鼻腔炎，肺炎の主要原因菌である肺炎球菌，咽頭炎の原因菌である溶血性連鎖球菌で耐性化が進んでいることである。
- 耐性菌でも臨床効果があったとの報告もあるが，耐性菌とわかっていて本薬剤を積極的に使用する特別な理由もない。
- 小児領域では，マイコプラズマのマクロライド耐性が報告されている。代替薬が副作用の観点から使用困難であるため，適正使用に努めることで耐性菌の増加を防ぎた

い．また，生命を脅かすことは少なく，臨床的には有効なことが多いため，ニューキノロンをやみくもに使用する必要はない．

②**薬物相互作用**

- クラリスロマイシンは肝代謝において薬物代謝酵素チトクロームP450（CYP）3Aを阻害することから，多くの薬剤の血中濃度を変化させる．
- 中でも抗凝固薬や抗痙攣薬，抗不整脈薬，免疫抑制薬は重篤な状況に陥りやすいため，特に注意が必要である．
- 一方で，アジスロマイシンは相互作用が少ないが，いずれにしても使用前には添付文書の確認が必要である．

③**副作用**

- 副作用で最も多いのは消化器症状であり，中でも下痢の頻度が高い．これはマクロライド系薬自体に消化管運動ホルモンであるモチリン様の作用があり，消化管運動が亢進し下痢になるとされる．
- 投与同日から症状が出現し，中止後は速やかに改善することがほとんどである．通常は軽症であるため，処方時に患者にあらかじめ伝えておけば問題とならないことが多い．
- 消化管運動調節薬のトリメブチン併用で下痢を減らせるとの報告があり，状況によっては使用を考慮する．
- その他の副作用として，QT延長とそれに続発する致死的不整脈がある．基礎疾患にQT延長や不整脈がある患者，電解質異常（低K，低Mg）の患者，高齢者などではリスクが高く注意が必要である．

3 リンコマイシン系薬（クリンダマイシン）

● 作用メカニズムと特徴

- クリンダマイシンはマクロライド系薬と同様に，病原微生物リボソームの50Sサブユニットに作用し，蛋白合成を阻害するが，抗菌スペクトラムは異なる．
- クリンダマイシンは，嫌気性菌やトキソプラズマ，マラリアなど一部の原虫にも活性を認めることが特徴である．一般細菌においては，グラム陰性菌には活性がないが，連鎖球菌や黄色ブドウ球菌などのグラム陽性球菌に有効である．また，これらの菌に対する毒素産生抑制作用が知られており，この目的でβラクタム系薬と併用されることもある．
- 組織移行性が良好であり，骨や膿などで十分な濃度に達する．そのため，骨髄炎や膿瘍など長期治療が必要な感染症を外来で治療するのに使用される．

● 使用法

□→ 表2に主な適応疾患と使用例を示した。生物学的利用率が約90％と高く内服薬を使用したいが、日本の保険適用量は1日最大900mgと海外（1日1,200〜1,800mg）に比べ少ないのが難点である。

表2 ▶ リンコマイシン系薬の主な適応疾患と使用例

疾患	主な想定原因菌	使用例
皮膚・軟部組織感染症	黄色ブドウ球菌 連鎖球菌	クリンダマイシン 300mg　1日3回内服 7〜14日間
毒素性ショック症候群	溶血性連鎖球菌	クリンダマイシン 900mg　1日3回点滴 （注射用ペニシリンGカリウム 400万単位1日6回点滴と併用）
骨髄炎	黄色ブドウ球菌 連鎖球菌	初期：クリンダマイシン　600mg 1日3回点滴 内服治療期：クリンダマイシン 300mg　1日3回内服合計6週間前後
中枢神経系以外の膿瘍	各種嫌気性菌	初期：クリンダマイシン　600mg 1日3回点滴 内服治療期：クリンダマイシン 300mg　1日3回内服，膿瘍消失まで

● 注意点

①耐性菌

□→ 嫌気性菌に効果を示す点が特徴だが、近年は横隔膜下の嫌気性菌（特に*Bacteroides fragilis*）に耐性が広がっている。耐性の頻度は施設ごとに異なるため、使用前に十分な確認が必要となる。

□→ 黄色ブドウ球菌や連鎖球菌などにおいて、作用部位である50Sサブユニットの一部が変異することで、クリンダマイシンやマクロライド系薬に耐性を示す。

□→ 特に黄色ブドウ球菌は、感受性試験でマクロライド系薬に耐性、クリンダマイシンに感性を示していても、クリンダマイシンに曝露されることで急速に耐性となることがある。

□→ マクロライド系薬に耐性、クリンダマイシン感性の場合にクリンダマイシンを使用する際は、この誘導耐性がないか確認するため、D-zone test（double-disk diffusion test）を行わなければならない[3]。

②副作用

□→ 頻度の高い副作用は消化器症状であり、中でも下痢は最大20％に起こるとされる。そのほかアレルギー反応（発熱、皮疹など）がある。CDIのリスクも高い。

◉文 献
1) 工藤翔二, 他：日本胸部疾患学会雑誌 25(6)：632-642, 1987.
2) Mandell LA, et al：Clin Infect Dis 44(Suppl 2)：S27-72, 2007.
3) Steward CD, et al：J Clin Microbiol 43(4)：1716-1721, 2005.

5章 外来で使用できる抗菌薬の使い方

37 キノロン

加藤英明, 原 弘士

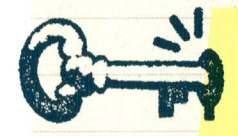

> 尿路にキノロン,
> 下痢にキノロンはもはや時代遅れ！

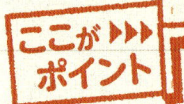

ここがポイント

→ 1962年にクロロキンの人工合成過程で発見された。

→ 1980年代にキノロン環にフッ素を導入したフルオロキノロン（ニューキノロン）が開発され広く使われるようになった。

→ 他の抗菌薬にはない独特の作用機序や多くの利点を持ち, 現在日本ではセフェム系薬, マクロライド系薬につぐ処方件数がある。

→ 処方量の増加に伴ってキノロン耐性大腸菌が急速に増加しており,「尿路感染症にキノロン」は要注意。

→ 不用意なキノロン投与は肺結核の診断を遅らせてしまう。肺炎への投与では, 必ず肺結核を除外する。

→ 代表的な薬剤はシプロフロキサシン, レボフロキサシン。

1 作用機序と標的菌

- キノロン系薬は細菌DNAを修復・複製する酵素を阻害する唯一の抗菌薬で，その効果は殺菌的である．
- 細胞壁合成を標的とするβラクタム系薬と比較すると，細胞壁が薄いグラム陰性菌（緑膿菌，腸内細菌科，モラクセラ・カタラーリスなど）や細胞壁を持たない細胞内寄生菌（マイコプラズマ，レジオネラ，結核菌など）により高い効果を示す．
- 内服で緑膿菌への活性を持つ唯一の抗菌薬でもある．

2 薬物動態

- 薬物動態（PK/PD）上，投与1回当たりの濃度面積が大きいほど効果が高いAUC/MICの薬剤であり，濃度が低下したあとも効果が残るpost antibiotic effect（PAE）もある．
- そのため頻回投与よりも単回大量投与が好ましく，2009年にクラビット®の投与法が変更された（100mg×3錠/分3 ➡ 500mg/1日1回）．
- どの薬剤も腸管吸収率が高く，内服薬でも注射薬に近い血中濃度が得られる．
- 多くは腎排泄のため腎機能低下時には1回量を減量する，もしくは投与間隔を延長する．

3 代表的な薬剤と適応

- 現行のキノロン系薬は，開発時期と抗菌スペクトラムによって大きく3つの世代（A 第2世代，B 第3世代，C 第4世代）に分けられる（表1）．第1世代のナリジクス酸は既に使われなくなっている．
- 世代が新しくなるほど以下のような傾向がある．一般的に，同じ世代の間で使い分けをする必要はない．

> ①グラム陽性球菌（特に肺炎球菌）への活性が上昇
> ②緑膿菌への活性が低下
> ③耐性を獲得されにくくなる

A 第2世代　**シプロフロキサシン**〔適応：主に腸管感染症（感染性腸炎，☞2章17, 4章32），尿路感染症〕

- □→ 1980年代からの豊富な使用実績があり，後発のキノロン系薬の比較基準となる薬剤。
- □→ グラム陰性菌，特に緑膿菌に対する活性はキノロン系薬で最も強く，大腸菌，カンピロバクター，サルモネラ，エルシニア，シゲラ属（赤痢菌）などの腸管感染症（感染性腸炎），尿路感染症に用いられる。
- □→ 半減期が短く，1日2回投与が必要となる。
- □→ 肺炎球菌をカバーしないので，肺炎にはペニシリン系薬やセフェム系薬との併用が必要。

B 第3世代　**レボフロキサシン**〔適応：腸管感染症（感染性腸炎，☞2章17, 4章32），尿路感染症＋肺炎（☞3章23, 4章29）〕

- □→ マイコプラズマ，クラミドフィラ，レジオネラへの活性が上昇し，肺炎球菌［ペニシリン耐性肺炎球菌（PRSP）を含む］，インフルエンザ菌［ラクタマーゼ非産生アンピシリン耐性株インフルエンザ菌（BLNAR）を含む］，モラクセラ・カタラーリスまで

表1 ▸ キノロン系薬における世代別の代表的薬剤と投与量

本文中の参照箇所	抗菌スペクトラム	一般名〔製品名〕	腸管吸収率	腸管感染症（感染性腸炎）	尿路感染症	市中肺炎[*1]	胆道感染症・腹膜炎
A 第2世代	グラム陰性菌 細胞内寄生菌	シプロフロキサシン（CPFX）〔シプロキサン®〕	70%	○	○		
B 第3世代	グラム陰性菌 細胞内寄生菌 ＋ 肺炎球菌	レボフロキサシン（LVFX）〔クラビット®〕	99%	○	○	○	
		トスフロキサシン（TFLX）〔オゼックス®〕	不明	○	○	○	
		ガレノキサシン（GRNX）〔ジェニナック®〕	92%			○	
C 第4世代	グラム陰性菌 細胞内寄生菌 ＋ 肺炎球菌 ＋ 偏性嫌気性菌	モキシフロキサシン（MFLX）〔アベロックス®〕	89%	○		○	○[*2]
		シタフロキサシン（STFX）〔グレースビット®〕	>70%	○	○	○	○[*2]

一般的な投与期間：膀胱炎は3日間。腎盂腎炎は7〜10日間。旅行者下痢症は3日間（チフス熱，サルモネラ属は14日間）。市中肺炎については肺炎球菌は解熱後3〜5日まで（少なくとも5日間）。また，インフルエンザ菌，モラクセラ・カタラーリスは7〜14日，非定型肺炎は7〜14日。
腎機能低下時の用量：文献1，各薬剤インタビューフォームなどを参照。

市中肺炎の起因菌を1剤でカバーするため「レスピラトリーキノロン」と呼ばれる。

C 第4世代 モキシフロキサシン〔適応：市中肺炎（☞ 3章23，4章29）〕

- → バクテロイデス属など腹腔・骨盤内の嫌気性菌もカバーするため，理論的には胆道感染症，腹膜炎の治療にも使えるが保険適用はない。
- → レスピラトリーキノロンとして市中肺炎，扁桃周囲膿瘍などに用いる。
- → 重篤な肝障害の副作用との関連が指摘され，欧州医薬品庁（European Medicines Agency；EMA）は他剤が使えない場合のみ使うよう警告を出している。
- → 緑膿菌に対しては活性が低下している。

> **肺炎にキノロン系薬を投与する際は必ず肺結核の除外が必要！**
> レスピラトリーキノロンは結核菌への活性を有し，肺結核のセカンドラインの治療薬である。不用意な投与は結核の診断が遅れるだけでなく，キノロンへの耐性が容易に獲得されるため，肺炎への投与に際しては肺結核を十分に鑑別しなければならない。

本文中の参照箇所	通常使用量（CCr＞50）	腎機能低下時CCr（mL/分）				備考
		50〜30	30〜10	＜10	血液透析時	
A 第2世代	300mg 12時間ごと	300mg 12時間ごと	200mg 12時間ごと		200mg 24時間ごと（透析後投与）	炭疽菌曝露時の予防内服
B 第3世代	500mg 24時間ごと	（CCr 50〜20）500mg 48時間ごと	（CCr＜20）初回 500mg その後 250mg 48時間ごと			
	150mg 8時間ごと	150mg 12時間ごと	150mg 24時間ごと			添付文書に小児適応あり
	400mg 24時間ごと	400mg 24時間ごと	（CCr＜30で通常体重）400mg（CCr＜30で低体重）200mg 24時間ごと		400mg 24時間ごと	
C 第4世代	400mg 24時間ごと	400mg 24時間ごと	400mg 24時間ごと			重篤な肝障害の報告
	100mg 24時間ごと	50mg 24時間ごと	50mg 48時間ごと	データなし	50mg 24時間ごと（透析後投与）	

＊1：ペニシリン耐性肺炎球菌（PRSP），βラクタマーゼ非産生アンピシリン耐性インフルエンザ菌（BLNAR），インフルエンザ菌にも有効
＊2：保険適用外
CCr：creatinine clearance（クレアチニンクリアランス）

4 併用薬剤に注意!

● 経口のカルシウムやマグネシウム，アルミニウム，鉄製剤
　□ 消化管内でキレートをつくり吸収が低下するため，2～6時間以上あけて投与する。
　□ 制酸薬が必要な場合はH₂ブロッカーやプロトンポンプ阻害薬（proton pump inhibitor；PPI）を選択する。

● QT延長を起こす薬剤；クラスIA（プロカインアミド），クラスIII抗不整脈薬（アミオダロンなど）
　□ キノロン系薬はK⁺チャネルに影響を与え，QT延長を起こすリスクがあるため併用を避ける。

● 非ステロイド性抗炎症薬（NSAIDs）
　□ 明確な因果関係は証明されていないが痙攣を起こしやすくなるとされており，併用は避けたほうが安全である。ノルフロキサシン，シプロフロキサシンは併用禁忌である。

● テオフィリン，ワルファリン
　□ 相互作用によりこれらの血中濃度が上昇し，それぞれ頻脈・頭痛，PT-INR延長などが出現することがある。

● チザニジン（テルネリン®など）
　□ シプロフロキサシンは薬物代謝酵素チトクロームP450での代謝を阻害し，チザニジンの血中濃度を上昇させるため併用禁忌である。

5 妊婦・小児への投与

　□ 動物実験モデルで未成熟個体での軟骨形成，荷重関節異常が指摘されており，一般的には妊婦・小児への投与は避ける。
　□ ただし代替薬がなく，メリットがあれば投与が優先される（欧米の教科書では炭疽菌曝露の際の予防投与が挙げられている）。
　□ 国内ではトスフロキサシンが小児への適応を持つが，少数例での安全性評価に基づいており，どのキノロン系薬でも有益性とリスクを個別に判断することに変わりはない。

6 副作用

- 全般的に副作用は少ないが，2008年にガチフロキサシンが血糖異常，2010年にスパルフロキサシンが不整脈惹起のため日本市場から撤退するなど，予測しにくい副作用が報告されている。
- アキレス腱断裂の2〜6％の原因はキノロン系薬投与と関係があるとされており，60歳以上，ステロイド投与者や腎障害患者でリスクが増加する。
- また，*Clostridium difficile*感染症（CD腸炎）の発症リスクも高いことが報告されている[2]。そのほか，頭痛，光線過敏症，血糖異常（特に経口血糖降下薬投与中）が比較的起こりやすい。重症筋無力症では症状が悪化することがある。

7 耐性機序

- 大腸菌のキノロン耐性化は世界的に大きな問題になっている。薬剤排出ポンプの獲得，プラスミド性のキノロン耐性遺伝子（*qnr*）などによる耐性機序が知られているが，特に標的酵素であるDNAジャイレースのサブユニット（*gyrA*），DNAトポイソメラーゼIVのサブユニット（*parC*）に複数の変異が蓄積すると高度耐性化が起こる[3]と考えられている。
- 日本で報告される大腸菌のレボフロキサシン感受性は63％に低下しており[4]，既に尿路感染症の初期治療に用いるのは難しくなっている。
- 同様に国内外でカンピロバクター，サルモネラ属のキノロン系耐性は20〜30％前後に上昇し，腸管感染症での投与でも注意が必要である[5,6]。重症例ではセフトリアキソン等での治療を検討する。
- なお，近年外来でも増加している基質特異性拡張型βラクタマーゼ（ESBL）産生菌については，感受性試験が"S"であってもキノロン系薬は信頼性が劣り，重症例では使わないほうが安全である。

●文献

1) 平田純生，他編：透析患者への投薬ガイドブック. 改訂2版，じほう，2009.
2) Brown KA, et al：Antimicrob Agents Chemother 57(5)：2326-2332, 2013.
3) 平井敬二：日本化学療法学会雑誌 53(6)：349-356, 2005.
4) 厚生労働省 院内感染対策サーベイランス事業 検査部門（2013年年報）.
5) カンピロバクター血清型別レファレンスグループ：IASR 20(5)：1999.
6) Threlfall EJ, et al：Emerg Infect Dis 7(3)：448-450, 2001.

38 その他（ST合剤，テトラサイクリン，メトロニダゾール，アミノグリコシド）

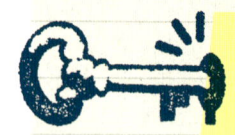

前田　正

> 一歩進んだ感染症治療に役立つ抗菌薬シリーズ。これを使えてこそ名医！

ここがポイント

→ ST合剤は，制酸薬，ミルク，鉄剤，カルシウム，マグネシウム，アルミニウムとの同時服用を避ける。

→ 肺炎や骨盤内炎症性疾患，尿路感染症，前立腺炎などにおいて，アレルギーなどで第一選択薬が使用できない場合にテトラサイクリンを考慮する。

→ アミノグリコシドの適応は緑膿菌を含む好気性グラム陰性桿菌に限られ，例外を除いてグラム陽性球菌や嫌気性菌には効果がない。

1 はじめに

- 本項では，一般外来では馴染みの薄い，しかしながら知っておくと便利な抗菌薬について解説する。
- 第一選択薬としては使用頻度の低いものであるが，他の薬剤がアレルギーなどで使用できない場合の選択肢となることが想定される。

2 ST（スルファメトキサゾール・トリメトプリム）合剤

- 細菌はDNA合成のため自ら葉酸を合成するが，その葉酸代謝を阻害することにより抗菌効果を示し，1錠中にスルファメトキサゾール400mg，トリメトプリム80mgを含む。
- 消化管からの吸収だけでなく，組織移行性も良好なため関節液，胸水，腹水に血中濃度の80％が得られ，髄液への移行も良好である。
- 腎排泄性薬剤のため腎機能低下時には投与量を調整する必要があるが，通常の細菌感染で使用する場合には腎機能正常の場合に半減期が8〜14時間程度であり，1回2錠1日2回投与が一般的である。

● スペクトラム

- 好気性菌に対してグラム陽性球菌，グラム陰性桿菌に広く効果があり，スペクトラムとしてはおおむね第3世代セフェム系点滴抗菌薬のセフトリアキソンのようにとらえるとわかりやすい。
- そのほかメチシリン耐性黄色ブドウ球菌（MRSA），ヒト免疫不全ウイルス（HIV）関連での発症が多いニューモシスチス・イロヴェチや，ノカルジア症，リステリア感染症にも有効だが，MRSAには臨床効果が不安定なため注意が必要であり，菌血症には使用しない。わが国で近年増加傾向の市中感染型MRSAの皮膚・軟部組織感染症においては，感受性があれば使用できる。
- 安価で途上国でも多用されていることに加え，耐性遺伝子がプラスミド上にあるため他の菌種にも耐性が伝達されやすく，耐性菌が拡大してしまっていることが問題である。
- 緑膿菌，バクテロイデスなどの嫌気性菌，結核菌，カンピロバクター，梅毒，リケッチアには効果がない。

● 臨床現場での使用

①尿路感染症
- 耐性さえなければ，尿路感染の主要な原因菌である大腸菌をはじめ，腸内細菌に抗菌作用がある（腸球菌には臨床的に無効）。

②市中肺炎
- 代表的な原因菌である肺炎球菌，インフルエンザ桿菌，モラクセラ・カタラーリスに抗菌力がある。

③骨・軟部組織感染
- ブドウ球菌や連鎖球菌に対して，ペニシリンアレルギーなどに対する代替薬になる。

④その他
- ST合剤（バクタ®1錠）の連日内服はニューモシスチス肺炎に用いられる。
- 腸管感染症の治療や腹腔内感染（憩室炎，虫垂炎，肝膿瘍）にはメトロニダゾールと併用することも可能。

> **副作用**
> - 消化器症状
> - 皮疹3〜4％
> - 血清クレアチニン値の上昇（クレアチニン分泌を阻害するためであり，腎機能自体は低下しない）
> - 高カリウム血症（K排泄を妨げるため）
> - 血球減少
> - 日光過敏
> - 妊婦には基本的に禁忌

● 薬物相互作用
- ワルファリン，ジゴキシン，フェニトイン，スルホニル尿素系血糖降下薬，メトトレキサートと併用すると，これら薬剤の効果・血中濃度を上げる。

3 テトラサイクリン

- リボソーム30Sサブユニットに作用し，静菌的に抗菌作用を示す。
- 消化管からの吸収や組織移行性も良好で，半減期が長いため通常1日2回投与が一般

- 的である。
- 実質的に外来で使用するのはミノサイクリンとドキシサイクリンと考えてよく、どちらも主に肝臓で代謝されるため、腎機能に関係なく投与可能である。
- 制酸薬、ミルク、鉄剤、カルシウム、マグネシウム、アルミニウムの存在下では吸収が阻害されるため、同時服用を避ける必要がある。

スペクトラム

- スペクトラムの広さは抜群で、グラム陽性球菌、グラム陰性桿菌、嫌気性菌、スピロヘータ（梅毒への第二選択薬）だけでなく、マイコプラズマ、クラミジア、リケッチアなどの細胞内寄生菌に効果がある。ドキシサイクリンに至ってはマラリアの予防薬としても用いられる。
- 肺炎（マイコプラズマ、クラミジア）や骨盤内炎症性疾患、尿路感染症、前立腺炎など幅広く用いることが可能だが、それぞれの病態において別の第一選択薬があるため、アレルギーや使用できない状況で考慮することが一般的である。したがって、日本で第一選択となるのは、ツツガムシ病や日本紅斑熱に限られる。
- また、自然界に曝露する職業や趣味のある人が原因不明の発熱で通常のβラクタム系薬が無効な場合は、人畜共通感染症を想定して使用する価値がある。
- そのほか、プロピオニバクテリウムが原因となるニキビにも使用される。
- 近年、ミノサイクリンは抗菌以外の作用も注目されており、その抗炎症作用からリウマチ性関節炎、炎症性腸疾患などへの効果も期待されている[1]。
- 使用例を**表1**に示す。

表1 テトラサイクリンの使用例

薬剤	使用例
ドキシサイクリン	100mg×1錠　12時間ごと1日2回
ミノサイクリン	100mg×1錠　12時間ごと1日2回

副作用
- 消化器症状
- 光過敏症
- 歯牙黄染（8歳以下や妊婦には禁忌）

薬物相互作用

- ワルファリンやスルホニル尿素系血糖降下薬の血中濃度を上げる可能性がある。
- そのほか、経口避妊薬の血中濃度を下げることがあるため注意が必要である。

4 メトロニダゾール

- 細胞内で核酸・蛋白合成を阻害することにより抗菌作用を示す。
- 消化管からの吸収は非常に良好で、髄液を含め組織移行性も良好である。
- 肝臓で代謝されるため、肝不全症例では投与量を半分にする必要があるが、基本的には腎機能に関係なく投与できる。

● スペクトラム

- *Clostridium difficile*を含む嫌気性菌に効果があるが、嫌気性菌以外のグラム陽性球菌、グラム陰性桿菌にはほとんど効果がない。
- その他、ピロリ菌の二次除菌［アモキシシリン（AMPC），プロトンポンプ阻害薬（PPI）と併用］や、原虫にも効果があるため、腟トリコモナス症やアメーバ腸炎・アメーバ肝膿瘍にも使用される。
- *Propionibacterium acne*, *Actinomyces* spp.には効果がない。
- 使用例を**表2**に示す。

表2 ▶ メトロニダゾールの使用例

適応疾患	使用例
嫌気性菌感染症	250mg×2錠　1日3回（ST合剤, ニューキノロンなどと併用して用いる）
偽膜性腸炎	250mg×2錠　1日3回 14日間
アメーバ赤痢	250mg×2錠　1日3回 10日間（その後パロモマイシンを投与＊）

＊：次頁参照

- 注射薬が2014年に承認され、腹部手術後で消化管を使用できない状況への対応、絶食状態での偽膜性腸炎治療も可能になった。

> **副作用**
> - 消化器症状
> - 中枢神経症状（小脳症状）：長期間投与で報告されている。メトロニダゾール誘発性脳症とも呼ばれる
> - 可逆性末梢神経炎
> - 嫌酒作用（飲酒によって悪心が生じるため、外来で処方する際には注意が必要）

● 薬物相互作用

- ワルファリンの血中濃度を上昇させる。

5 アミノグリコシド

- 外膜の障害や，RNAの障害など複数の作用機序を持つとされているが，解明されていない部分も多い．
- 効力はアルカリ環境下で向上し，膿瘍などの酸性環境下では低下する．
- 濃度依存的な抗菌薬で，1日1回投与が可能であるため，外来での尿路感染症治療に使用できる．セフトリアキソンを使用することが多いと思われるが，尿路感染症の起因菌は大腸菌を中心としたグラム陰性桿菌が多いため，アレルギーがある場合などに使用できる．
- 腎排泄性のため，腎機能障害患者では維持量を軽減する必要がある．
- 内服薬は消化管からの吸収が悪く腸管内にとどまる．この特徴を逆手にとって，毒性の強い経口薬カナマイシンは肝性昏睡時の腸管細菌減少目的に，パロモマイシンはアメーバの腸管からの駆逐に用いられる．アメーバ肝膿瘍では，メトロニダゾールで膿瘍を治療し，パロモマイシンで腸管からアメーバシストを駆逐する．

● スペクトラム

- 適応は緑膿菌を含む好気性グラム陰性桿菌に限られ，例外を除いてグラム陽性球菌や嫌気性菌には効果がない．例外として，ストレプトマイシンやアミカシンは抗酸菌にも効果を示す．
- 使用例を**表3**に示す．

表3 アミノグリコシドの使用例

薬剤	使用例
ゲンタマイシン	5mg/kg点滴　1日1回*
パロモマイシン	250mg×2カプセル　1日3回10日間

＊：外来での尿路感染症治療など

> **副作用**
> - 腎障害：尿細管障害
> - 非可逆的な耳毒性：治療が長期化するときは注意する

●文献
1) Garrido-Mesa N, et al：Br J Pharmacol 169(2)：337-352, 2013.

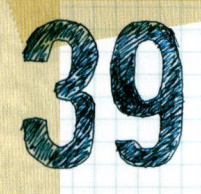

39 成人のワクチンプラクティス

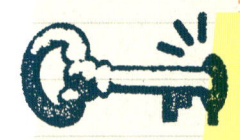

大路 剛

> 成人でも常に予防接種の必要性を考える。
> 特に破傷風トキソイドなど！

ここがポイント

- ➡ インフルエンザでは小さな変異が起こりやすい。流行株を予測して毎年ブースターとしての狙いを持って接種を行う。
- ➡ 現在日本において，肺炎球菌ワクチンは23価肺炎球菌莢膜ポリサッカライドワクチン（pneumococcal polysaccharide vaccine 23；PPSV23）と沈降13価肺炎球菌結合型ワクチン（pneumococcal conjugate vaccine 13；PCV13）が使用可能である。
- ➡ PCV13は，日本では2014年から成人にも接種可能となった。
- ➡ 待機的脾臓摘出術前には，肺炎球菌への予防接種が必須である。
- ➡ 医療従事者では，麻疹，風疹，ムンプス，水痘帯状疱疹，百日咳などへの予防接種を考慮すべきである。

1 はじめに

- 人間は様々な免疫機構によって，様々な病原微生物から身を守っている．その免疫を人為的に賦活化する方法は受動免疫と能動免疫の2種類に分けられる．
- 受動免疫とは，母親からの移行抗体や，各種免疫グロブリン製剤（抗破傷風免疫グロブリン，抗HBsヒト免疫グロブリン）を言う．
- 一方，各種ワクチンは能動免疫にあたる．本項では主に能動免疫としての成人への予防接種について解説する．

2 成人への予防接種を考慮するセッティング

- 成人において予防接種を考慮するセッティングを大きく分けると次の3つになる．

> ① 今まで曝露したことがなく，自分が免疫を有さないワクチンで予防可能な病原微生物（vaccine preventable disease；VPD）に曝露する機会にさらされる場合
> ② 免疫不全によりリスクの上がる各種感染症を予防するための予防接種
> ③ 自分が発症することで胎児を含む他者に害を及ぼすことを防ぐ目的

3 健康成人への予防接種（表1）

● 渡航前予防接種

- 予防接種法に基づき，2015年度においてはジフテリア，百日咳，急性灰白髄炎（ポリ

表1 ▶ 健康な成人への予防接種

	19～21歳	22～26歳	27～49歳	50～59歳	60～64歳	65歳以上
インフルエンザ	毎年1回	毎年1回	毎年1回	毎年1回	毎年1回	毎年1回
女性HPV	1シリーズ3回接種					
麻疹・風疹，ムンプス	単回または2回接種*					
肺炎球菌（過去に未接種の場合）						PCV13接種の1年後にPPSV23を接種
破傷風	10年に1回	10年に1回	10年に1回	10年に1回	10年に1回	10年に1回

＊：特に風疹・麻疹流行期で単回接種の成人などは検討してもよい
HPV：ヒトパピローマウイルス

オ），麻疹，風疹，日本脳炎（2014年までは北海道以外），破傷風，結核，ヘモフィルスインフルエンザ菌b型（Hib）感染症，肺炎球菌感染症（小児がかかるものに限る），ヒトパピローマウイルス（HPV）感染症を対象として，定期接種が行われている[1]。

- これらの予防接種でカバーできないVPDのある地域への渡航前には，予防接種を検討すべきである。具体的には，最もコストパフォーマンスがよいとされる発展途上国への渡航前のA型肝炎，腸チフスに対するワクチンが代表的である（その他の国と予防接種については渡航医学に関する成書を参照のこと）。

毎年のインフルエンザ流行前の予防接種（世界共通）

- 他のウイルス性疾患に比較してインフルエンザでは小さな変異が起こりやすいため，流行株を予測し，毎年ブースターとしての狙いを持って接種を行う。
- 日本では不活化ワクチンが認可されている。世界各国で65歳未満の成人と小児においては60％程度の予防効果があり，65歳以上の高齢者においてはある程度有効性は下がると考えられている。
- 様々な臨床研究が行われてきているが，流行株への予測をもとに接種株が決定される現状では，年により有効性が大きく変わることが知られており，正確なインフルエンザワクチンの有効性を評価するのは困難かもしれない。

破傷風トキソイド未接種者の汚染外傷時

- 破傷風トキソイドは，不活化された破傷風菌毒素からつくられている不活化ワクチンである。通常，日本では2014年までは小児期に3種混合ワクチンとして3回接種されている。
- 不活化ワクチンであることから，成人では10年ごとの追加接種が必要である。成人では初期の3回接種が終わっていなければ初期接種から行うべきである。
- また，汚染された外傷後には，破傷風トキソイドと抗破傷風免疫グロブリン双方の投与を考慮すべきである。

B型肝炎ワクチン未接種または非抗体上昇者での"B型肝炎曝露後予防"

- 成人において，B型肝炎に対する防御抗体（hepatitis B surface；HBs抗体）を有さない状態でB型肝炎ウイルスに曝露した場合（実験室，医療従事者などの血液・体液曝露，性的暴行被害者など）は，ワクチンと免疫グロブリンを接種することで予防できる可能性がある。

4 免疫不全者における予防接種 (表2)

● ハイリスク成人と高齢者における肺炎球菌感染症予防

□ 肺炎球菌ワクチンは，肺炎球菌の莢膜を抗原成分としてつくられた不活化ワクチンである。現在，日本では23種類の血清型に対応した23価肺炎球菌ポリサッカライドワクチン (PPSV23) と，13種類の血清型に対応し，無毒化されているジフテリア毒素を結合し免疫原性を高めた13価結合型肺炎球菌ワクチン (PCV13) が使用可能である。

● 肺炎球菌ワクチン

□ PPSV23は，多くの国では下記に示す肺炎球菌感染症のリスクがある成人（北米では65歳以上の成人）に推奨されている。

- 脾臓摘出術後，脾臓機能不全
- ホジキン病 (ホジキンリンパ腫)
- 多発性骨髄腫
- 慢性肝疾患
- アルコール中毒
- 腎不全
- 髄液瘻
- 免疫不全患者
- 気管支喘息
- 喫煙者
- 人工内耳移植患者

□ 高齢者での肺炎球菌性肺炎による死亡を減らすことができるとする報告[2]があるものの，これらのハイリスク患者が多いためか，侵襲性肺炎球菌感染症の北米のナバホ族において重症肺炎球菌感染症の減少には無効であったという報告もある[3]。

□ そのため，これらの成人のグループに対してもより高い免疫原性のPCV13の接種

表2 ▶ ハイリスク患者への予防接種の例

	肺炎球菌ワクチン	Hibワクチン	髄膜炎菌ワクチン	インフルエンザワクチン	破傷風トキソイド	A型肝炎ワクチン	B型肝炎ワクチン
脾臓摘出	PCV13＋8週間後PPSV23	単回接種	MCV4を2回接種	毎年接種	健康成人と同様10年に1回		
糖尿病	65歳以上ならPCV13＋1年以上後PPSV23			毎年接種			3回接種
慢性肝疾患	同上			毎年接種		3回接種	3回接種
慢性腎疾患	同上			毎年接種			3回接種

Hib：ヘモフィルスインフルエンザ菌b型
MCV4：4価結合型ワクチン

が，現在北米や一部ヨーロッパ諸国で推奨されるようになってきている。
- PCV13など結合型肺炎球菌ワクチンは，小児において侵襲性肺炎球菌感染症（特に肺炎球菌性髄膜炎）を予防するために開発され，使用されてきた。
- 65歳以上の成人への接種は以下のように対応するとされている[4]。
  - 肺炎球菌未接種の65歳以上の成人であれば，PCV13を接種後1年以上あけてPPSV23を接種。
  - PPSV23を接種した65歳以上の成人であれば，PPSV23の接種から1年以上あけてPCV13を追加接種。
  - PPSV23を65歳未満で接種した65歳以上成人であれば，PCV13を1年以上あけて接種し，さらに1年後にPPSV23を接種（ただし，初回のPPSV23と次のPPSV23の接種は5年以上あけること）。

高齢者における帯状疱疹発症予防

- 高齢者では，過去に感染した水痘帯状疱疹ウイルス（varicella zoster virus；VZV）の再活性化により帯状疱疹をきたすことが知られている。
- 北米や欧州各国では，既に感染しているVZVに対する免疫を再賦活化する目的で力価のより高いVZVワクチンが接種され，帯状疱疹や帯状疱疹後神経痛の発症予防に有効であると考えられている[5]。
- しかし日本では，帯状疱疹発症予防用に力価の高いワクチンを別枠では製造していない。日本製のVZVワクチンでも高齢者で接種後に細胞性免疫の上昇が確認されたという報告もあるが，いまだ臨床試験で確認はされていない[6]。

固形臓器移植前の麻疹，ムンプス，風疹，水痘などへの予防

- 固形臓器移植前には移植後に様々な免疫抑制薬を使用する。そのため，移植前に予防可能なウイルスについては予防接種を施行しておくことが望ましい。

脾臓摘出前後の肺炎球菌，髄膜炎菌，インフルエンザ桿菌への予防接種

- 特発性血小板減少症の治療を目的として脾臓を摘出することがある。このような待機的脾臓摘出術の前には，液性免疫不全によってリスクが上がる肺炎球菌への予防接種は前述のように必須である。
- Hibについては，成人前に既に抗体ができていることが大半であるため，理論的には不要かもしれないが，米国感染症学会のガイドラインでは未接種の場合は単回接種を推奨している[7]。
- 髄膜炎菌ワクチンは，2014年に日本でも4価結合型ワクチン（tetravalent menin-

gococcal conjugate vaccine；MCV4）が承認された。
- □→ 脾臓摘出後では初期2回の接種が望ましい。また，髄膜炎菌ワクチンは5年ごとの追加接種が北米では推奨されている。

● エクリズマブ投与前・投与後の髄膜炎菌感染症予防
- □→ 補体C5に対するモノクローナル抗体製剤エクリズマブの投与を続ける場合は，髄膜炎菌敗血症のリスクが上がることが知られている。
- □→ そのため脾臓摘出後と同様に，初期の2回接種に加え，5年ごとの追加接種が望ましい。

5 他者に感染させないことを目的として接種する場合

● 医療従事者における麻疹，風疹，ムンプス，水痘帯状疱疹，百日咳などへの予防接種
- □→ 医療従事者ではこれらの病原体に感染することを防ぎ，ひいては妊婦や新生児（百日咳）へ感染させないためにもこれらの予防接種を考慮すべきである。

● 妊婦への百日咳や破傷風に対する予防接種
- □→ 米国の予防接種諮問委員会（Advisory Committee on Immunization Practices；ACIP）では新生児への移行抗体も期待して，妊娠のたびに成人用の破傷風ジフテリア百日咳ワクチン（Tetanus, Diphtheria, acellular Pertussis；Tdap）を接種することを推奨している[8]。

◉文 献
1) 予防接種法．（2015年10月閲覧）
   http://law.e-gov.go.jp/htmldata/S23/S23HO068.html
2) Maruyama T, et al：BMJ 340：c1004, 2010.
3) Benin AL, et al：J Infect Dis 188（1）：81-89, 2003.
4) Intervals Between PCV13 and PPSV23 Vaccines：Recommendations of the Advisory Committee on Immunization Practices（ACIP）．（2015年10月閲覧）
   http://www.cdc.gov/mmwr/preview/mmwrhtml/mm6434a4.htm
5) Tseng HF, et al：JAMA 305（2）：160-166, 2011.
6) Takahashi M, et al：Vaccine 21（25-26）：3845-3853, 2003.
7) Rubin LG, et al：Clin Infect Dis 58（3）：e44-100, 2014.
8) Guidelines for Vaccinating Pregnant Women．（2015年10月閲覧）
   http://www.cdc.gov/vaccines/pubs/preg-guide.htm

索引

欧文

A

ACE阻害薬による咳嗽　73
ADME (Absorption, Distribution, Metabolism, Excretion)　11
A-DROP　129
all or noneの法則　35
antibiotics phase strategy　143
A群溶血性連鎖球菌 (A群溶連菌)　66
　──迅速抗原検査　63
A群溶連菌性咽頭炎・咽頭扁桃炎 (溶連菌性咽頭扁桃炎)　120

B

Bergルール　61
BLNAR (β-lactamase non-producing ampicillin resistant *Haemophilus influenzae*)　115, 119, 174
BLNAS (β-lactamase non-producing ampicillin susceptible *Haemophilus influenzae*)　115, 119
BLPACR (β-lactamase-positive amoxicillin/clavulanate resistant *Haemophilus influenzae*)　115, 119
BLPAR (β-lactamase producing ampicillin resistant *Haemophilus influenzae*)　115, 119
B型肝炎ワクチン　226

C

CAP (community-acquired pneumonia)　127
CAPiTA試験　166
CDI (*Clostridium difficile* infection)　4
CF (complement fixation test) 法　177
Clostridium tetani　149
COP (color of panty)　91
cough pain　90
crowned dens症候群　56
CURB-65　129
CVA (costovertebral angle) 叩打痛　49, 135

D

Diehrのルール　71
DPTワクチン　150
D-zone test　211

E

ESBL (extended-spectrum β-lactamase)　91, 172
escalation　61

F

Fusobacterium necrophorum　66

G

GAS (Group A streptococcus)　166
Gecklerの分類　20

H

Heckerlingのルール　71

Hibワクチン　171
HIV (human immunodeficiency virus)　10
　──感染症　76

I

IGRA (interferon gamma release assay)　199

J

jolt accentuation of headache　56

K

killer sore throat　63, 64

L

LAMP (loop-mediated isothermal amplification) 法　177

M

MCV4 (tetravalent meningococcal conjugate vaccine)　228
modified centor score (McIsaac score)　63, 66, 121
MSM (men having sex with men)　10
Mycobacterium avium complex (MAC)　200

N

NAT検査 (nucleic acid amplification test)　151

O

OPAT (outpatient parenteral antimicrobial therapy)　5, 29, 30

P

PA (passive agglutination) 法　177
PCV13　224
PID (pelvic inflammatory disease)　91
PISP (penicillin-intermediate *Streptococcus pneumoniae*)　115, 119
PK (pharmacokinetics) /PD (pharmacodynamics)　11, 14, 123
PPSV23　224
PPV (phenoxymethylpenicillin)　122, 123
PRSP (penicillin-resistant *Streptococcus pneumoniae*)　115, 116, 119
PSA (prostate specific antigen)　138
Psoas sign　141
PSSP (penicillin-susceptible *Streptococcus pneumoniae*)　115, 119, 165

Q

QT延長　210

R

RID (relative infant dose)　37

S

SSSS (Staphylococcal scalded skin syndrome)　169
Staphylococcus aureus　168
STD (sexually transmitted disease)　152
Streptococcus pyogenes　166

stridor　65
ST合剤　173, 218, 219
T
tapping pain　90
Tdap　150
T-SPOT.TB®　199
TSS（toxic shock syndrome）　102, 169
V
VPD（vaccine preventable disease）　225
VZV（varicella zoster virus）　228
W
wheeze　65

和文
あ
アジスロマイシン　35
アトピー性咳嗽　73
アマンタジン　192
アミノグリコシド　218
アモキシシリン（AMPC）　123, 175
アモキシシリン／クラブラン酸（AMPC/CVA）　115, 175
アンチバイオグラム　173
亜硝酸塩反応陽性　136
悪性腫瘍　76
い
イムノカード®マイコプラズマ抗体キット　177
インターフェロンγ遊離試験（IGRA）　199
インフルエンザ　48, 189
　──（桿）菌　114, 170, 171
　──（季節外れの）　191
　──予防接種　226
　──ワクチン　33, 194
異型リンパ球　77
意識障害　23
胃食道逆流症　73
移動性関節炎　83
医療・介護関連肺炎　130
医療ケア関連肺炎　130
医療従事者の予防接種　229
咽後膿瘍　122
咽頭後壁のリンパ濾胞　190
咽頭痛　63
陰性予測値　18
う
ウイルス性出血熱　43
ウイルス性副鼻腔炎　61
え
エクリズマブ　229

壊死性筋膜炎　8, 102, 146, 148, 167
壊死性軟部組織感染症　26
液性免疫不全患者　165
お
オグサワ　92, 140, 144
オセルタミビル　192
悪寒戦慄　24
黄色ブドウ球菌　128, 164, 168
嘔吐　93, 94
か
かぜ症候群　106
カテーテル関連血流感染症　48
カルバペネム　205
カンジダ　153
　──腟炎　152, 157
カンピロバクター　183
　──腸炎　94
風邪　105
化膿性胆管炎　48
化膿性連鎖球菌　166
海外渡航歴　100
海綿静脈洞血栓症　55
外来静注抗菌薬療法（OPAT）　5, 29, 30
関節炎　82
関節穿刺　86
関節痛　80, 82
感染後咳嗽　72
感染症診療の原則　2
感染性心内膜炎　48, 159, 169
感染性大動脈瘤　48
感染性腸炎　94, 214
感染の4徴　114
感度　17
肝膿瘍　48, 91
漢方薬　192
眼窩蜂窩織炎　55, 62
き
キノロン（系薬）　199, 212
気管支炎　126
奇形率　35
基質特異性拡張型βラクタマーゼ（ESBL）　91, 172
急性咽頭炎　107, 120, 121
急性咳嗽　70
急性喉頭蓋炎　7
急性上気道炎　109
急性腎盂腎炎　48
急性前立腺炎　48, 132, 138
急性中耳炎　111, 112

急性（鼻）副鼻腔炎 54, 117, 118
急性溶連菌感染後糸球体腎炎 125
莢膜 165
局所性リンパ節腫脹 77

く
クオンティフェロン® 199
クラミジア・スクリーニング 156
クラミジア腟炎 152
クラミドフィラ 176
クリンダマイシン 210
クロストリジウム・ディフィシル感染症（CDI） 4
グラム陰性桿菌 170
グラム染色 17
グラム陽性球菌 164
空気感染予防策 198

け
ゲシュタルト診断 6
ゲンタマイシン 223
外科的感染症 27
外科的ドレナージ 123, 124
下痢 93
経口第3世代セフェム系薬 123
憩室炎 140, 143
結核 10, 159, 196
　──菌核酸増幅法（PCR） 197
嫌気性菌 211
検査後確率 18
検査前確率 18
原因微生物の推定 3

こ
古典的不明熱 159
抗FHA-IgG 181
抗菌薬 1
　──処方phase 111, 114, 117, 118
　──の選択・変更 4
抗酸菌症 76
抗破傷風免疫グロブリン 226
抗PT-IgG 181
交差耐性 209
高度耐性肺炎球菌 114
高齢者 45
　──のHIV 51
紅斑 99, 102
硬膜外膿瘍 49
骨髄炎 49
骨盤内炎症性疾患（PID） 91

さ
サルモネラ 183

ザナミビル 192
鎖骨上部 75
催奇形性 35
細菌性急性咽頭炎 9
細菌性食中毒 184
細菌性髄膜炎 55
細菌性腟症 152, 157
細菌性副鼻腔炎 55

し
子宮頸癌検診 156
市中肺炎（CAP） 127, 215
紫斑 99, 101
下着の色（COP） 91
手指衛生 194
授乳 32, 36
重症感 22
小腸型 96
静脈圧 24
食中毒原因微生物の検出 185
褥瘡感染 48
心内膜炎末梢サイン 26
森林散策歴 100
腎盂腎炎 132, 135
人工関節感染 48
人工血管感染 48
人工物感染症 50
迅速検査 17
迅速抗原検査 190

す
スムース型肺炎球菌 119
頭蓋内膿瘍 62
頭痛 52
水痘帯状疱疹ウイルス（VZV） 228
髄膜炎 62
　──菌ワクチン 228

せ
セファレキシン（CEX） 123
セファロスポリン 202
セフェム 203
セフトリアキソン（CTRX） 30, 31
セフポドキシム 175
性感染症（STD） 151, 152
性器クラミジア 157
性器ヘルペス 153
成人のワクチン 224
咳 69
　──喘息 73
癤 146, 148

遷延性咳嗽 70
潜伏期 39
全身性リンパ節腫脹 77
前立腺特異抗原（PSA） 138

そ
鼠径部 75
相互作用 13
側頭動脈炎 56
粟粒結核 198

た
多関節痛 84
多剤耐性菌リスク 130
帯状疱疹 48
第一種感染症指定医療機関 43
第3世代セフェム系 204
大腸菌 170, 171
大腸型 96
胆管炎 91
胆嚢炎 90
単関節痛 84
丹毒 146, 148
男性間性交渉者（MSM） 10

ち
チトクロームP450 12
致死的咽頭痛疾患 63, 64
腟炎 151, 155
腟分泌物（帯下） 152, 154
肘関節滑車 75
虫垂炎 140, 141
腸管出血性大腸菌 97
腸チフス 40
腸腰筋徴候 141
腸腰筋膿瘍 49
直腸診 49

て
テトラサイクリン 218
デルタ心拍数20ルール 24
デング熱 40
低体温 23
点滴抗菌薬 28
電撃性紫斑病 25, 101
伝染性単核球症 66, 77, 123, 124

と
トリコモナス腟炎 157
渡航前予防接種 225
渡航歴 40
動物咬傷 145, 148
動物接触歴 100

特異度 17
毒素産生抑制 210
毒素性ショック症候群（TSS） 102, 169

な
軟便 93, 94

に
ニューキノロン 212
二次性の細菌性肺炎 191
乳腺炎 37
尿検査 125
尿道炎 151, 155
尿路感染症 132, 214
妊娠 32
妊婦の予防接種 229

ね
猫ひっかき病 76

の
ノイラミニダーゼ阻害薬 192
膿性鼻汁 61

は
ハイリスク患者 193
　　──への予防接種 227
バイオアベイラビリティ 4, 12, 116, 123
バイシリン®G 123, 124
バイタルの逆転 23
パロモマイシン 223
破傷風 149
　　──トキソイド 226
肺炎 126
肺炎球菌 114, 127, 164, 165
　　──ワクチン 114, 166, 227
肺外結核 196
肺結核 215
敗血症 23, 47, 158
背部の関連痛 89
梅毒 10, 76, 77
培養検査 17, 20, 85
曝露歴 39
白血球エラスターゼ反応陽性 136
発熱 2
鼻水 59
半減期（t1/2） 13
斑状紅斑 103

ひ
ヒタザイム®C.ニューモニエ 180
ヒト免疫不全ウイルス（HIV） 10
ピロリ菌除菌 209
比較的徐脈 24

非結核性抗酸菌症　196, 200
非定型病原体　127
非特異的上気道炎　106
脾腫　76
脾臓摘出　228
皮疹　100
皮膚生検　104
皮膚・軟部組織感染症　145
飛沫予防策　194
微生物検査　16
鼻汁　118
鼻閉　118
人食いバクテリア　167
百日咳　72, 176
　──抗体　181
標準予防策　194
病原性大腸菌　183
頻呼吸　23

ふ
ファビピラビル　192
フゾバクテリウム　122
フルオロキノロン　212
ブドウ球菌性熱傷様皮膚症候群（SSSS）　169
付加的関節炎　83
普通感冒型　106
不定愁訴　47
不明熱　158
腹腔内感染症　88
腹痛　87
腹膜炎　89
腹膜刺激徴候　90
副鼻腔炎　9, 60

へ
ペースメーカー感染　48
ペニシリン　202, 203
　──感受性肺炎球菌（PSSP）　115, 119, 165
　──高度耐性肺炎球菌（PRSP）　115, 116, 119
　──中等度耐性肺炎球菌（PISP）　115, 119
ペラミビル　192
βラクタマーゼ　172
　──産生アンピシリン耐性インフルエンザ菌　115, 119
　──産生AMPC/CVA耐性インフルエンザ菌　115, 119
　──非産生アンピシリン感受性インフルエンザ菌　115, 119
　──非産生アンピシリン耐性インフルエンザ菌　115, 119, 174
βラクタム（系薬）　127, 202
閉塞起点と腹腔内感染症　88
扁桃周囲膿瘍　65, 122
便迅速検査　95

便培養でのグラム染色　187

ほ
補体結合反応（CF）法　177
母乳栄養　36
蜂窩織炎　48, 146
放散痛　88
膀胱炎　132, 133

ま
マイコプラズマ　176
　──抗体受身凝集反応（PA）法　177
マクロライド　207
　──少量長期投与療法　208
　──耐性マイコプラズマ　178
マラリア　40
慢性咳嗽　71

み
ミノサイクリン　173
右下腹部痛の鑑別診断　141

む
ムコイド型肺炎球菌　119

め
メトロニダゾール　218, 222
　──誘発性脳症　222

も
モラクセラ・カタラーリス　122
毛嚢炎　146

や
薬剤性リンパ節腫脹　76

よ
予防接種　224
癰　146, 148
陽性予測値　18
溶連菌　164
4価結合型ワクチン（MCV4）　228

ら
ラニナミビル　192

り
リウマチ熱　67, 122
リンコマイシン　207
リンパ腫　76
リンパ節腫脹　74
リンパ節生検　74
旅行者下痢症　41, 97
淋菌感染症　157

れ
レジオネラ　127
レスピラトリーキノロン　215
レボフロキサシン　173

jmedmook 次号予告
次号は2016年2月25日発行！

jmed 42

あなたも名医！
糖尿病性腎症、どう治療する？
外来でここまでやろう！

日本大学医学部腎臓・高血圧・内分泌内科学分野客員教授／医療法人阿部クリニック理事長・院長
海津嘉蔵 [編]

目次

第1章 糖尿病性腎症の基本を押さえておこう！
1 糖尿病性腎症はなぜ重要なのか？
2 糖尿病性腎症って何？──概念と定義
3 わが国と世界における糖尿病性腎症の現状は？
4 糖尿病性腎症の病期分類は？──新しい病期分類／日本と海外との相違を含めて、CKD病期分類との関係
5 糖尿病性腎症の原因と発症機序
6 糖尿病性腎症の病理
7 糖尿病性腎症の診断と問題点
8 糖尿病医から腎臓医に紹介する時期って？／糖尿病医と腎臓医との連携

第2章 糖尿病性腎症の治療はどうするの？
A 合併症を防ぐための治療はどうする？
1 感染症
2 血栓症
3 動脈硬化症
4 虚血性心疾患
5 心不全
6 末梢動脈疾患（PAD）
7 脳血管障害
B 腎症の個別治療はどうする？
1 心理的問題
2 生活管理
3 食事療法
4 血糖
5 血圧
6 脂質
7 溢水，浮腫
8 尿酸
9 貧血
10 動脈硬化
C チーム医療を用いた集約的治療と限界
1 チーム医療の実践例
2 糖尿病性腎症のチーム医療による治療の限界は？──腎臓専門医の立場から
3 糖尿病性腎症のチーム医療による治療の限界は？──糖尿病専門医の立場から

第3章 糖尿病性腎症から透析へ──その問題点・最近の話題など
1 透析導入時期と問題点
2 糖尿病透析患者の糖尿病治療
3 糖尿病性腎症患者と認知症の診断・治療・対策──保存期
4 糖尿病性腎症患者と認知症の診断・治療・対策──透析期
5 糖尿病透析患者の予後

第4章 糖尿病性腎症の最新知見と問題点
1 糖尿病性腎症の最新治療
2 糖尿病性腎症患者の今後の問題点

---

jmedmook
偶数月25日発行　B5判／約170頁

定価（本体**3,500**円＋税）　送料実費
〔前金制年間（6冊）直送購読料金〕
21,000円＋税　送料小社負担

編者

岡　秀昭（おか ひであき）
JCHO東京高輪病院感染症内科部長／臨床研修センター長

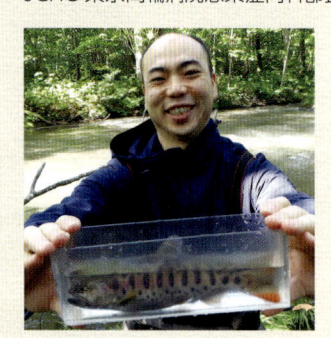

【プロフィール】

2000年日本大学医学部卒業，同年日本大学板橋病院血液内科で初期研修，横浜市立大学附属病院呼吸器内科を経て，2009年横浜市立大学大学院卒業．同年神戸大学医学部附属病院感染症内科助教．2010年11月より関東労災病院感染治療管理部室長，2014年4月より公益財団法人東京都保健医療公社荏原病院感染症内科医長，同年11月より現職．

日本感染症学会専門医・指導医，ICD，抗菌化学療法指導医，日本呼吸器学会専門医，日本内科学会総合内科専門医，日本エイズ学会認定医，日本旅行医学会認定医，東邦大学大森病院感染管理部客員講師，聖マリアンナ医科大学非常勤講師，臨床研修指導医

---

jmed mook 41

あなたも名医！
名医たちの感染症の診かた・考えかた
外来での抗菌薬処方はどうする？

ISBN978-4-7849-6441-3　C3047　¥3500E
本体3,500円＋税

2015年12月25日発行　通巻第41号

編集発行人　梅澤俊彦
発行所　　　日本医事新報社　www.jmedj.co.jp
　　　　　　〒101-8718　東京都千代田区神田駿河台2-9
　　　　　　電話（販売）03-3292-1555　（編集）03-3292-1557
　　　　　　振替口座　00100-3-25171
印　刷　　　ラン印刷社

© Hideaki Oka 2015 Printed in Japan

デザイン／大矢高子

・本書の複製権・翻訳権・上映権・譲渡権・公衆送信権（送信可能化権を含む）は
　（株）日本医事新報社が保有します．

JCOPY ＜（社）出版者著作権管理機構　委託出版物＞

本書の無断複写は著作権法上での例外を除き禁じられています．複写される場合は，そのつど事前に，（社）出版者著作権管理機構（電話 03-3513-6969，FAX 03-3513-6979，e-mail:info@jcopy.or.jp）の許諾を得てください．

2016年 年間予約購読のご案内
Diagnosis and Treatment

〔月刊〕**診断と治療** VOL.104

最新の医学情報を最高の執筆陣でお届けする内科総合誌のパイオニア。
- 毎月5日発売　通常号定価　2,700円(本体2,500円)　2016年年間予約割引購読料39,285円(税込)
- 2色刷／B5判／本文160頁　　　　　　　　　　　　(通常号12冊・増刊号1冊・合計13冊)

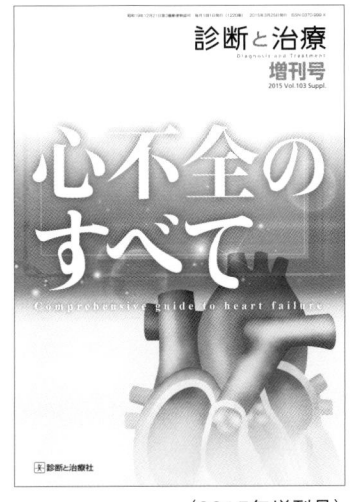

（2015年増刊号）

本誌の特色・構成

- わが国内科総合誌のパイオニア！　気鋭の編集委員と最高の執筆陣を迎え、数ある総合誌のなかでも抜群の安定感と実用性。
- 2色刷のビジュアルな誌面で読みごたえ抜群。
- クイズ形式で症候から診断に至る流れを解説する「症例を俯瞰する総合診療医の眼」、研修先・就職先として人気のある施設から特に魅力と特徴のある診療科を紹介し、診療科経営や人材育成の一助となる「人気の診療科紹介」のほか、新薬の動向と使い方を解説する人気連載「注目の新薬」など、バラエティに富んだ充実の連載陣。
- 年1回刊行の増刊号は、シャープな切り口と座右に置きたいリファレンシャルな企画が若手ドクターにも好評です。

■2016年　特集予告
- 〈1号〉　めまい診療の最先端
- 〈2号〉　腸内細菌叢からみた臨床の最前線 ―ベールを脱いだ体内パートナーの機能
- 〈3号〉　高血圧　予後、臓器・血管保護を見据えた治療戦略
- 〈4号〉　あの病態ってもしや……？　ダイジェスト"IgG4関連疾患"
- 〈5号〉　「抗血栓療法の今」を語る
- 〈6号〉　いま知っておきたい、感染症診療最新の動向

2016年　増刊号のご案内
- 3月増刊号　糖尿病治療の現在と未来

年間予約購読の特典

1. 年間予約購読料は割引料金となっています。
2. 発行のつど、出版社から直送しますので、毎号早く確実にお手元に届き、買い忘れがありません。
3. 送料はサービスいたします。
4. 万一、増刊号の予定価を変更した場合でも、追加料金の請求はいたしません。

	定価	冊数
通常号	2,700円 (本体2,500円)	12
増刊号	予8,100円 (本体7,500円)	1
年間合計	予40,500円 (本体37,500円)	13
年間予約割引価	39,285円（税込）送料サービス	

■好評　増刊号のお知らせ

Vol.99	（増刊号）	内科医がおさえておくべき皮膚科の基本	定価9,180円(本体8,500円)
Vol.100	（増刊号）	慢性疾患患者への最新薬物療法の鉄則	定価7,560円(本体7,000円)
Vol.101	（増刊号）	主訴から診断へ―臨床現場の思考経路	定価7,584円(本体7,300円)
Vol.102	（増刊号）	内科救急のファーストタッチ	定価8,424円(本体7,800円)
Vol.103	（増刊号）	心不全のすべて	定価8,100円(本体7,500円)

診断と治療社　〒100-0014　東京都千代田区永田町2-14-2山王グランドビル4F　電話 03(3580)2770　FAX 03(3580)2776
http://www.shindan.co.jp/　E-mail:eigyobu@shindan.co.jp

先生に教えてもらって、呼吸器が好きになりました！

2015年日本呼吸器学会 売り上げ上位にランク！

レジデントのための やさしイイ呼吸器教室
ベストティーチャーに教わる全27章
第2版

滋賀医科大学呼吸器内科
長尾大志

- 新章「肺炎ガイドラインによるエンピリック治療」書き下ろしを含む改訂で、ますます充実しました。
- 日々、講義や実習で指導を行う中で見えてくる「みんながつまずくポイント」を、著者ならではのティーチングセンスでわかりやすく解説。
- これから呼吸器内科をローテートする方はもちろん、呼吸器診療のエッセンスを身につけたい他科の先生方にもお勧めします。

B5変型判・512頁・2色刷
定価（本体4,500円＋税）
送料実費　ISBN 978-4-7849-4373-9

滋賀医大"ベストティーチャー"長尾先生の好評書

レジデントのための やさしイイ胸部画像教室
ベストティーチャーに教わる胸部X線の読み方考え方

滋賀医科大学呼吸器内科
長尾大志

B5判・288頁・カラー
定価（本体4,200円＋税）
送料実費　ISBN 978-4-7849-4420-0

6刷出来!!

あッ！目からウロコの入門書

- 抜群のティーチングセンスと、ステップ・バイ・ステップの構成で、画像診断の基礎から確実にマスターしていただきます。
- 「なんでこう見えるか」陰影の成り立ちをしっかり解説。ここが理解できると、患者さんに何が起こっているかがわかり、画像診断がどんどん面白くなります。

日本医事新報社
〒101-8718　東京都千代田区神田駿河台2-9

ご注文は
TEL：03-3292-1555
FAX：03-3292-1560
URL：http://www.jmedj.co.jp/

書籍の詳しい情報は小社ホームページをご覧ください。

医事新報　検索